遊びながら認知機能アップ！

本書のパズルを集中して解く

↓

脳の前頭葉《ぜんとうよう》の血流が増えて脳活性！

↓

1. 注意力
2. 集中力
3. 視空間認知力
が向上！

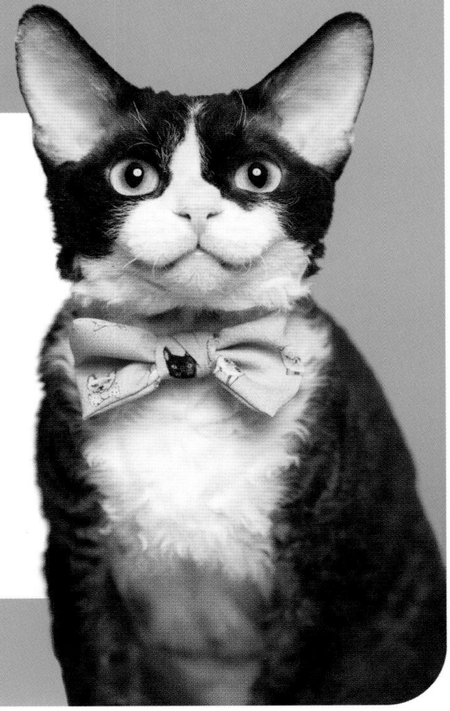

CONTENTS

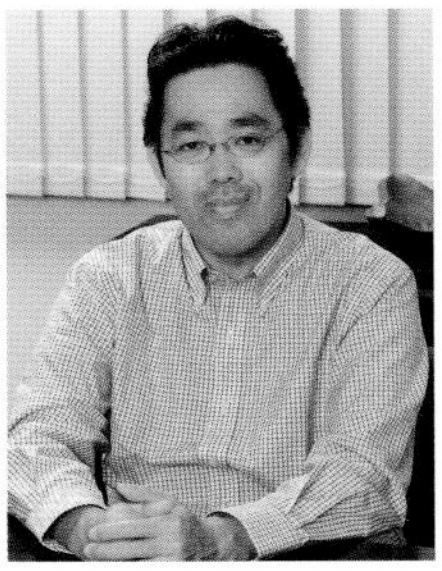

監修
川島隆太 東北大学教授
1959年千葉県に生まれる。1985年東北大学医学部卒業。同大学院医学研究科修了。医学博士。スウェーデン王国カロリンスカ研究所客員研究員、東北大学助手、同専任講師を経て、現在同大学教授として高次脳機能の解明研究を行う。脳のどの部分にどのような機能があるのかを調べる研究の、日本における第一人者。

ねこの写真に癒やされな

本書では、ねこの写真によるまちがい探しパズルを掲載しています。眺めているだけで楽しい、それが写真によるまちがい探しパズルの魅力のひとつです。楽しみながら、ぜひ脳の活性化に取り組んでください。

脳トレで脳の健康を守ろう

「顔は浮かぶのに名前が出てこない」「言いたいことをど忘れした」。そんな経験をしたことはありませんか？

じつは脳の機能は、20歳から低下しはじめることがわかっており、年をとるともの忘れが多くなるのは、自然なことなのです。ただ脳の衰えに対して何もしなければ、脳の機能は下がっていくばかり。脳の前頭前野《ぜんとうぜんや》が衰えていくと、思考力や判断力が低下して、「他人との会話がよく理解できない」「イライラを我慢できずにキレやすくなる」などの症状が見られるようになります。

このように**前頭前野は、「話す」「聞く」「判断する」「コミュニケーション」「行動や感情のコントロール」**など、私たちが生活するうえで**必要な「すべての指令」**を出しているのです。

東北大学の川島隆太教授の研究によると、どの年代であっても脳をきたえると、脳の認知能力が向上することが証明されています。体の健康のために体を動かすのと同様に、脳を正しくきたえることで、能力低下を防ぎ、活発に働くように保つことができるのです。

人間は「音読」「文字を書いて覚える」「単純計算」などをしているときに、前頭前野がたいへん活発に働くことが知られています。

また、複雑なものよりも、スラスラできる簡単なもの、ゆっくりやるのではなくできるだけ速くやることが、私たちの脳をより活性化させるということも、これまでの研究からわかっています。

とくに有効な作業が、ちがいを見分けるまちがい探しや、同じ写真探しのような、写真パズルのまちがい探しです。

まちがい探しでは細部のちがいを見分けるために**「注意力」**と**「集中力」**や、目の前のさまざまな視覚情報を正しく把握することで**「視空間認知力」**をきたえます。

下のイラストは、まちがい探しパズルを解く前と、解いている最中の脳で、赤い部分は、血流がよくなり活発に働いている場所です。

簡単な問題をどんどん速く解くことで、頭の回転力が高まり、脳の前頭前野をきたえることができます。

平常時の脳
（あまり血流は見られない）

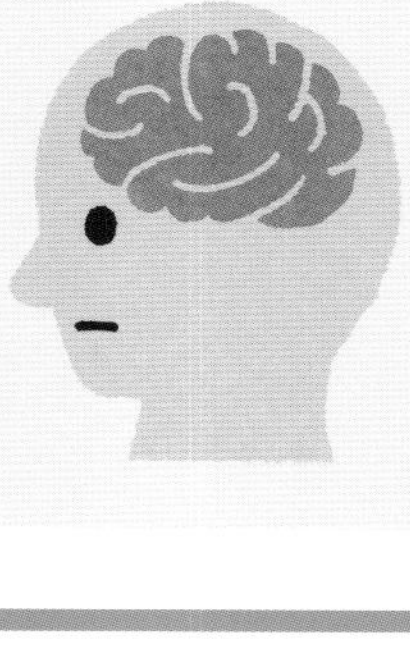

まちがい探しをしているときの脳
（赤い部分は活発に働いている場所）

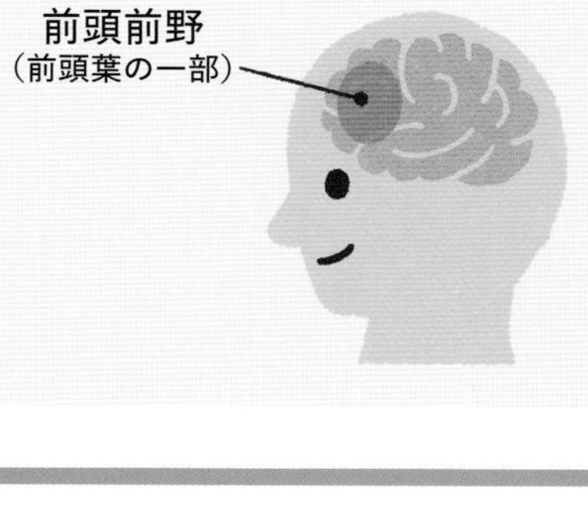

がら楽しく脳トレ

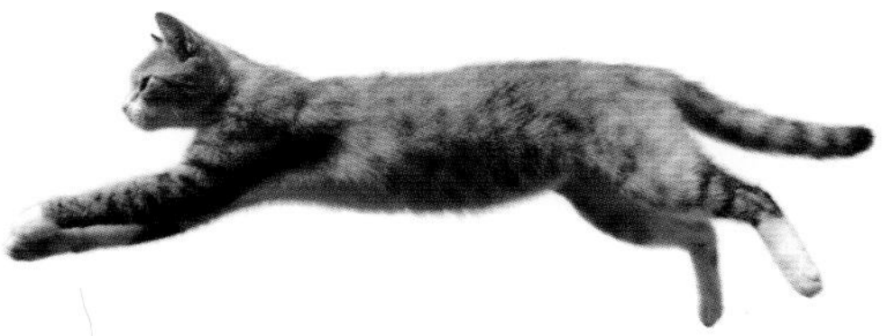

POINT 1

速く解くと 頭の回転力が向上

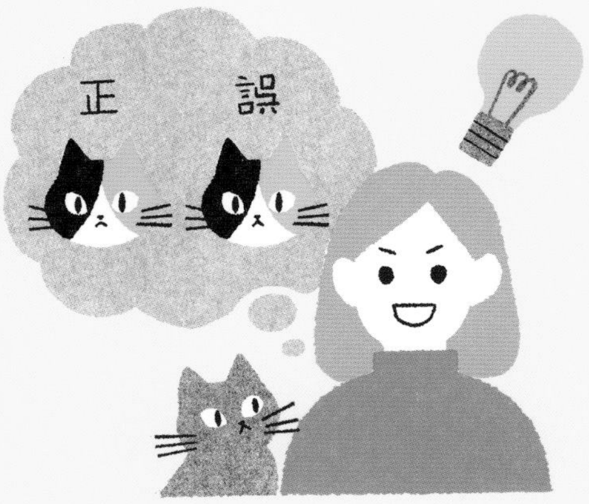

脳トレの最大のポイントは、とにかく速く解くことです。まちがえないようにじっくり慎重にやることはおすすめしません。パッパッパッと猛スピードで解くことにより、脳の情報処理速度が上がっていくからです。脳トレは学校のテストとはちがい、まちがいはとくに問題ではありません。すばやく解いていきましょう。

POINT 2

短い時間で 全力集中！

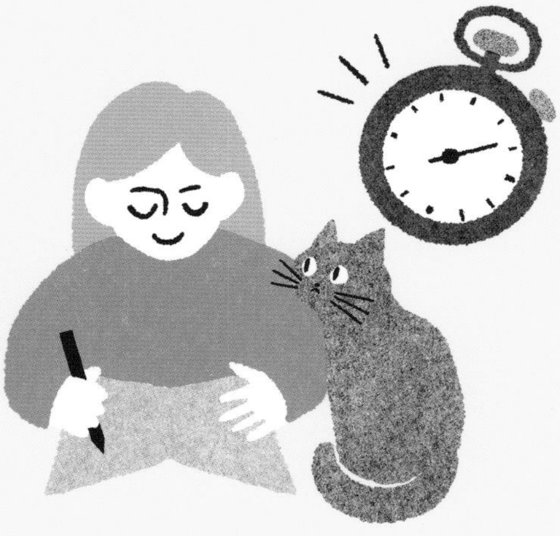

「長い時間やったほうが脳にいい」「たくさんやるほうがいい」と、思っていませんか？　それは誤解です。全力の速さで解くことは脳をフル回転させている状態です。30分や1時間もやると集中力がきれ、だらだらやり続けることになります。10〜15分以内、短時間集中型で取り組みましょう。

POINT 3

毎日の日課に！ 作業時間を記録する

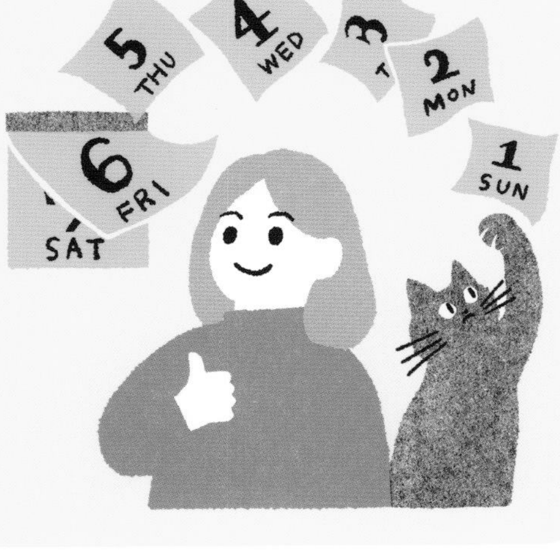

気がむいたときにやる、2〜3日ごとにやるのでは脳トレの効果はまったく発揮されません。短時間で、毎日集中して脳を動かす習慣がとても大事です。同じ問題で「かかった時間」が徐々に短くなっているかどうか、チェックしてみましょう。記録することで毎日の日課として習慣づけることができますよ。

まちがい探しの
ルール・遊び方

写真を見て解くパズルなので、
子どもから大人まで、年齢問わず楽しめます。

まちがい探し

ルールは簡単。2つの写真を見比べて、ちがう部分を「5つ」見つけましょう。じっくり時間をかけずに、すばやく答えを考えることが、脳力を向上させるカギ!

正

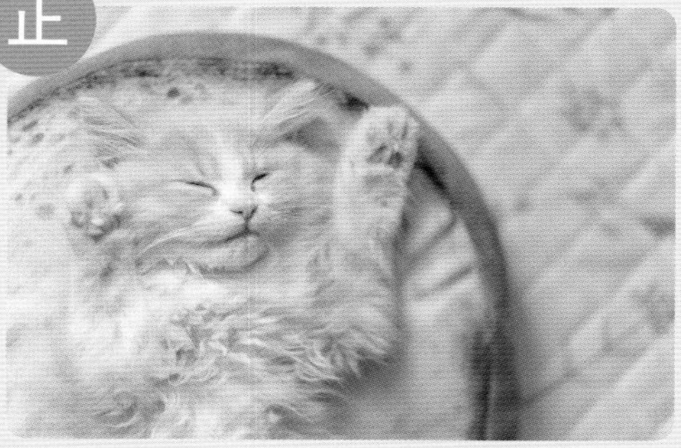

誤

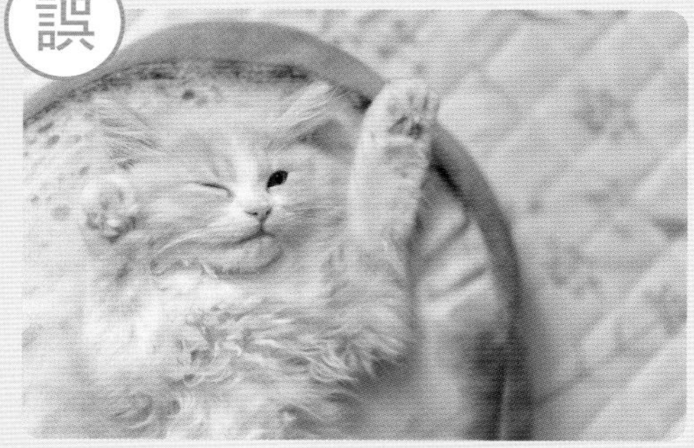

反転まちがい探し

まちがいはぜんぶで「5つ」。左右の反転した写真を見比べて、ポーズの変化、形や大きさ、向きが異なるものなど、まちがいを見つけるパズルです。

同じ写真探し

A～Eの写真の中から、1枚だけある見本の写真とまったく「同じ写真」を見つけるパズルです。集中力をきたえるトレーニングとしても最適です。

●印刷の都合上、写真にキズや汚れ、微妙な色の差が生じる場合がありますが、まちがいには数えません。

まちがい探し　反転まちがい探し　同じ写真探し

1 季節のお花に囲まれて

上と下の写真から、ちがうところを5つ探しましょう

日付　／
時間　分　秒
答え P74

正

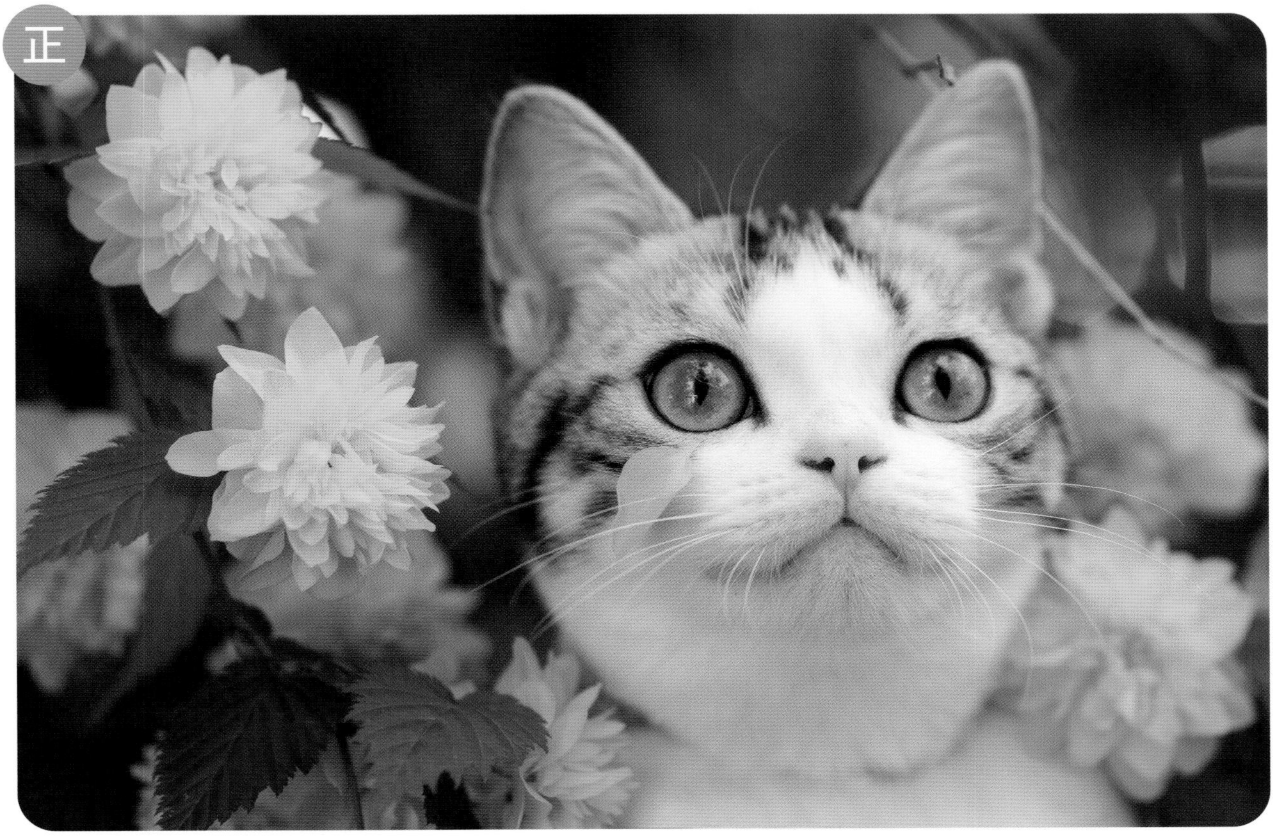

誤

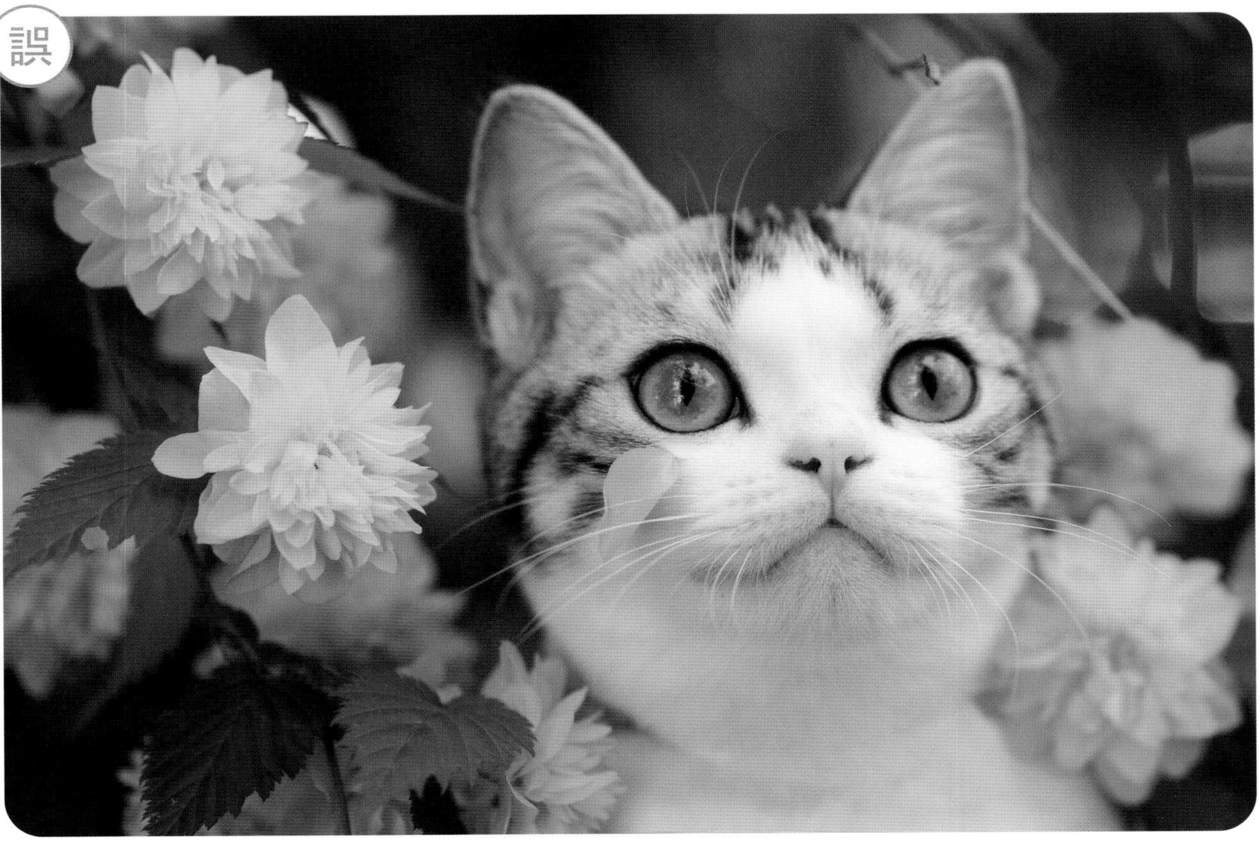

まちがい探し　反転まちがい探し　同じ写真探し

日付　／

時間　分　秒

答え P74

2 ごろごろしたい気分

上と下の写真から、ちがうところを5つ探しましょう

正

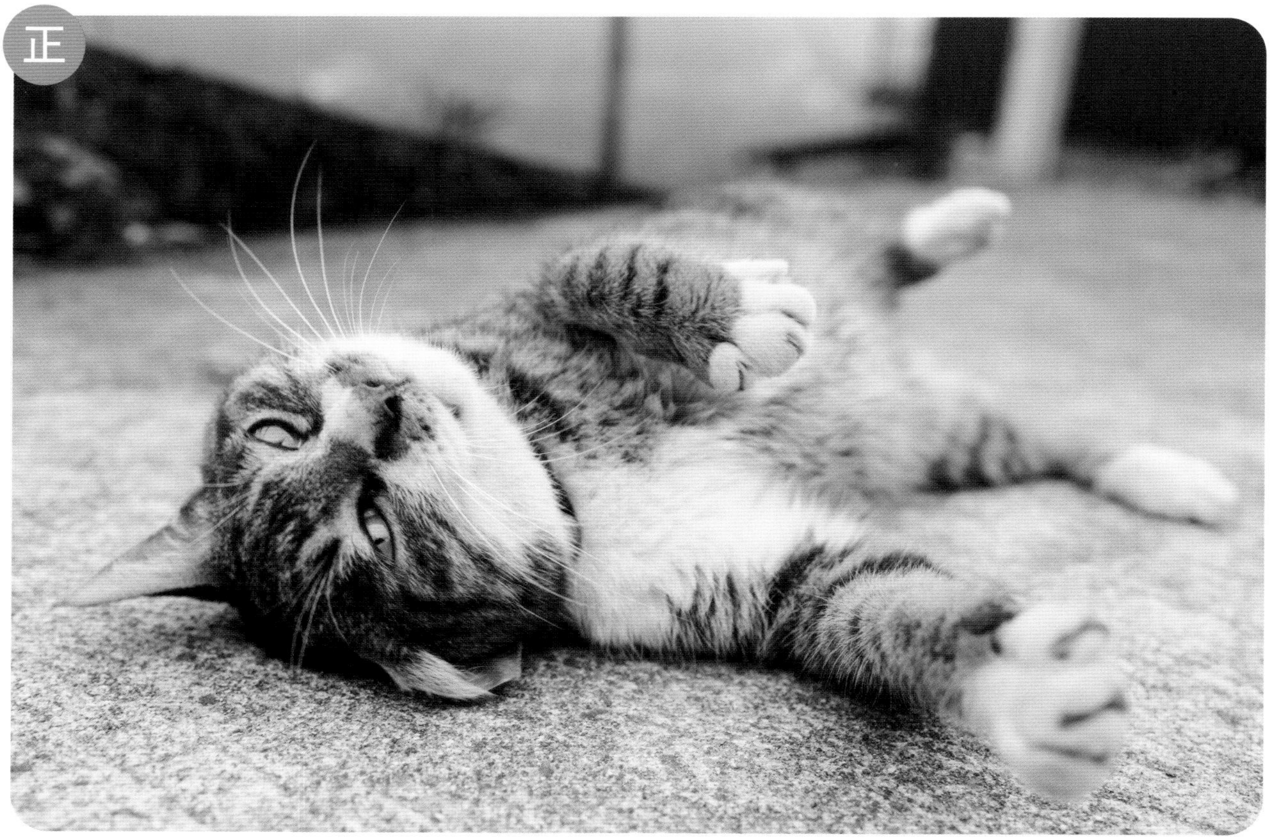

誤

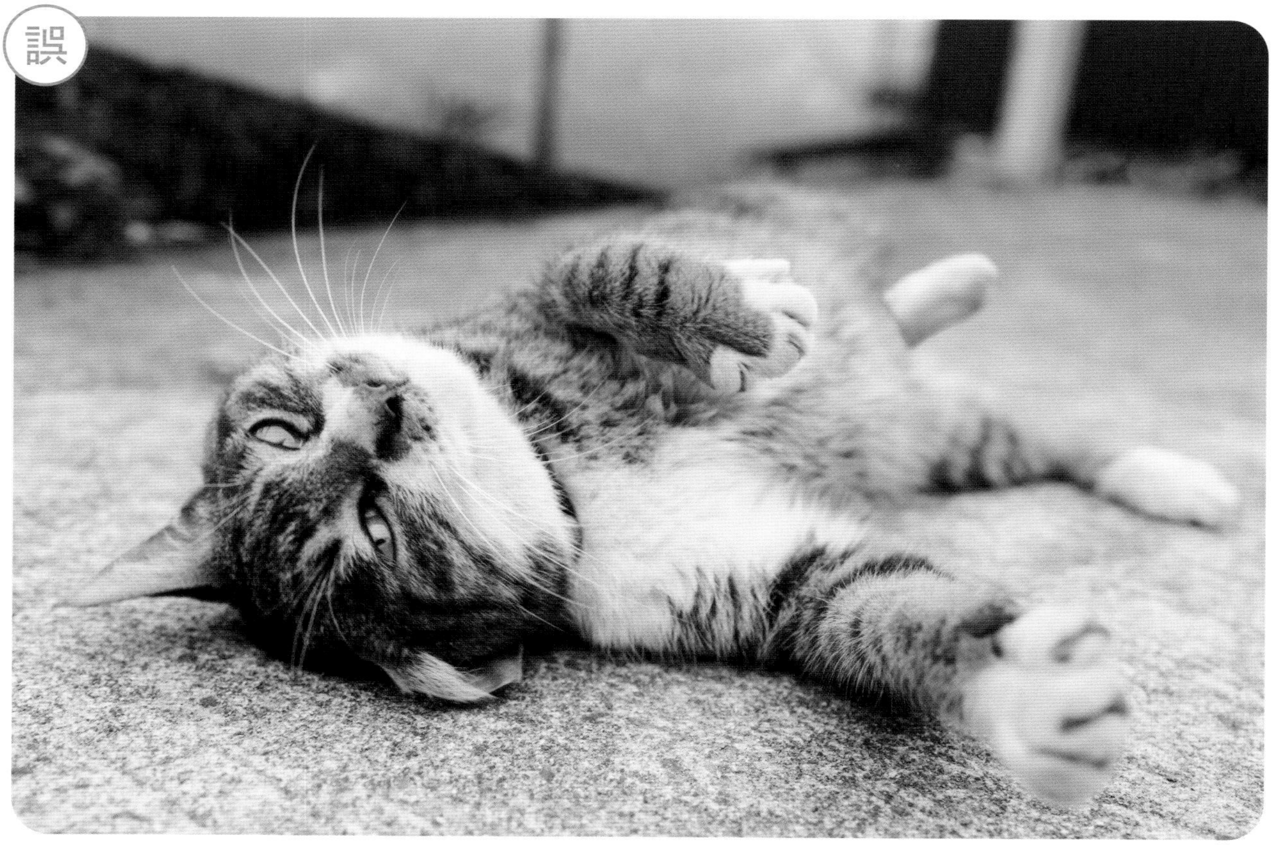

3

まちがい探し　反転まちがい探し　同じ写真探し

なにかあったのかにゃ?

上と下の写真から、ちがうところを5つ探しましょう

日付 ／

時間 分 秒

答え P74

正

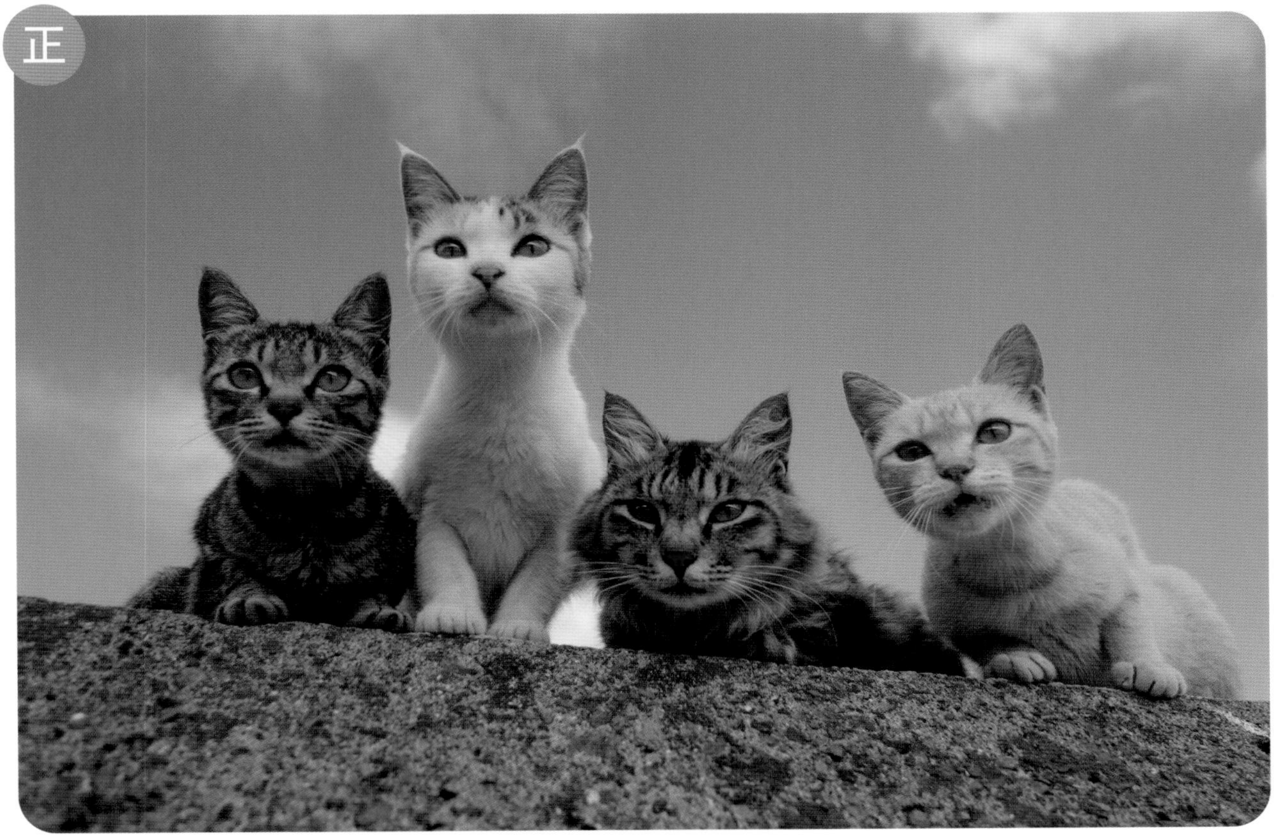

誤

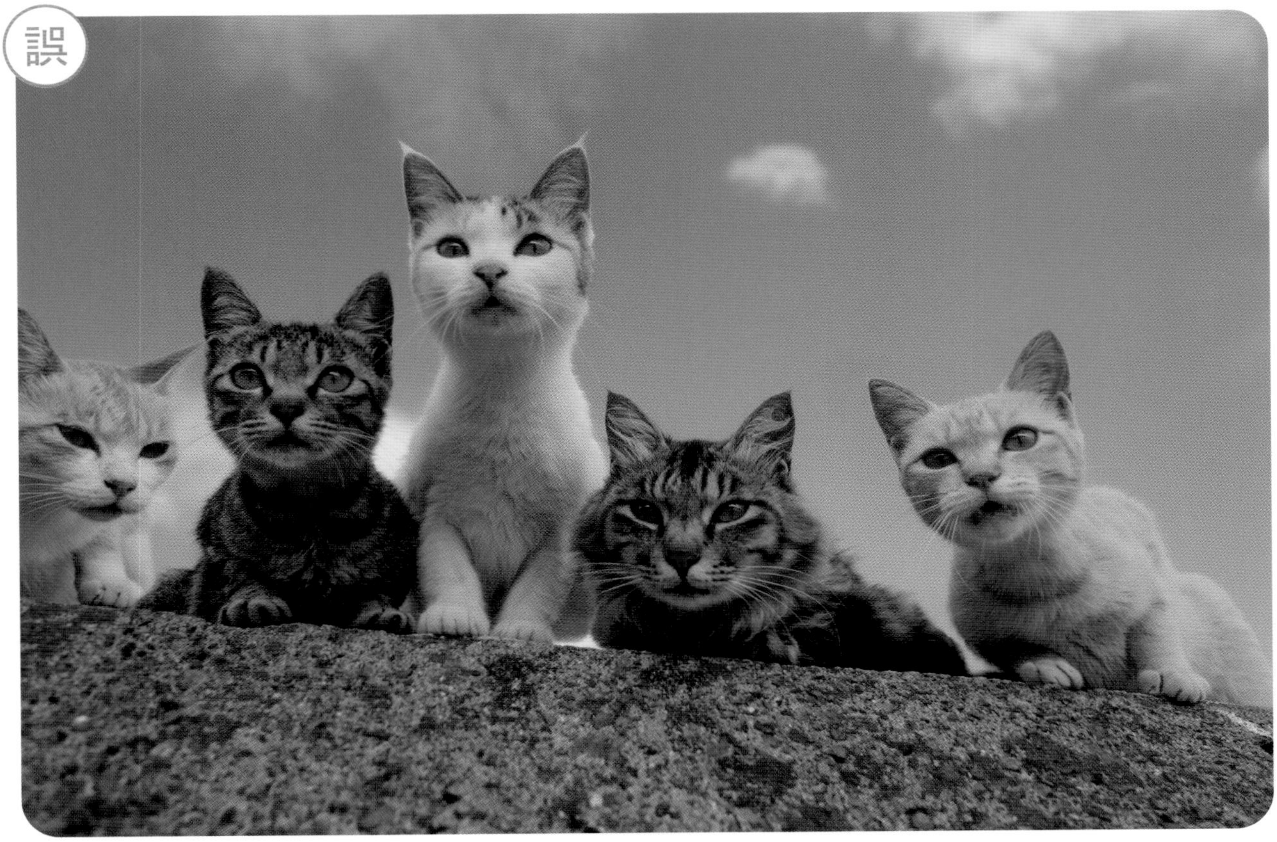

4

まちがい探し　反転まちがい探し　同じ写真探し

後ろ足、のびのび♪

上と下の写真から、ちがうところを5つ探しましょう

日付　／

時間　分　秒

答え P74

正

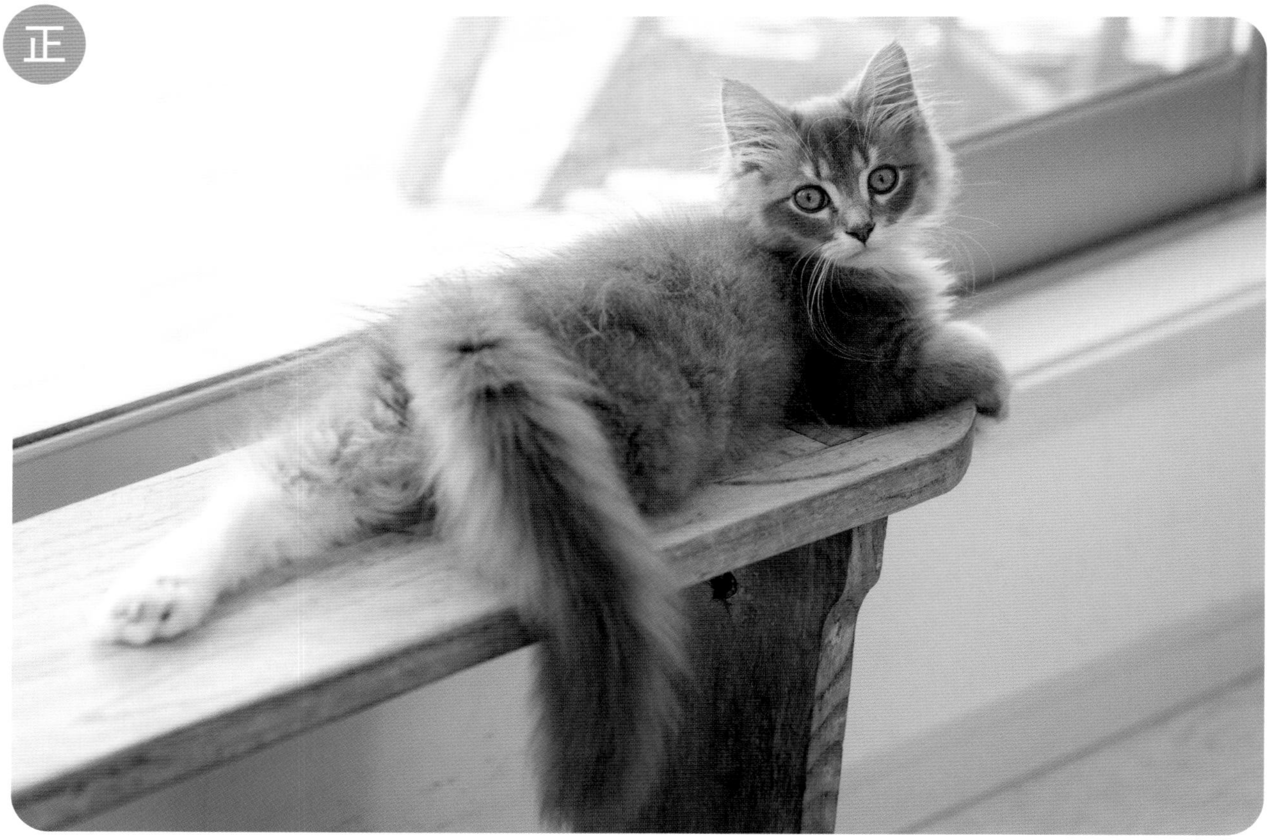

誤

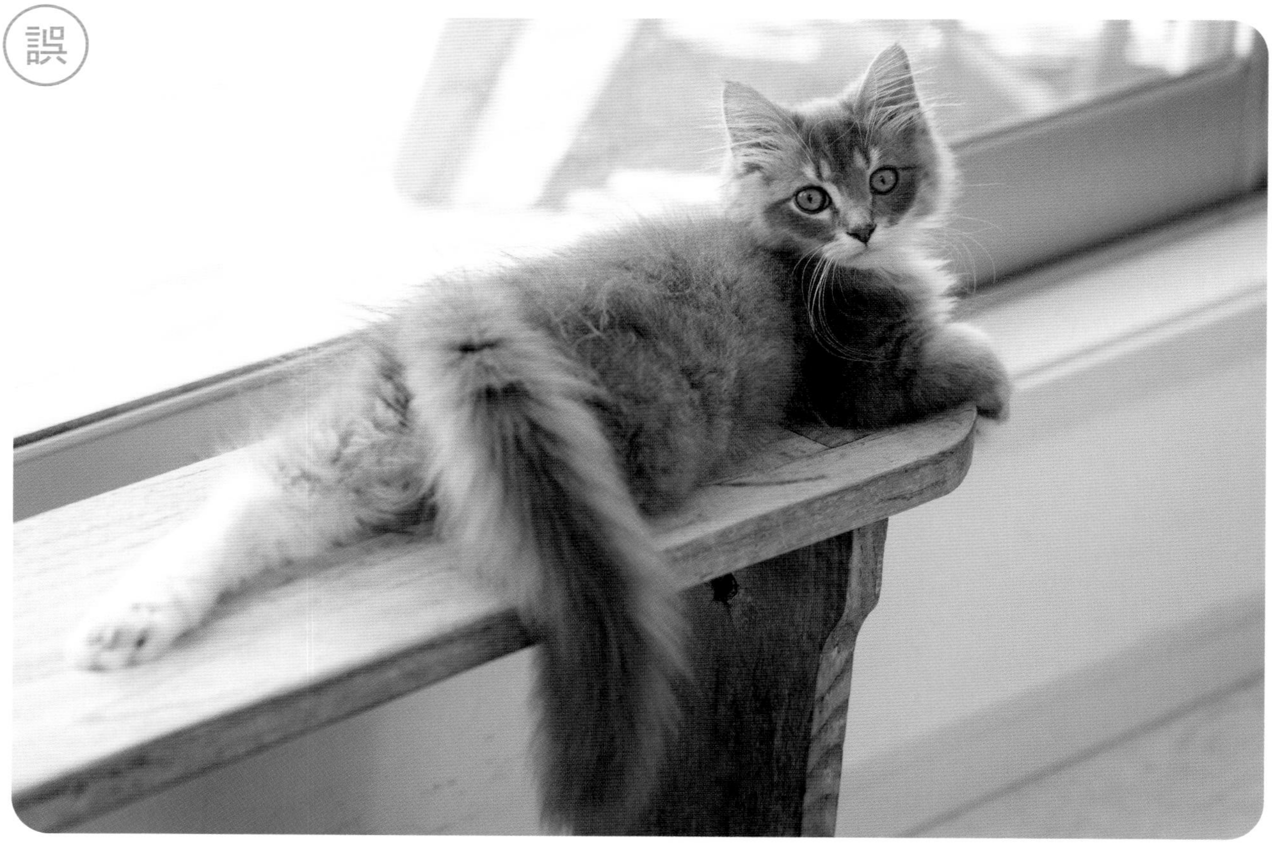

まちがい探し　反転まちがい探し　同じ写真探し

5 島ねこ奇跡の大ジャンプ?

左と右の写真から、ちがうところを5つ探しましょう

日付　／

時間　分　秒

答え P74

正

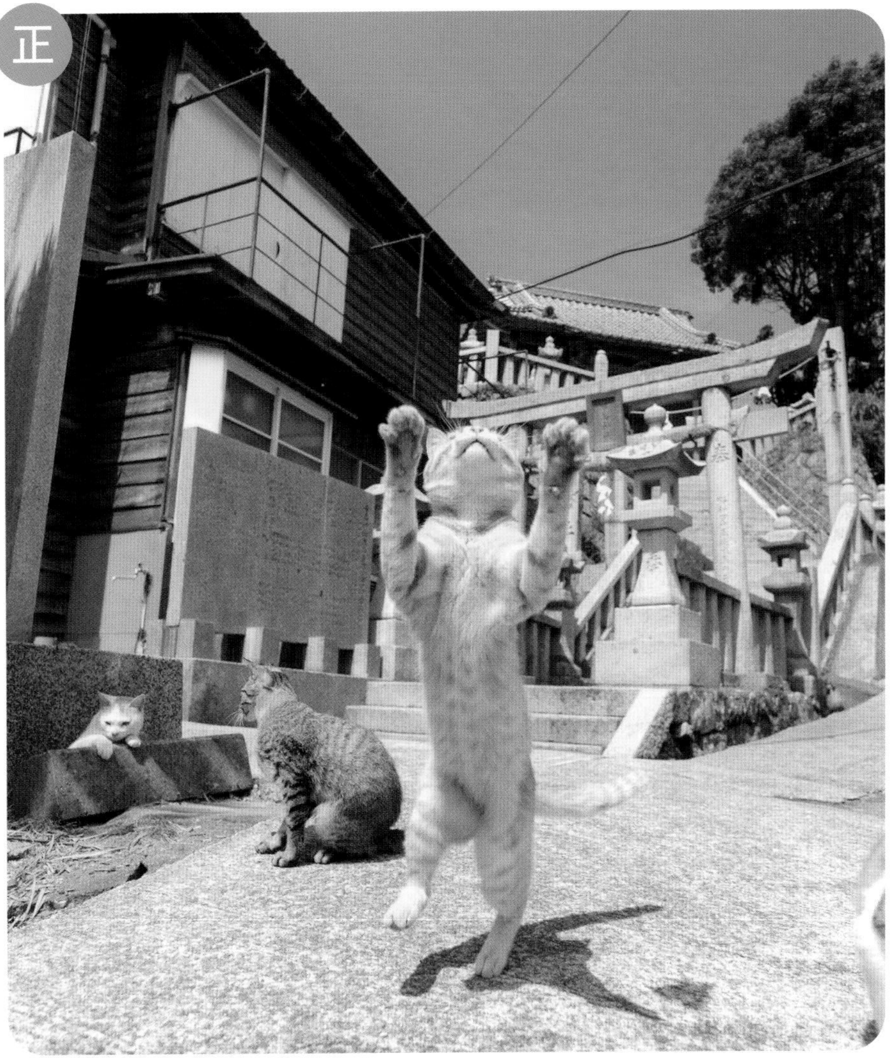

誤

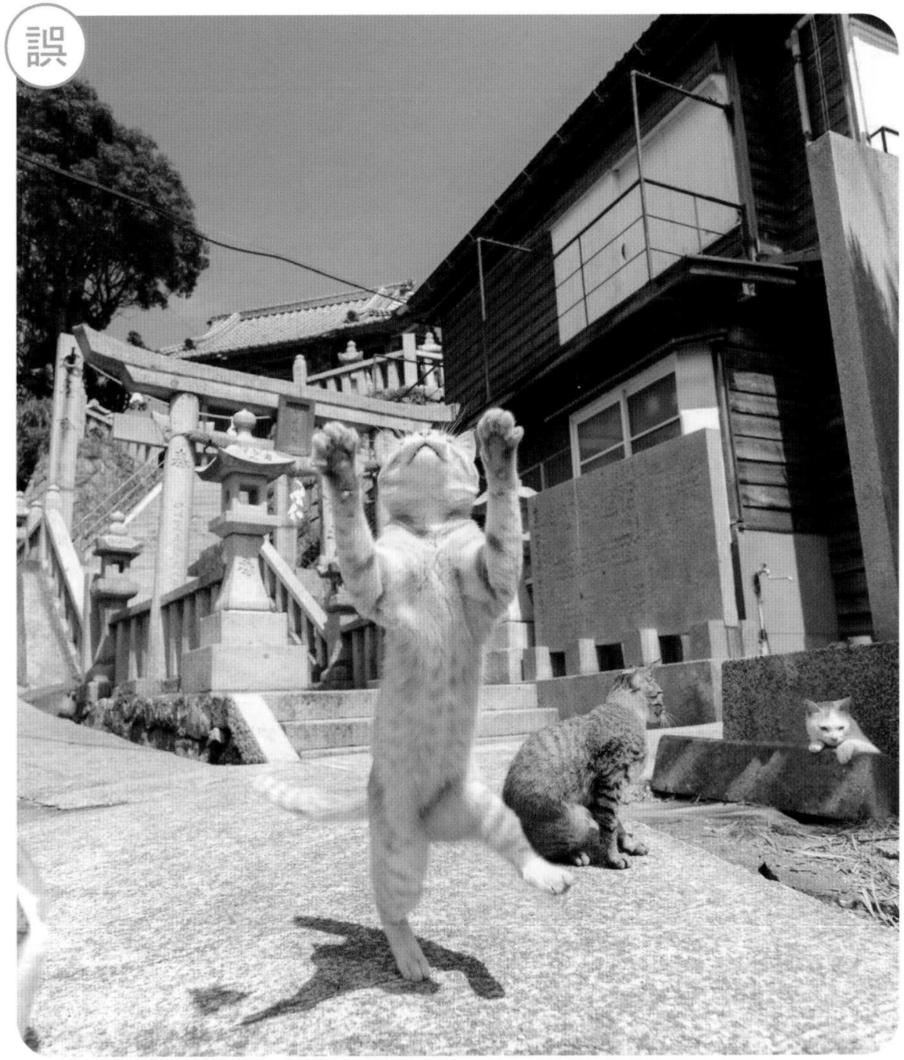

左90度に回転

まちがい探し　反転まちがい探し　同じ写真探し

日付　／

時間　分　秒

答え　P74

6 花ざかりのイケにゃんなボク

上と下の写真から、ちがうところを5つ探しましょう

正

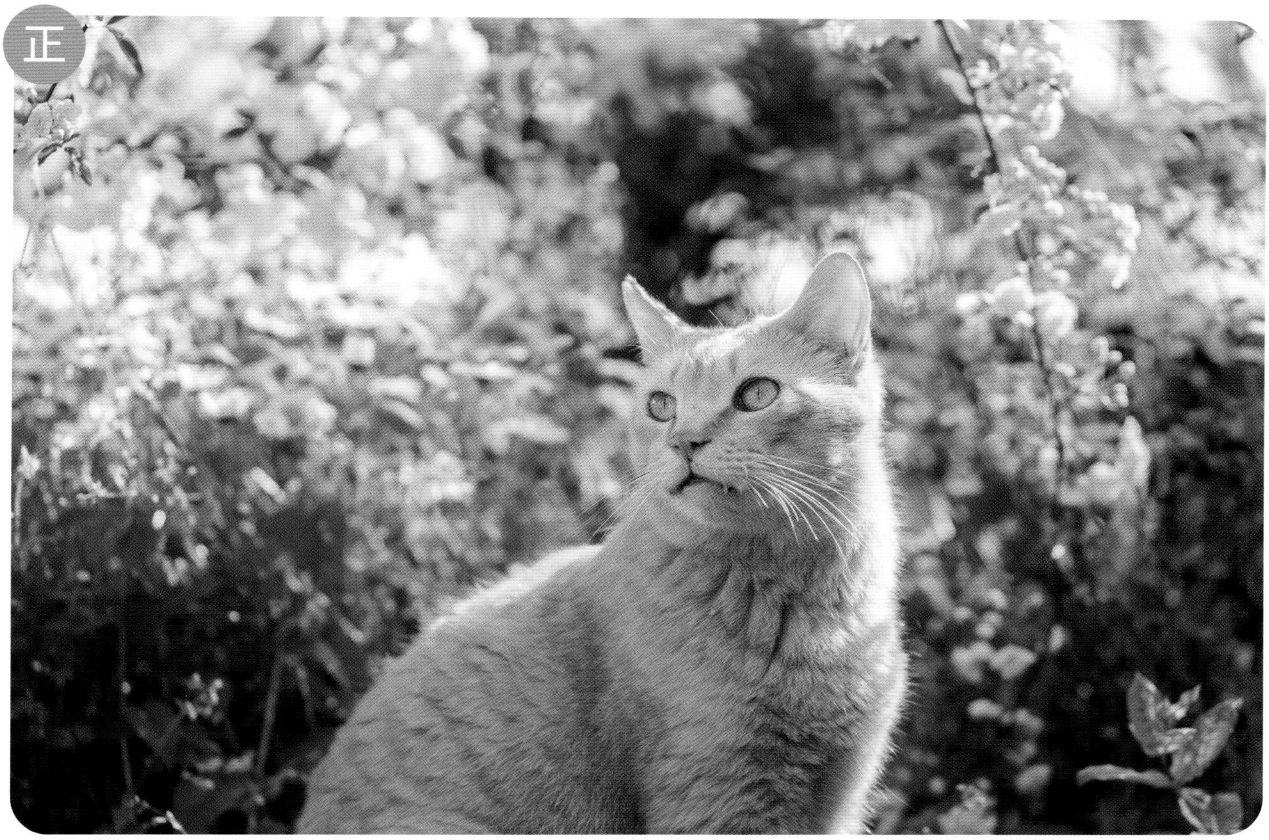

誤

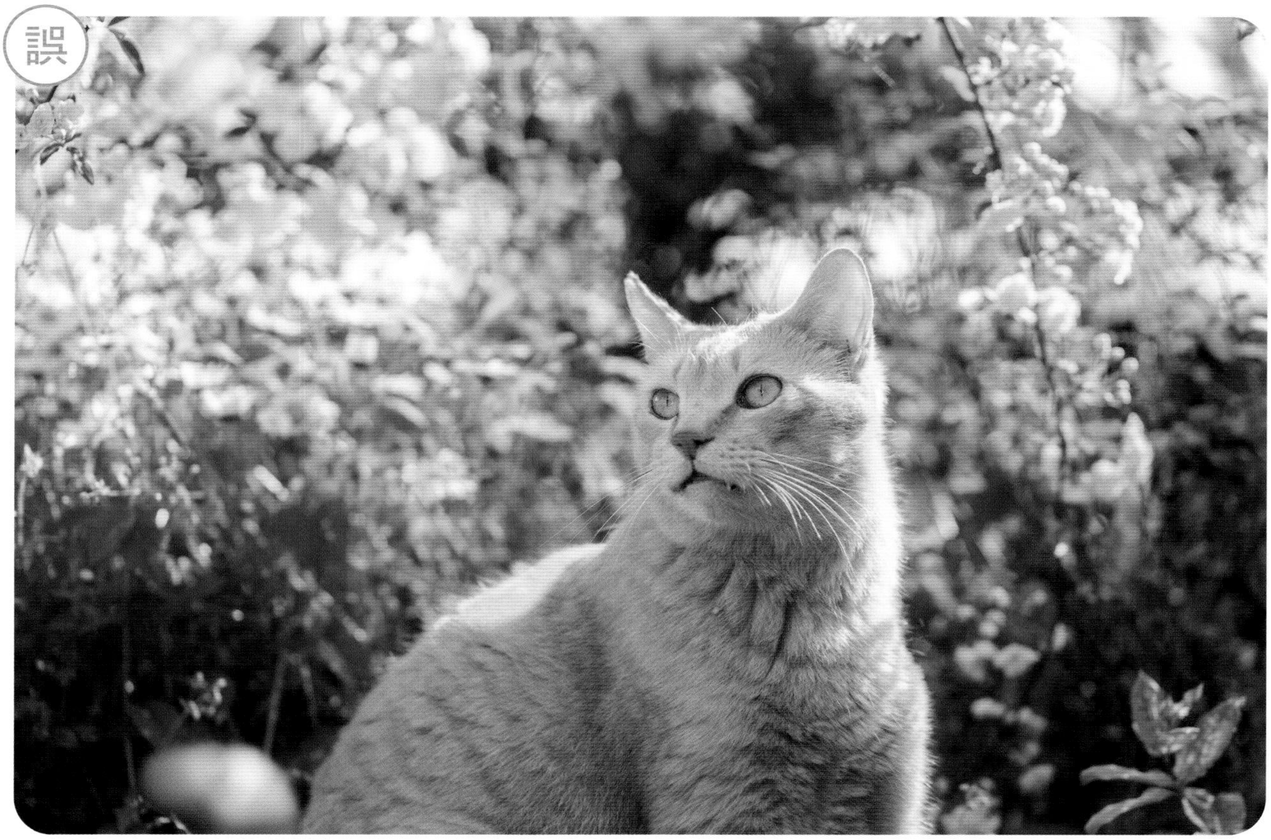

7

まちがい探し　反転まちがい探し　同じ写真探し

見つめる先にあるものは…

上と下の写真から、ちがうところを5つ探しましょう

日付　／

時間　分　秒

答え ➡ P74

正

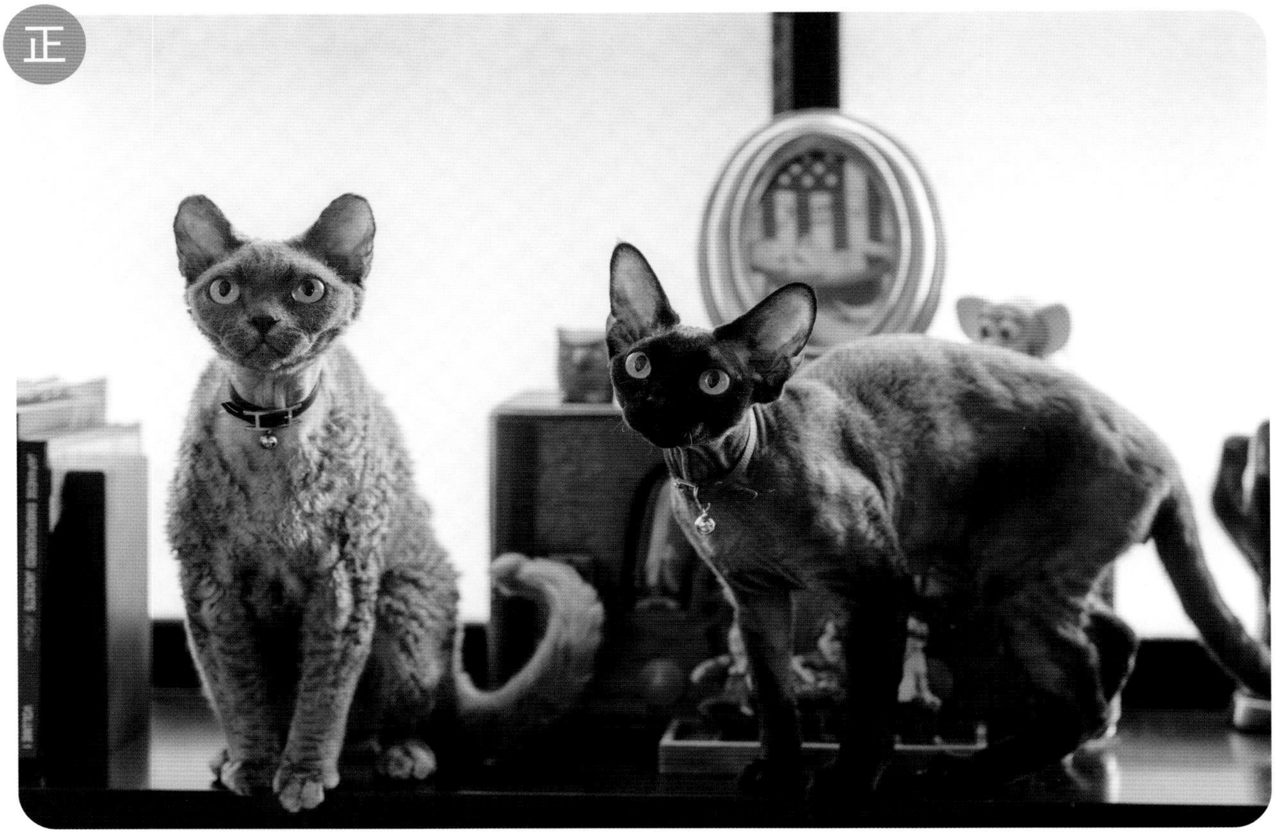

誤

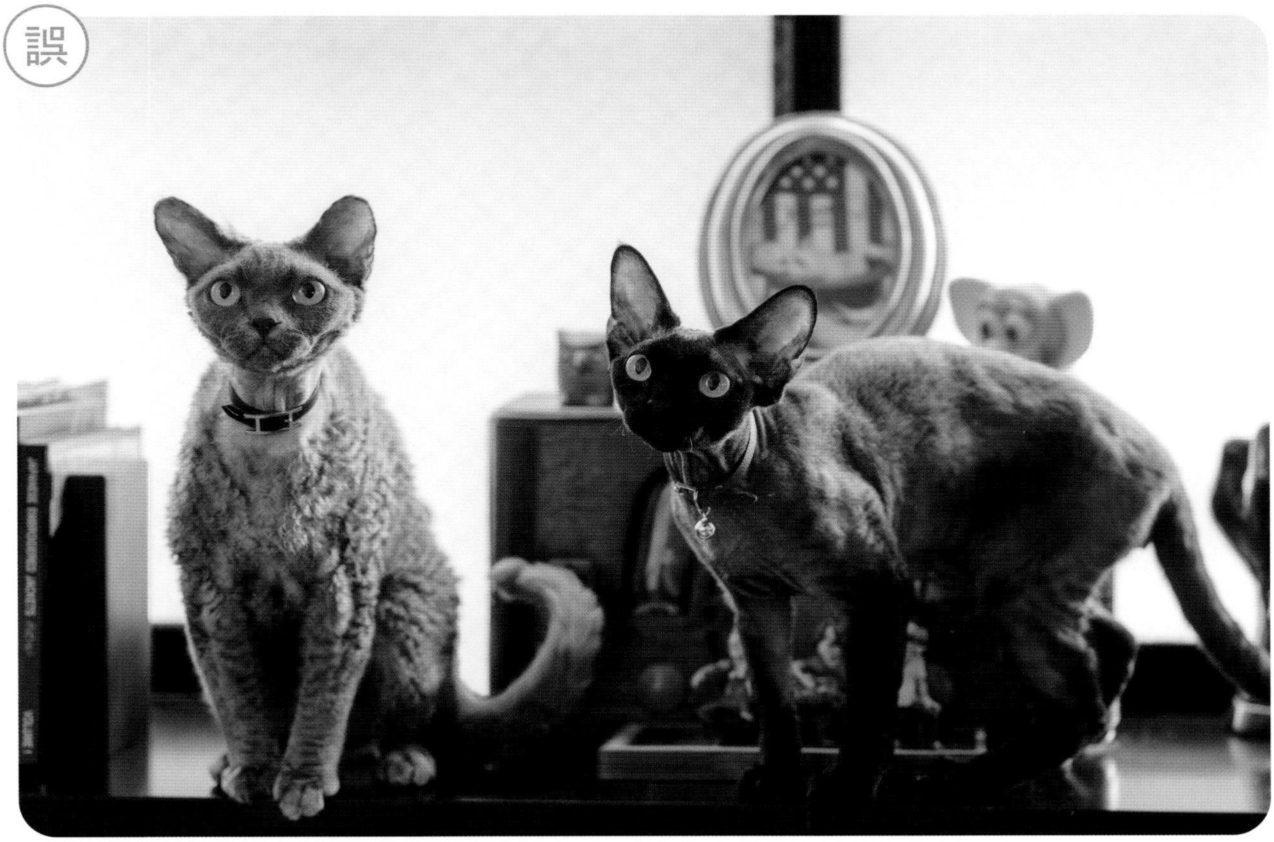

8

まちがい探し　反転まちがい探し　同じ写真探し

ごはんまだかな？

上と下の写真から、ちがうところを5つ探しましょう

日付　／

時間　分　秒

答え P74

正

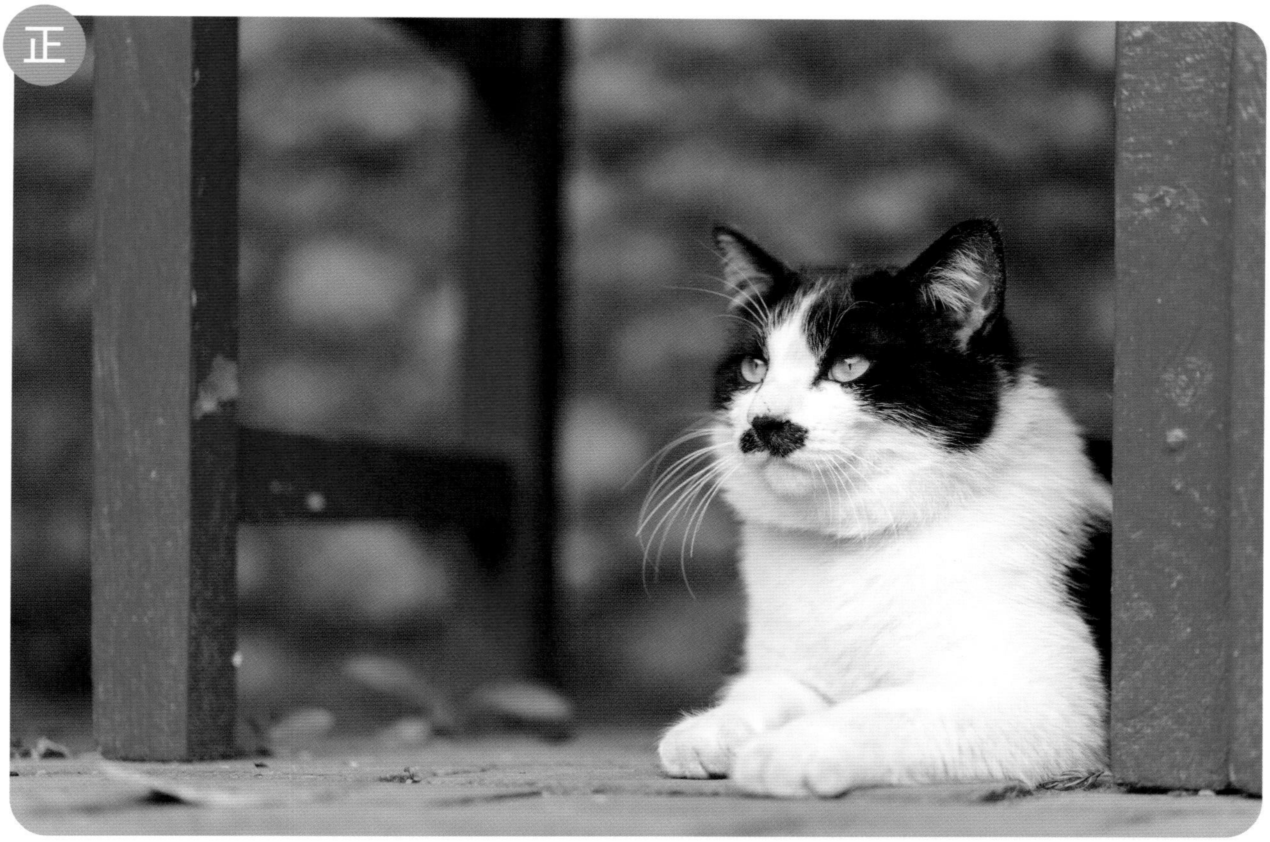

誤

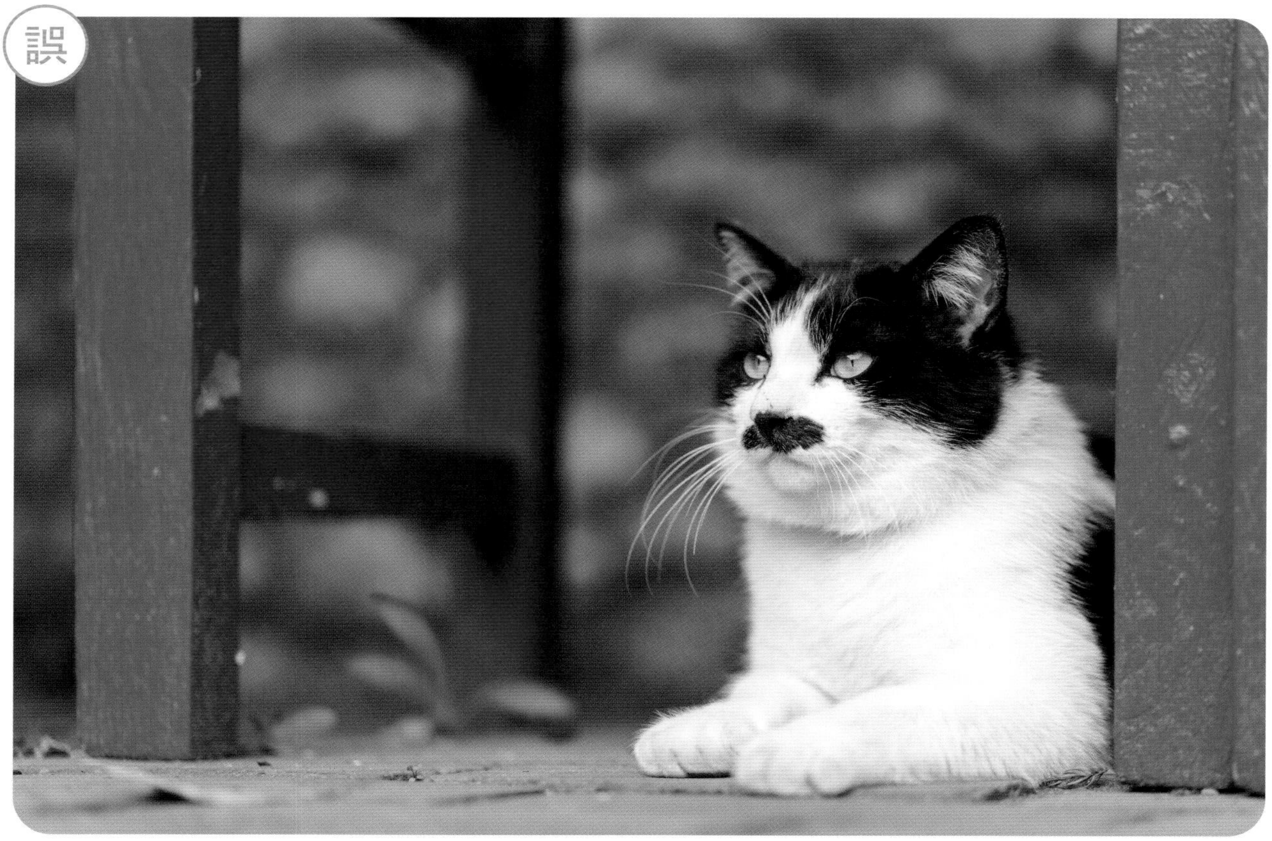

まちがい探し　反転まちがい探し　同じ写真探し

9 おれの出番じゃな

A～Eの中に見本と同じ写真が1枚あります。同じ写真を探しましょう

日付　／
時間　分　秒
答え ➡ P74

見本
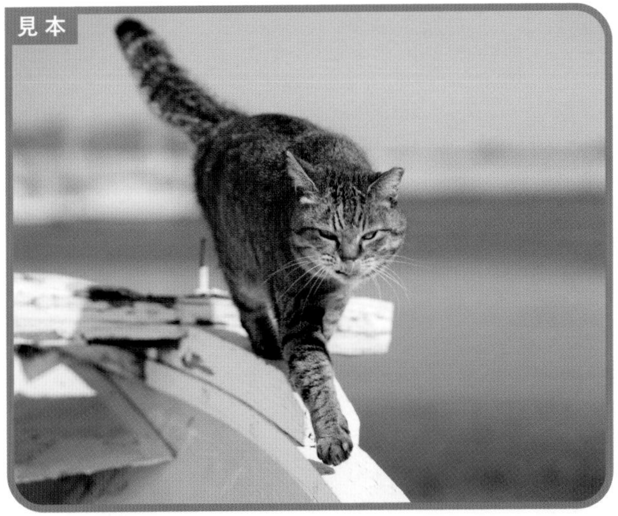

A
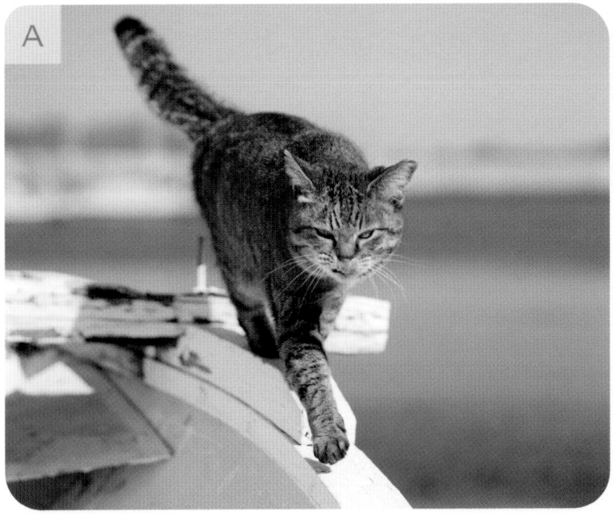

B
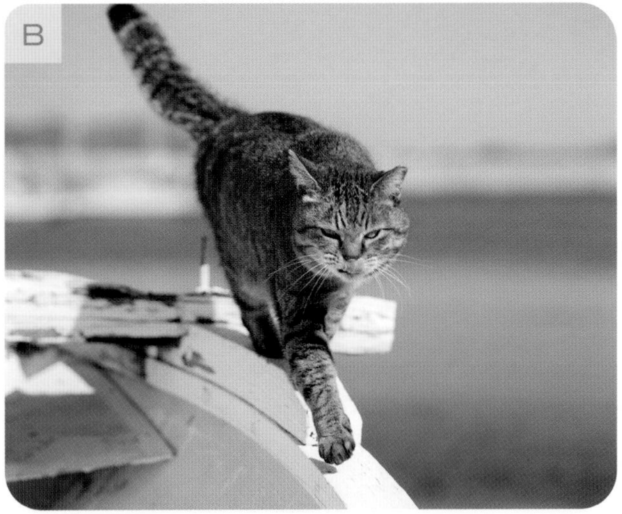

C
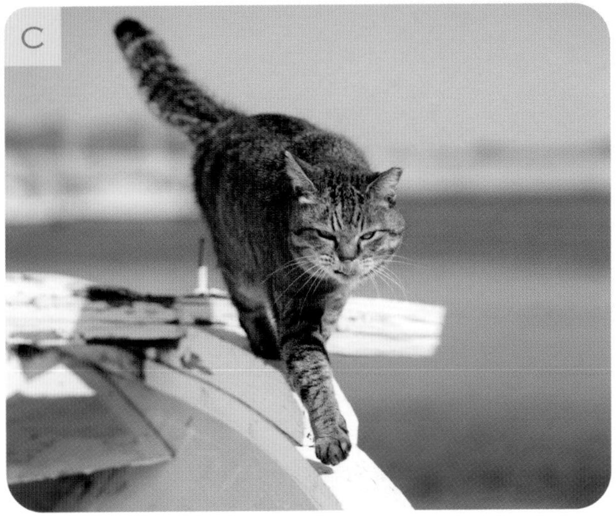

D
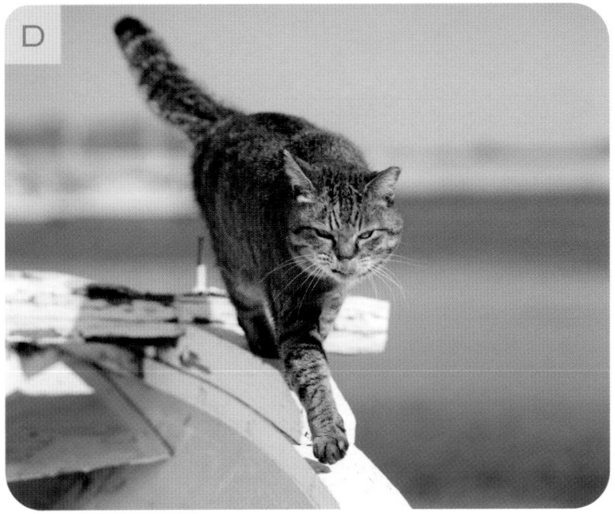

E
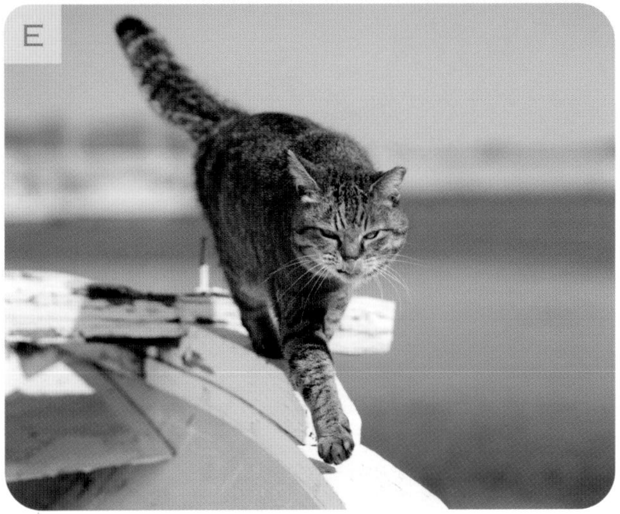

左90度に回転

10

まちがい探し　反転まちがい探し　同じ写真探し

島ねこの集会

上と下の写真から、ちがうところを5つ探しましょう

日付　／

時間　分　秒

答え P74

正

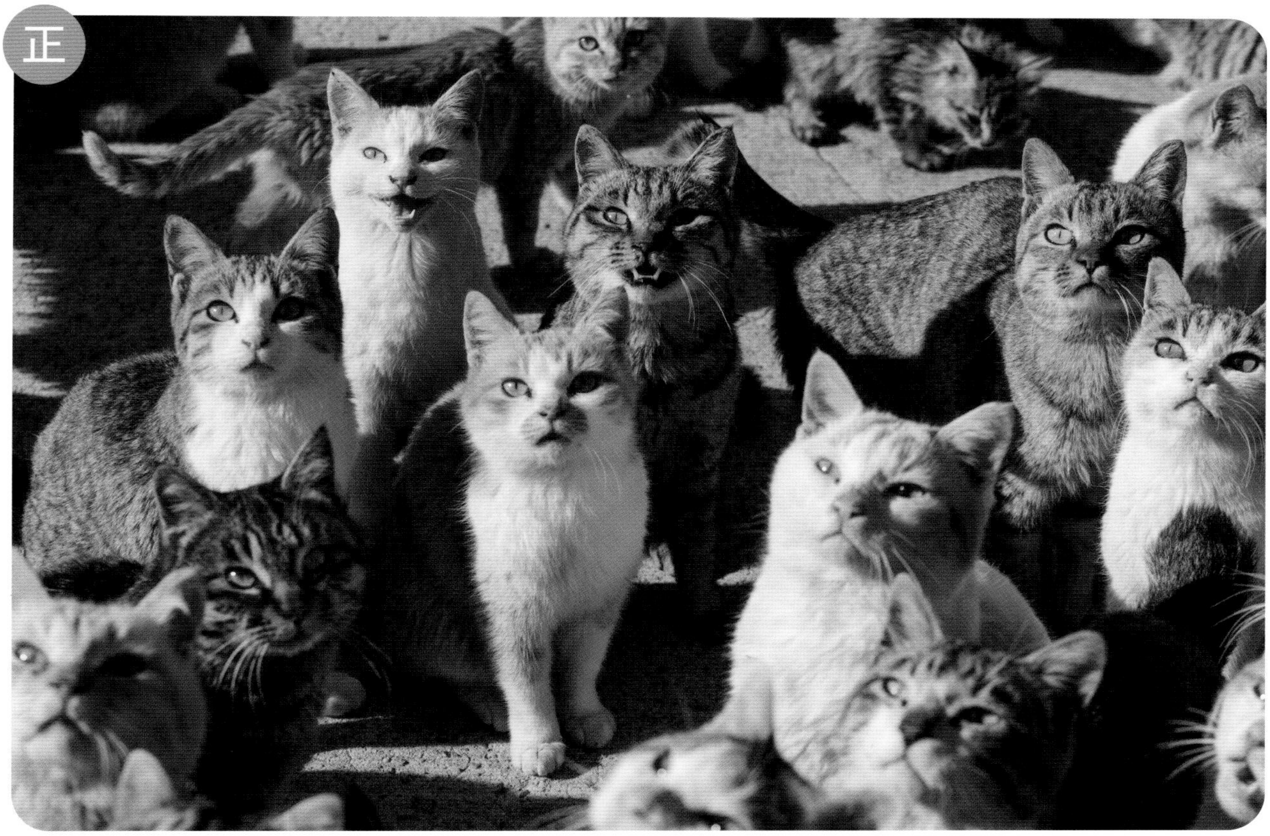

誤

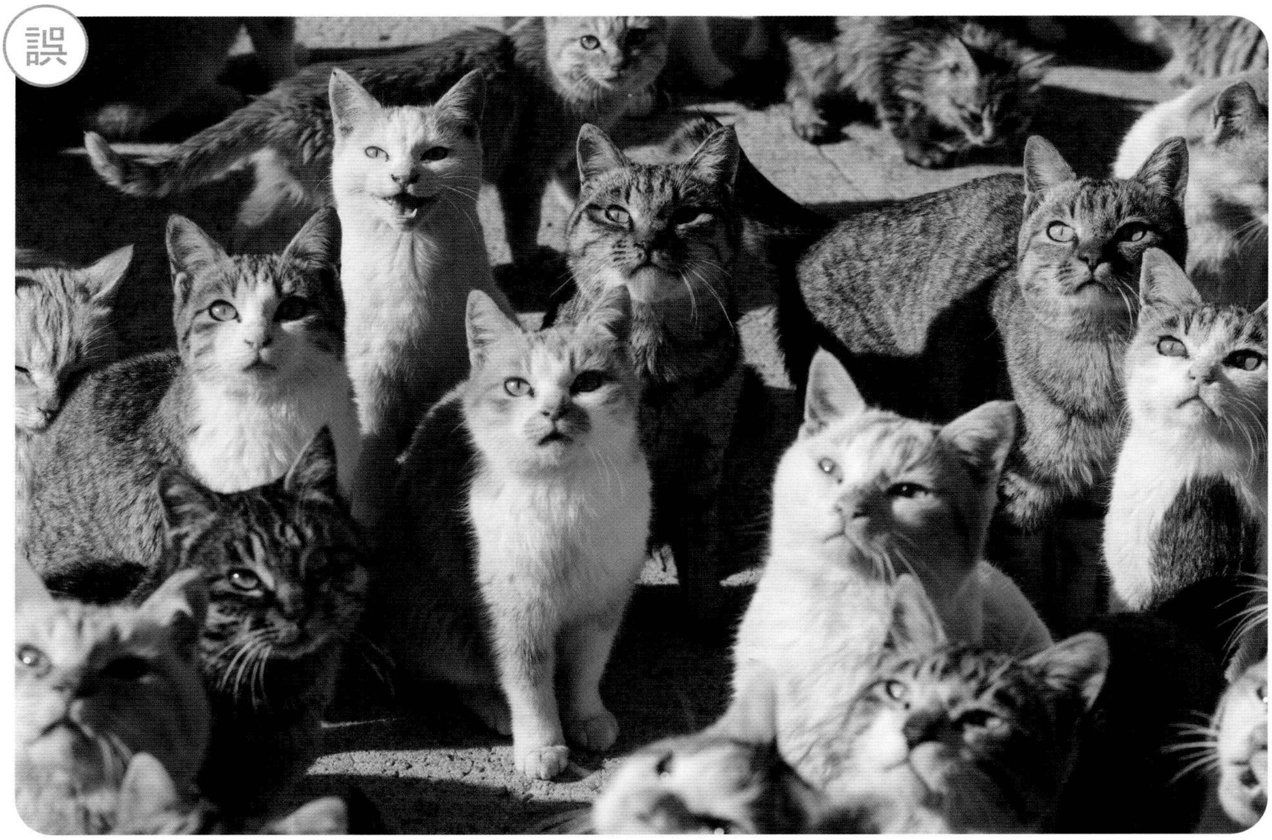

11

まちがい探し　反転まちがい探し　同じ写真探し

このすきまがいいんだにゃ

上と下の写真から、ちがうところを5つ探しましょう

日付　／

時間　分　秒

答え P74

正

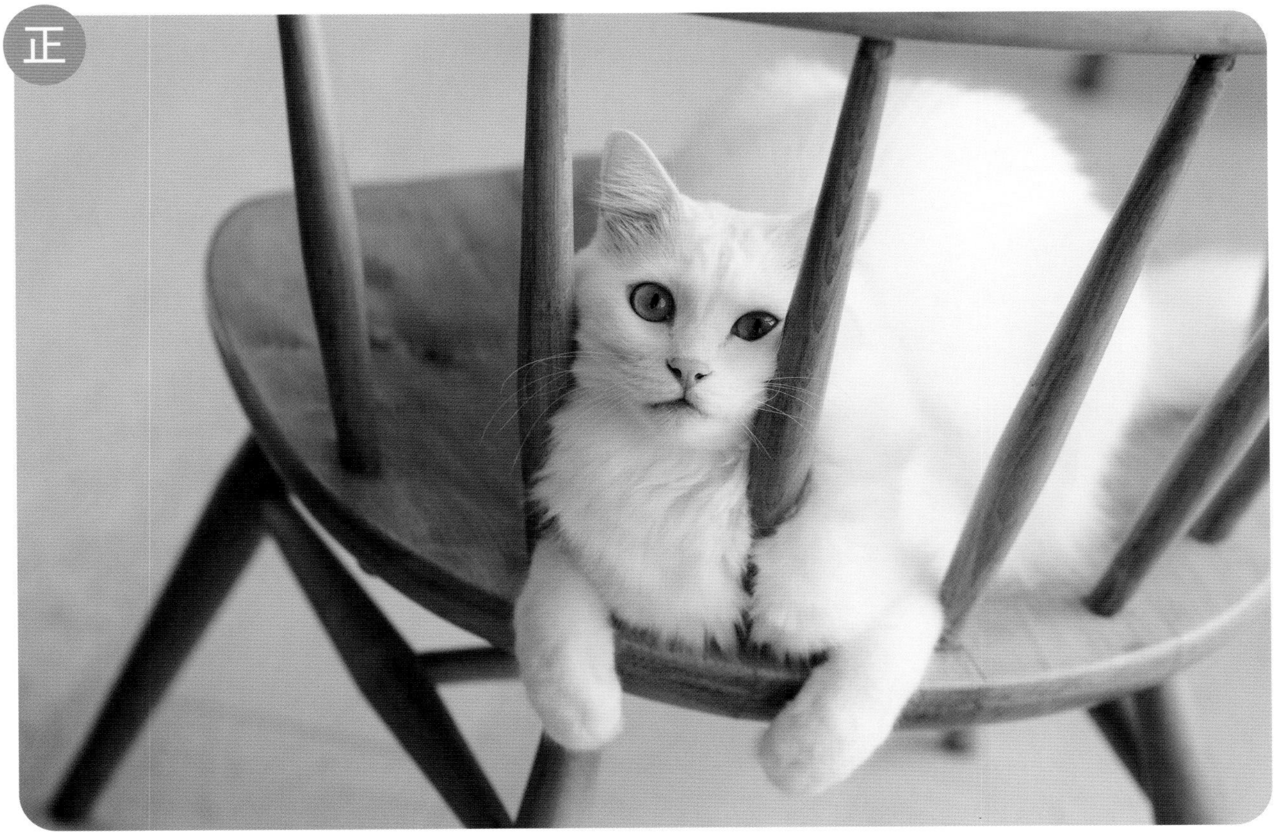

誤

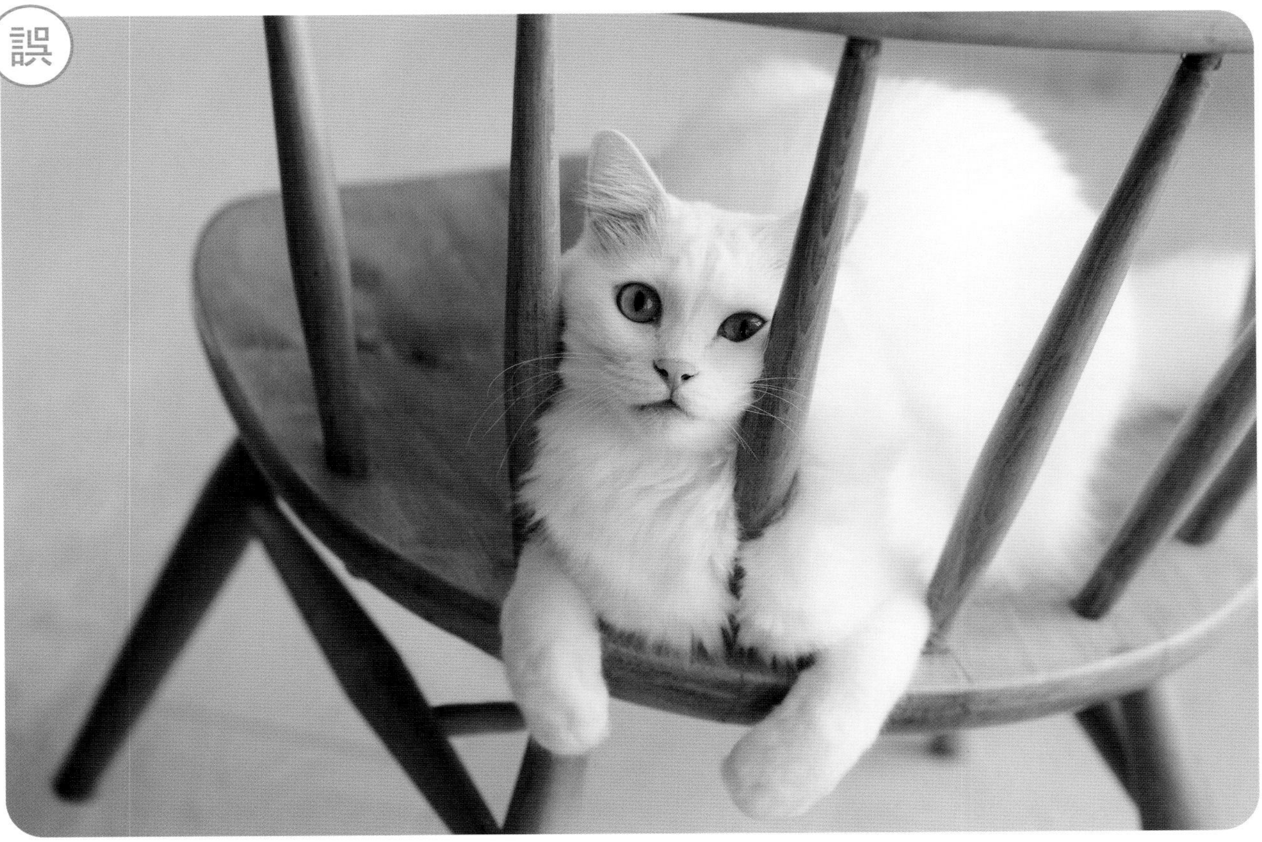

12

まちがい探し　反転まちがい探し　同じ写真探し

特別になでることを許す

上と下の写真から、ちがうところを5つ探しましょう

日付　／
時間　分　秒
答え P74

正

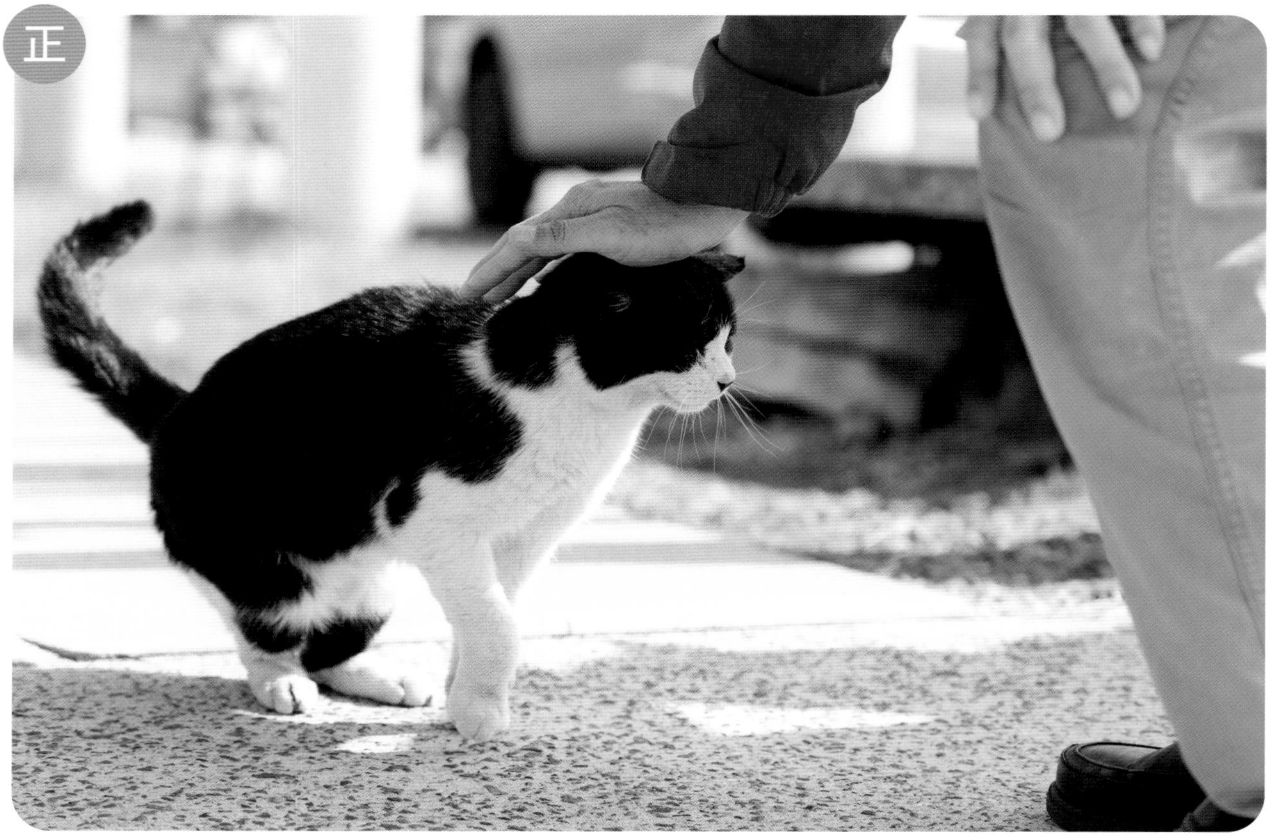

誤

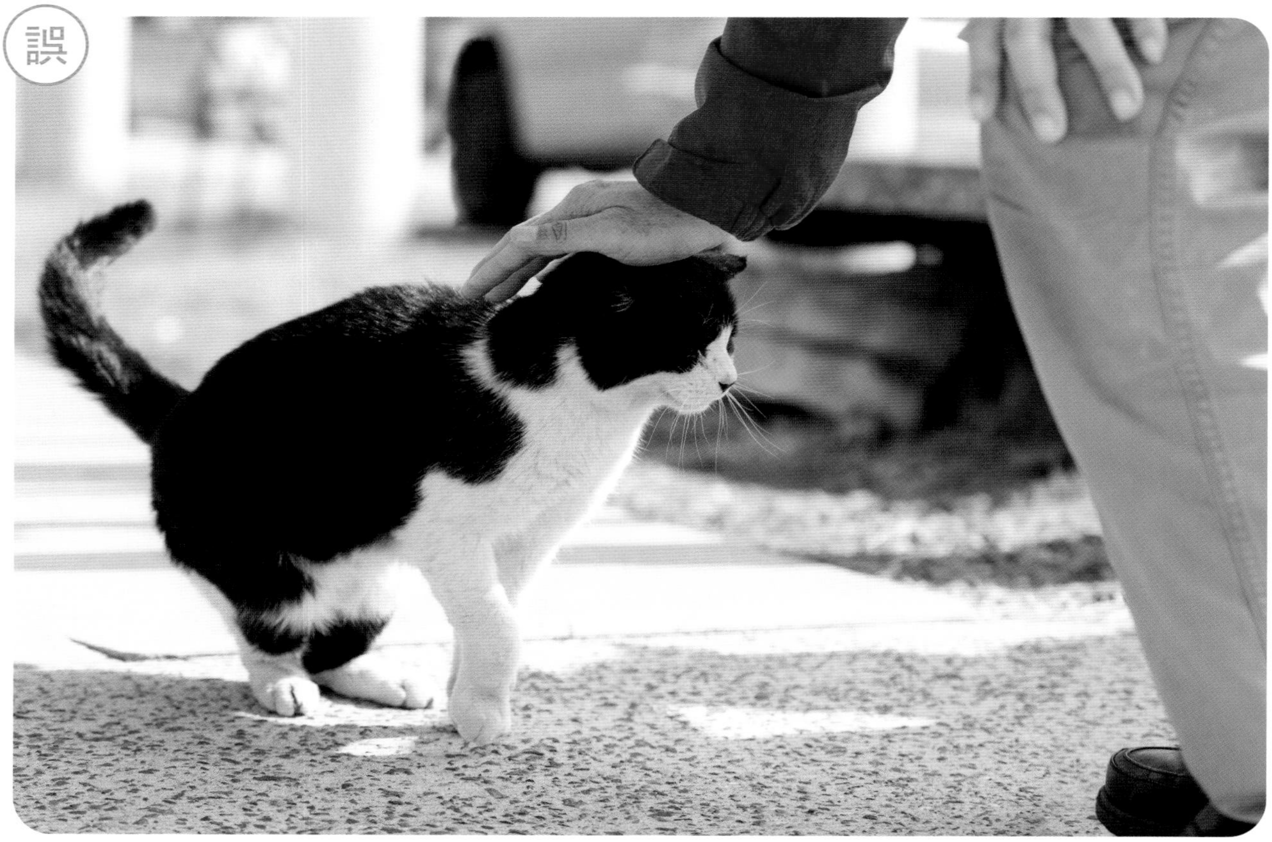

13

まちがい探し　反転まちがい探し　同じ写真探し

なんとかして捕れないかな

左と右の写真から、ちがうところを5つ探しましょう

日付　／

時間　分　秒

答え P75

正

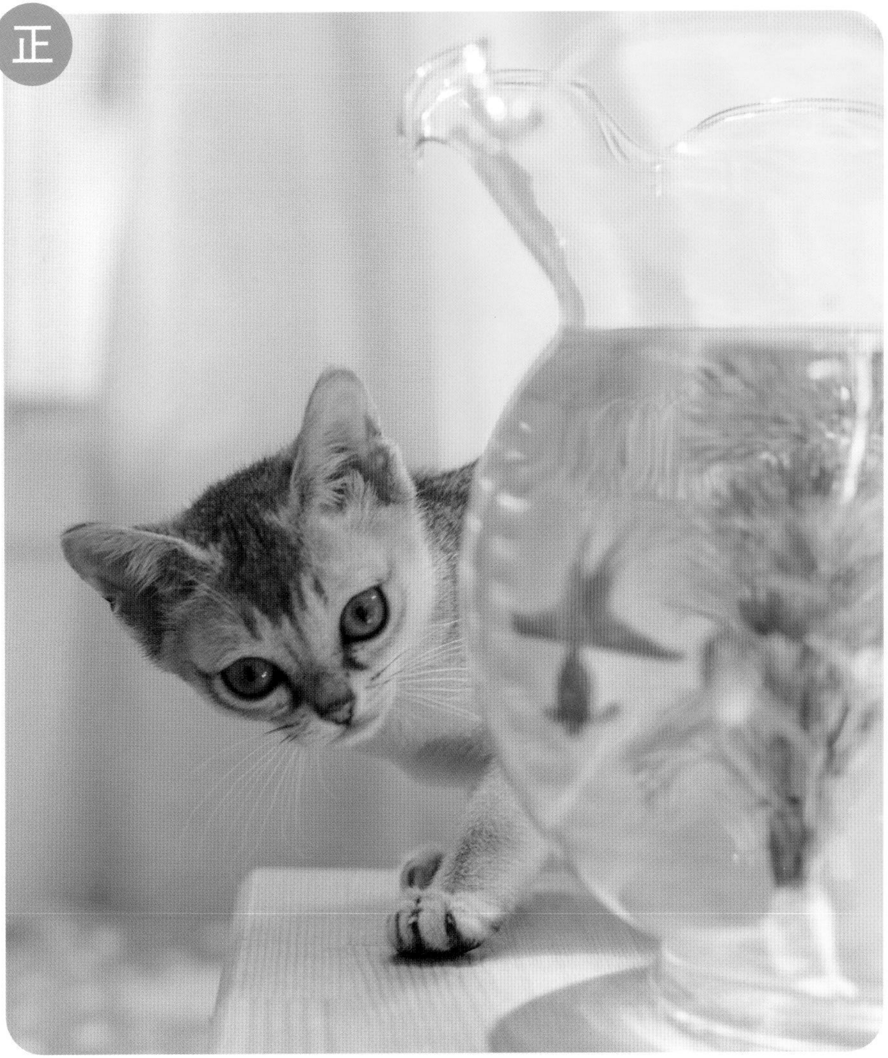

誤

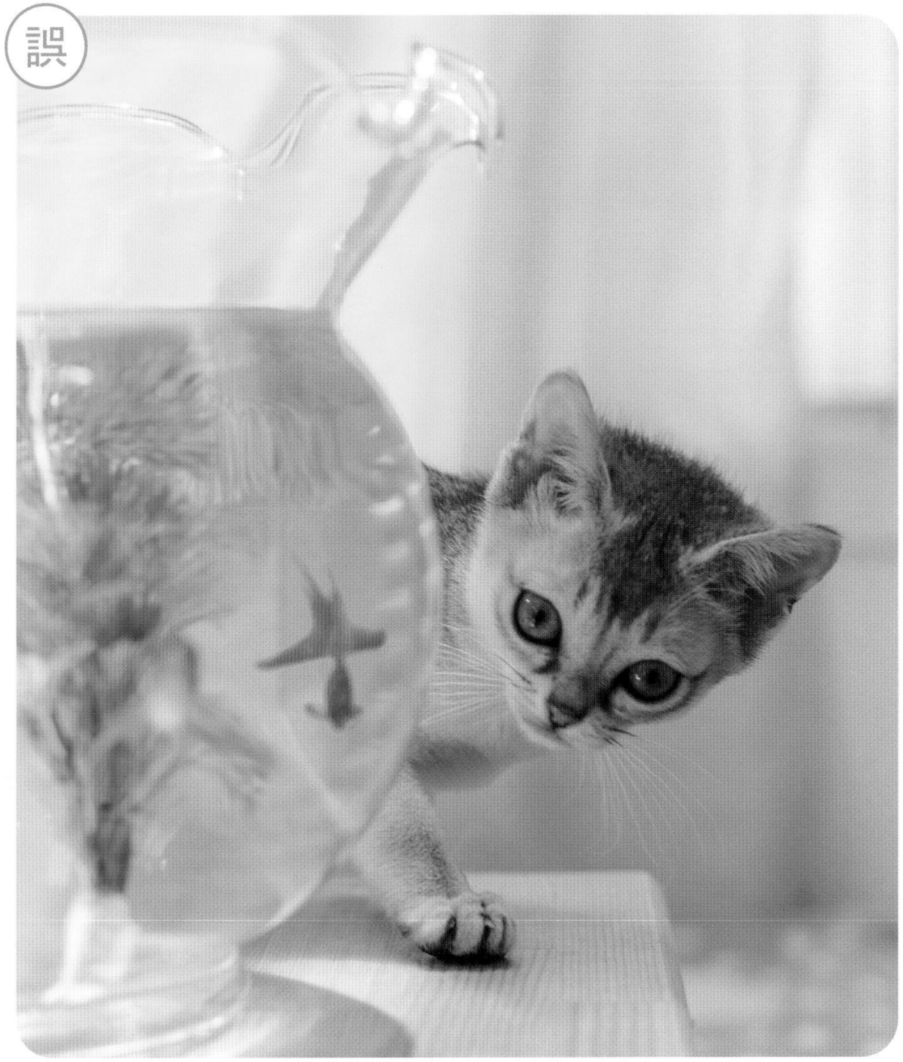

左90度に回転

14

まちがい探し　反転まちがい探し　同じ写真探し

アイ キャン フラ〜イ！

上と下の写真から、ちがうところを5つ探しましょう

日付　／

時間　分　秒

答え P75

正

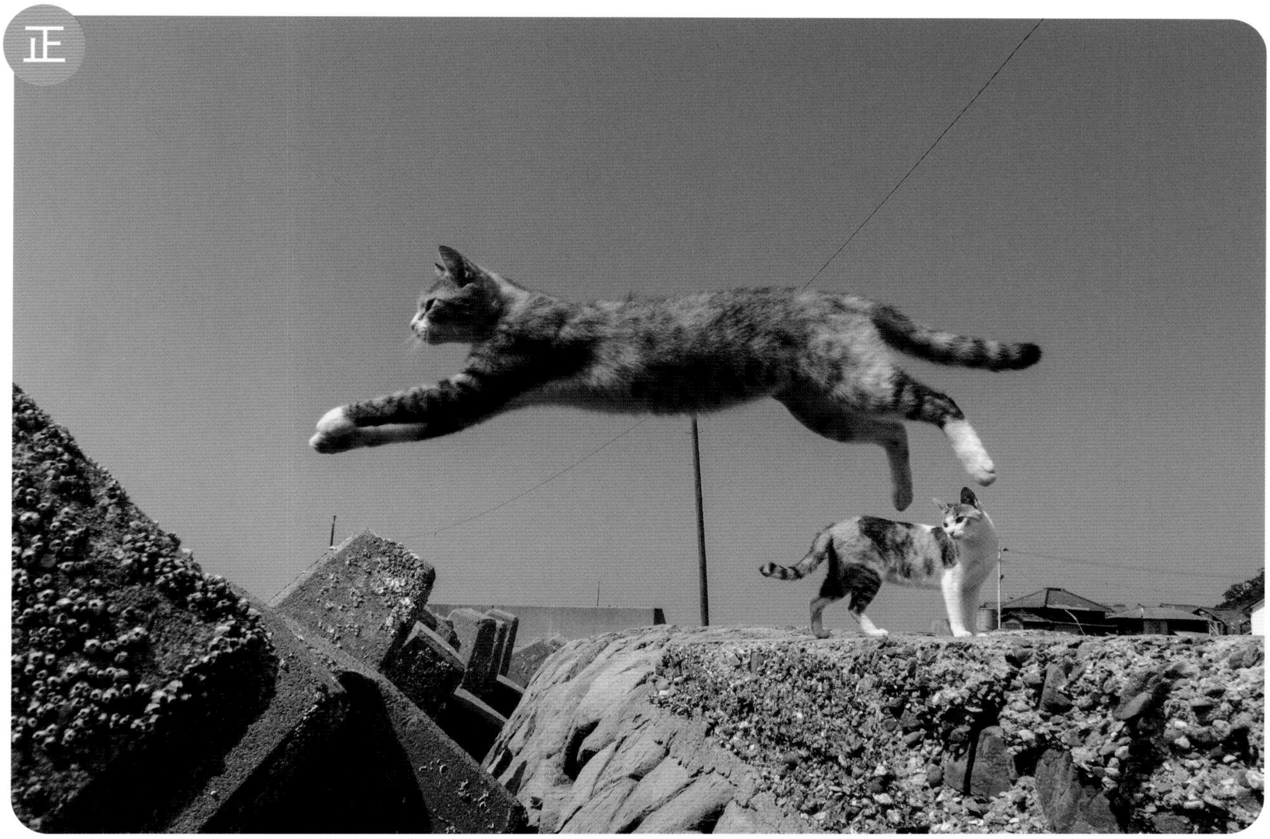

誤

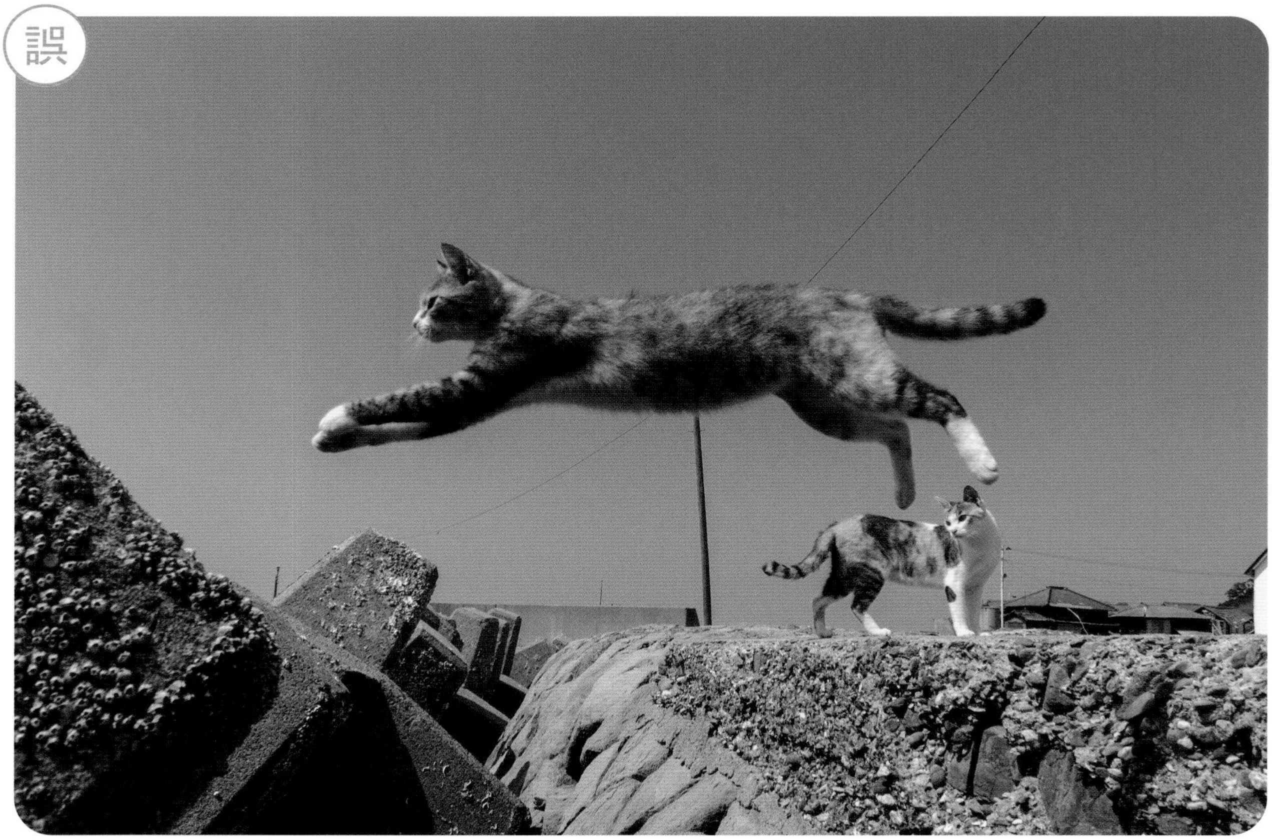

15

まちがい探し　反転まちがい探し　同じ写真探し

お客さんがきたのかにゃ？

上と下の写真から、ちがうところを5つ探しましょう

日付　／
時間　分　秒
答え P75

正

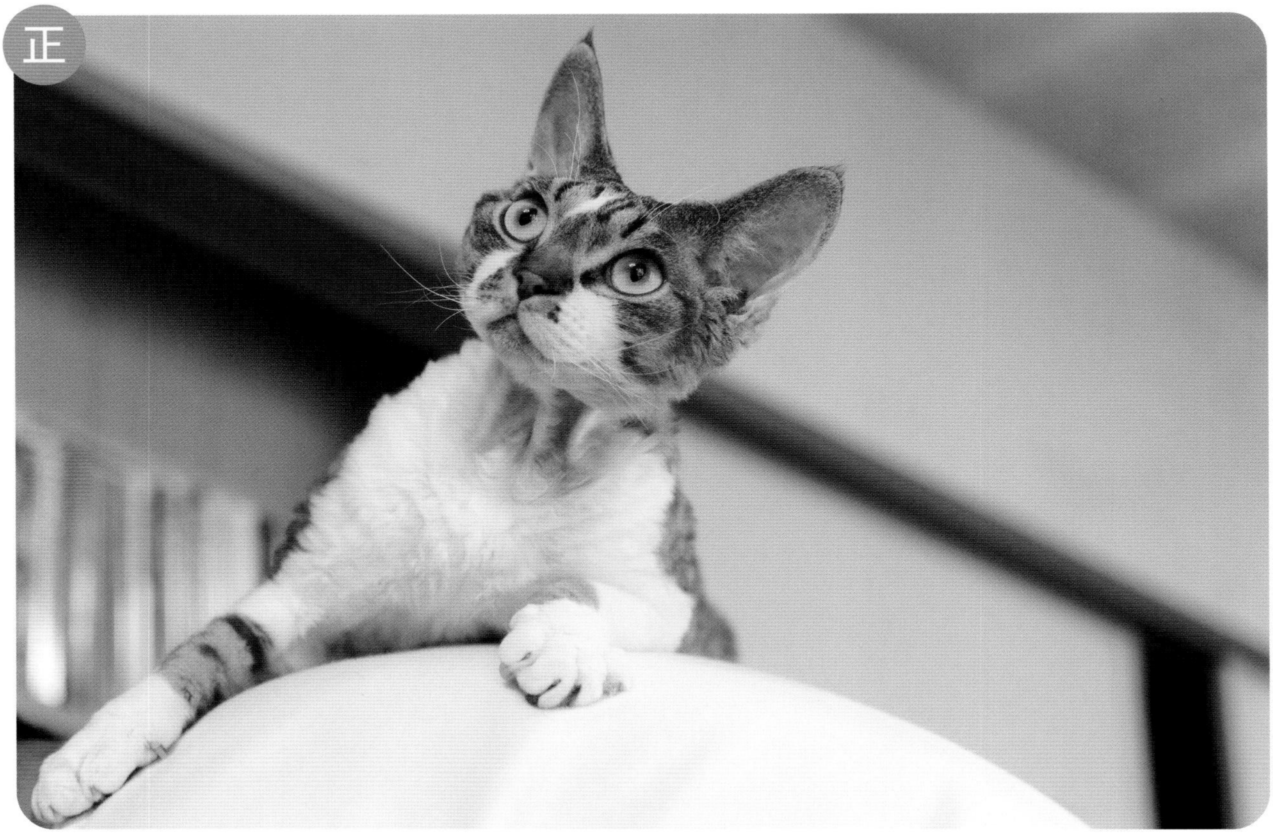

誤

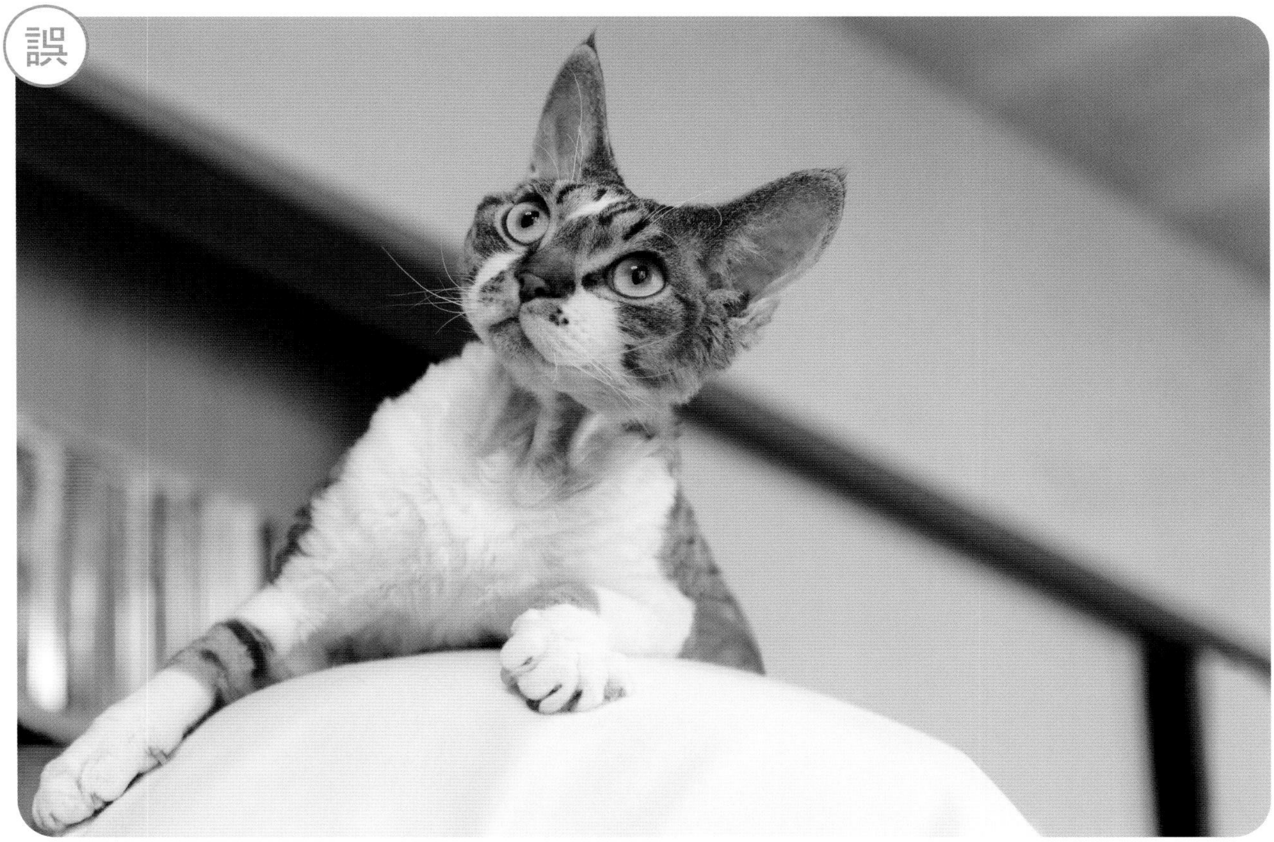

16

まちがい探し　反転まちがい探し　同じ写真探し

これはいい車ですね

上と下の写真から、ちがうところを5つ探しましょう

日付　／

時間　分　秒

答え P75

正

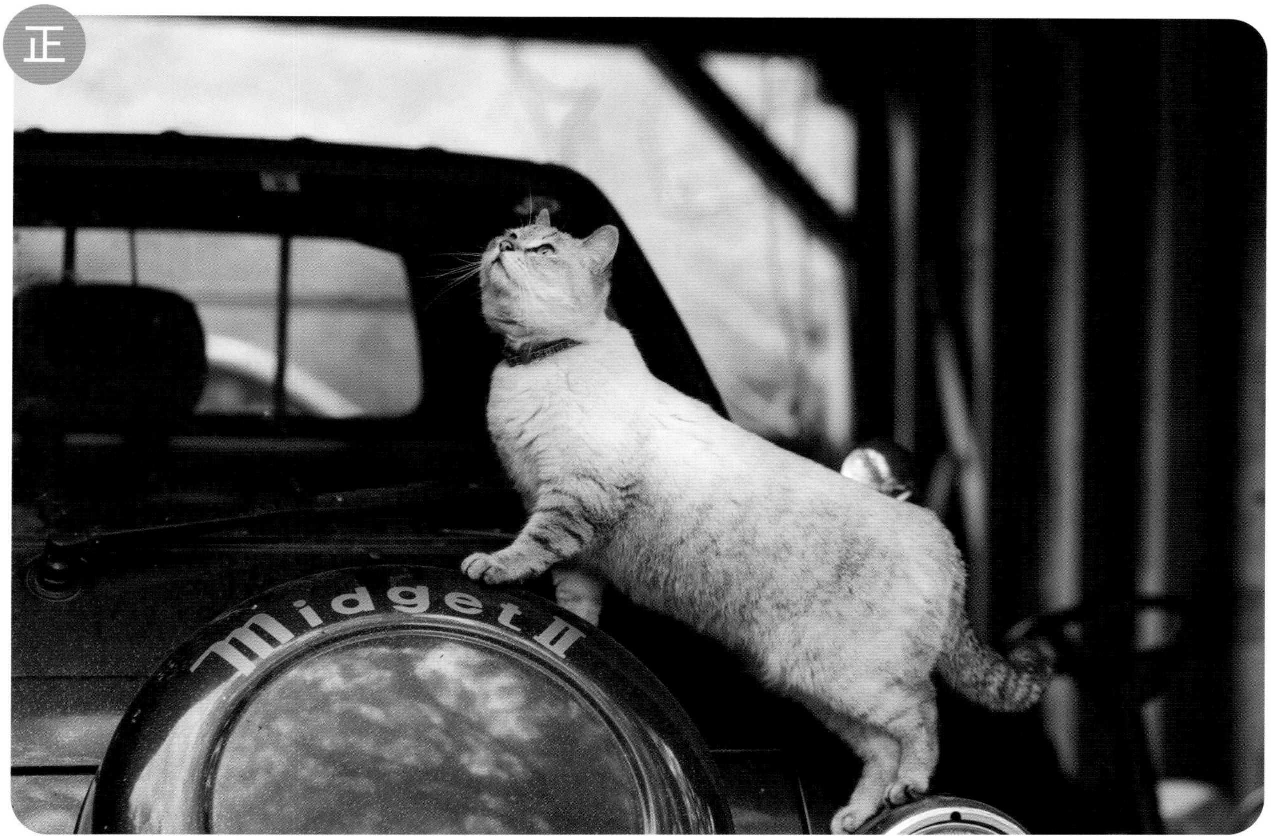

誤

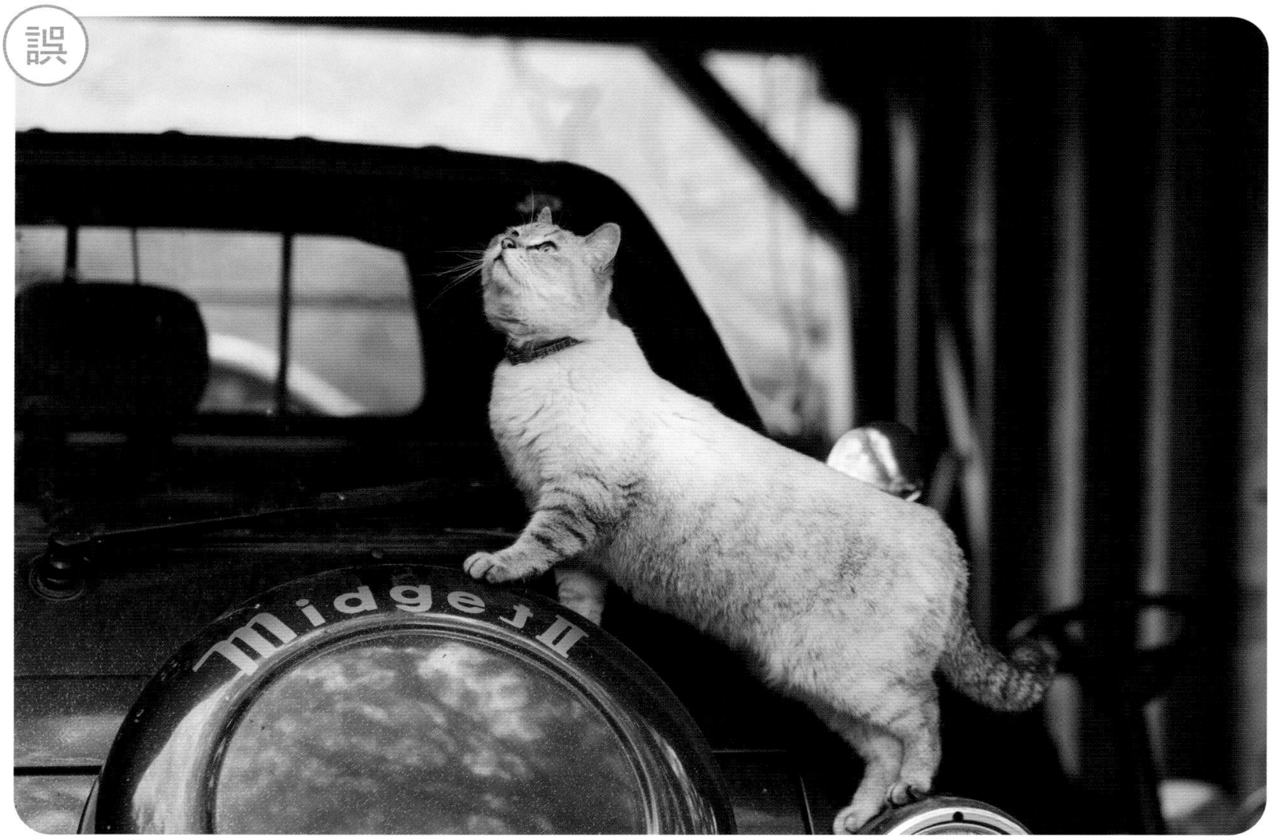

17 案内してあげるから連いてきて

まちがい探し　反転まちがい探し　同じ写真探し

日付　／
時間　分　秒
答え　P75

左と右の写真から、ちがうところを5つ探しましょう

正

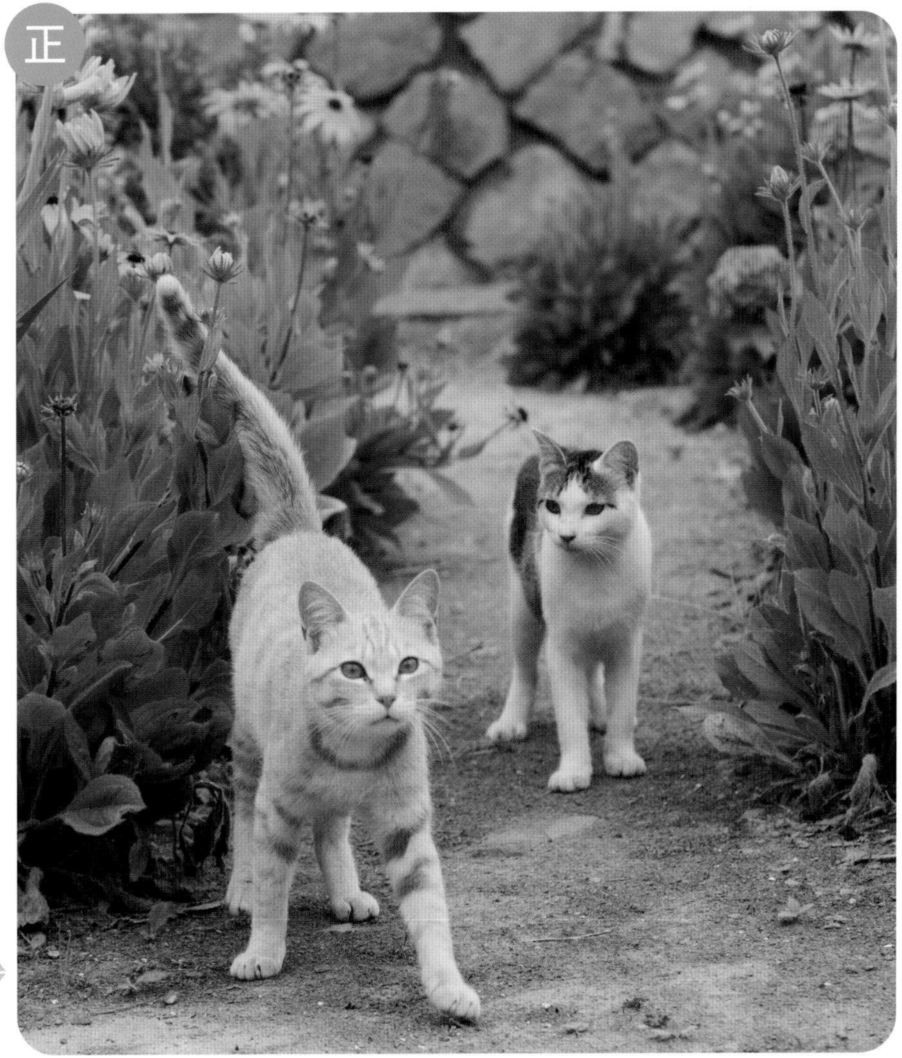

誤

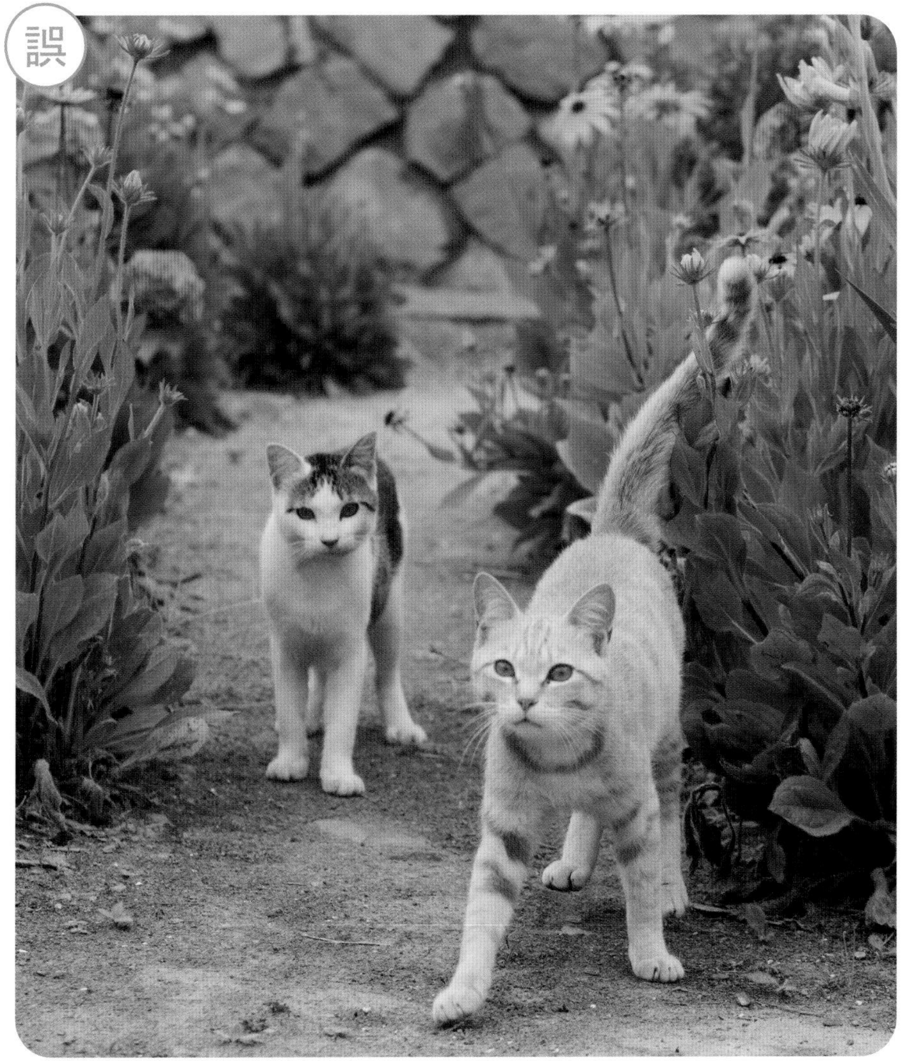

左90度に回転

まちがい探し　反転まちがい探し　同じ写真探し

18 盆踊りの練習中にゃ

上と下の写真から、ちがうところを5つ探しましょう

日付　／

時間　分　秒

答え P75

正

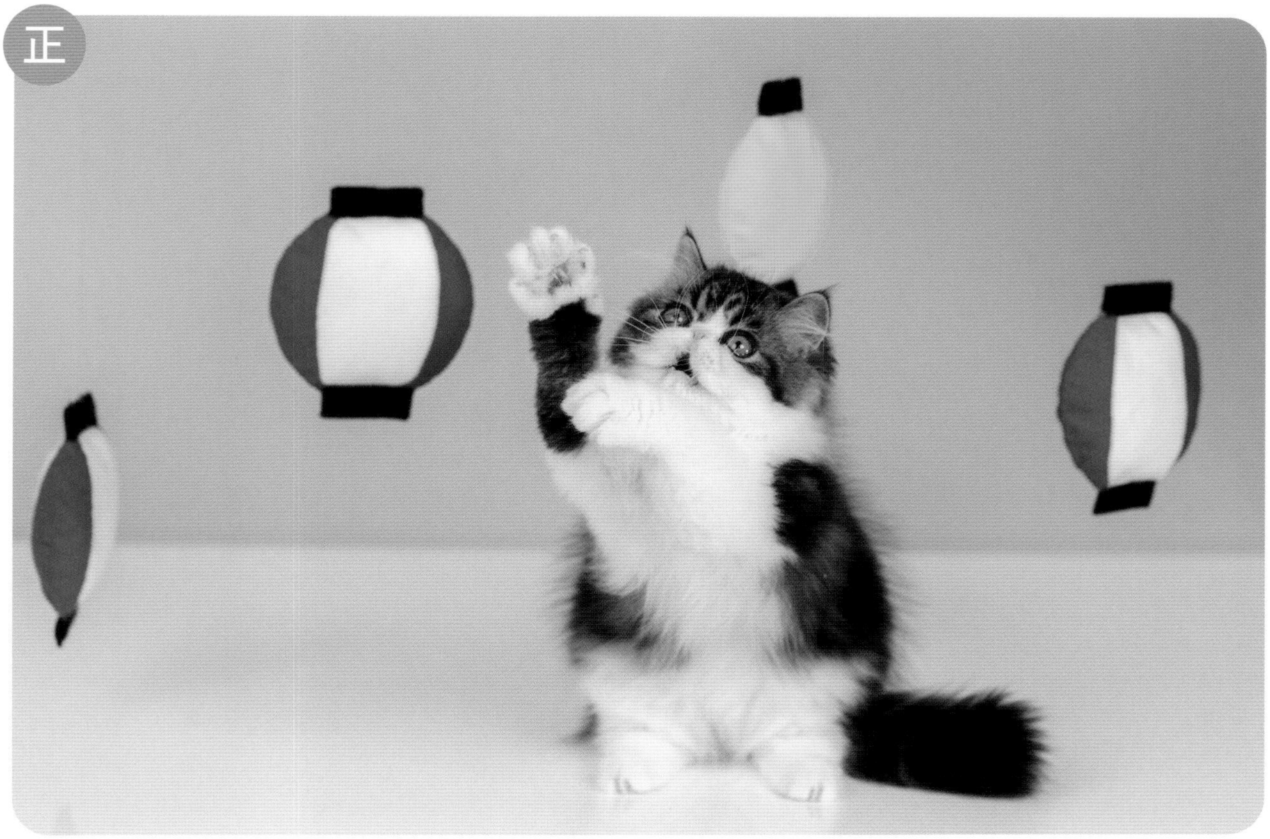

誤

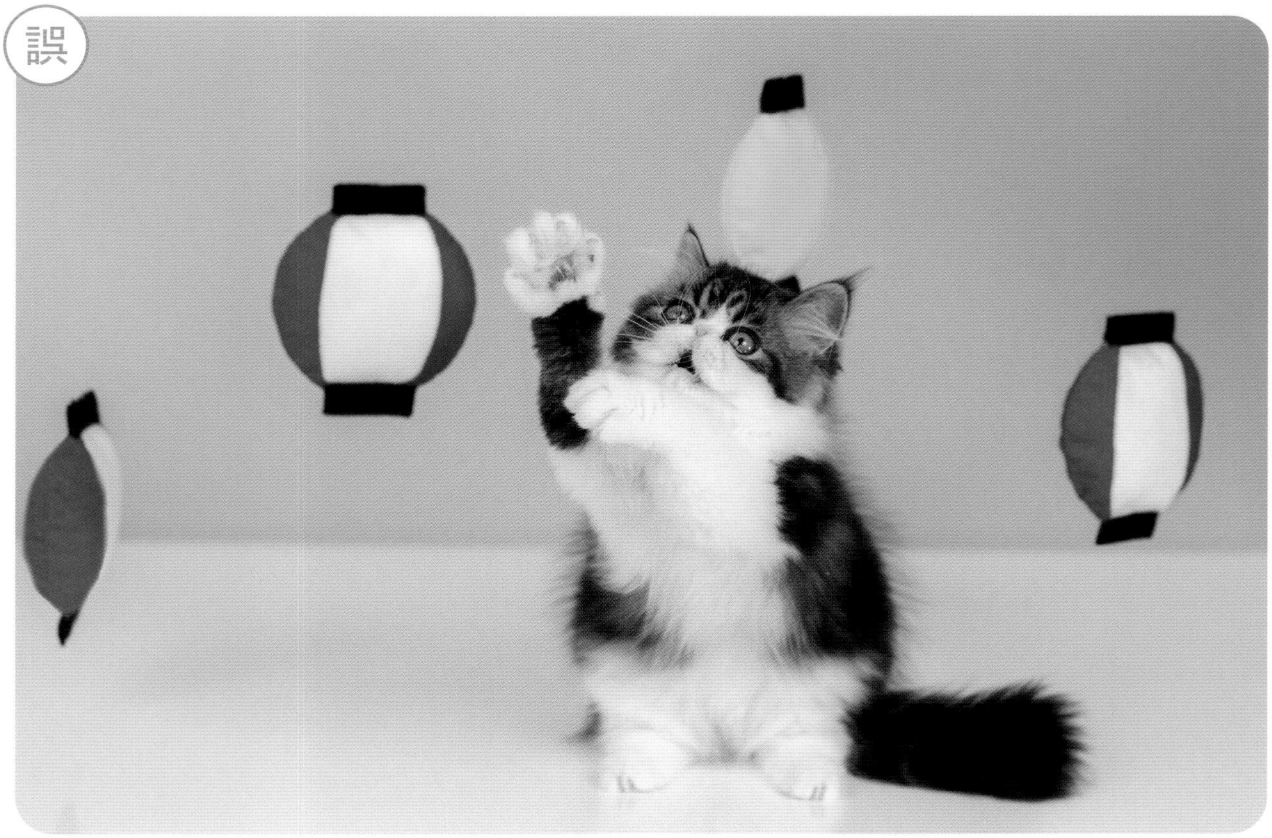

19

まちがい探し　反転まちがい探し　同じ写真探し

祭りだワッショイ！

上と下の写真から、ちがうところを5つ探しましょう

日付　／

時間　分　秒

答え P75

正

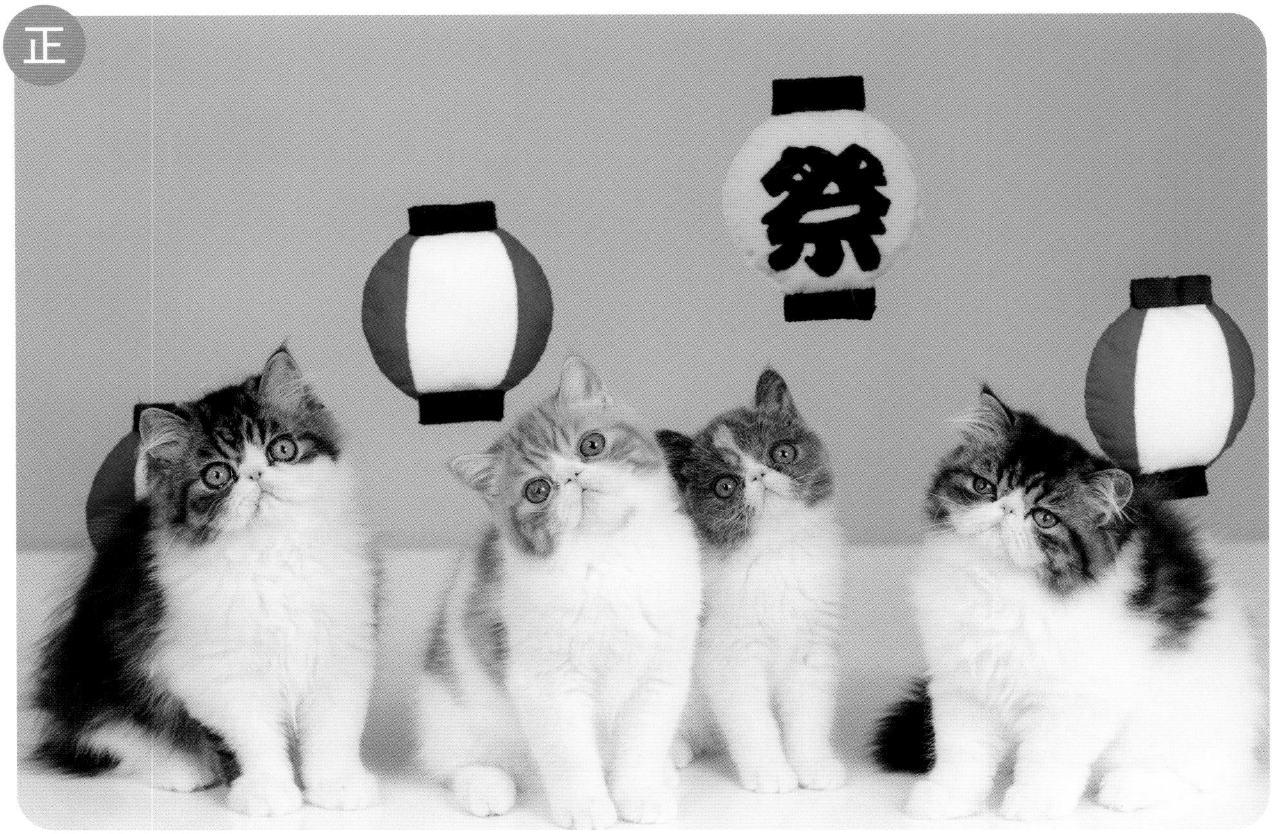

誤

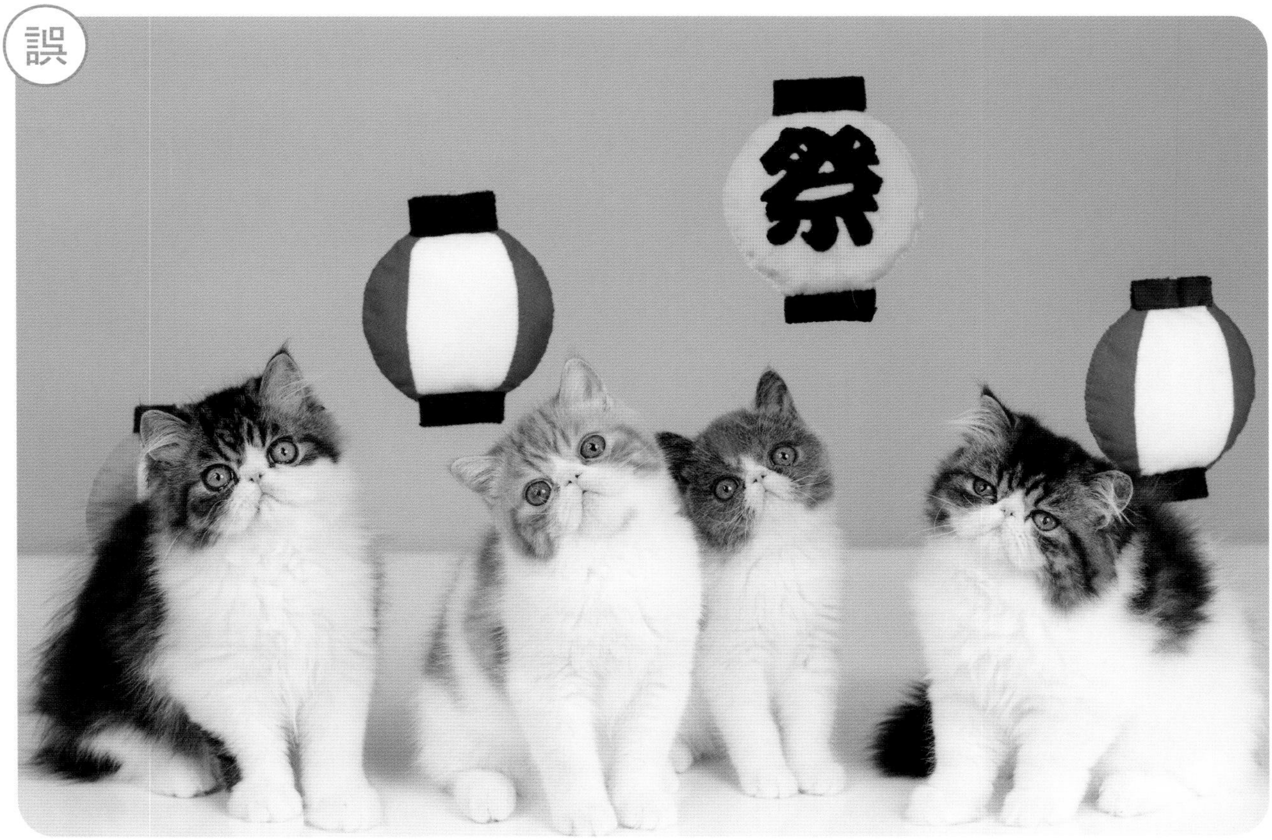

まちがい探し　反転まちがい探し　同じ写真探し

20

ここが落ち着くのです

上と下の写真から、ちがうところを5つ探しましょう

日付　／

時間　分　秒

答え P75

正

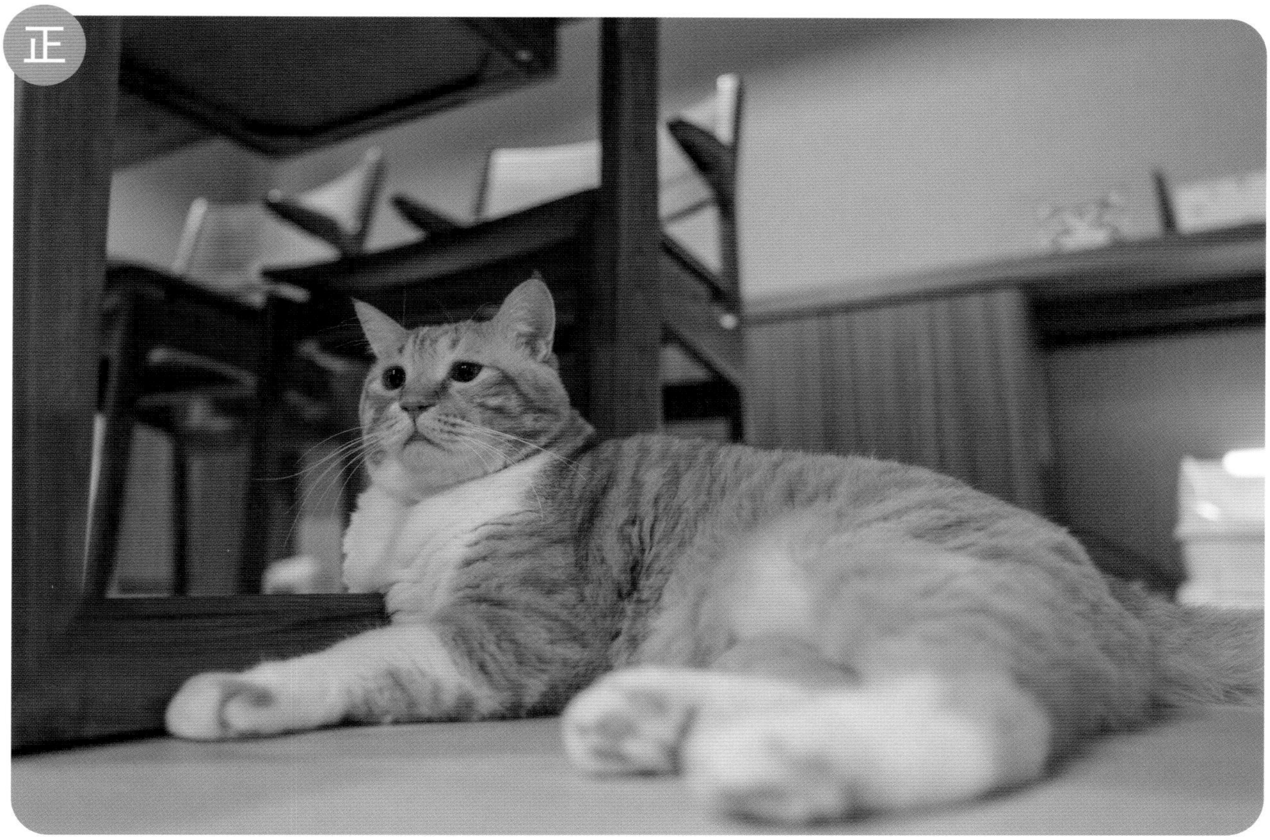

誤

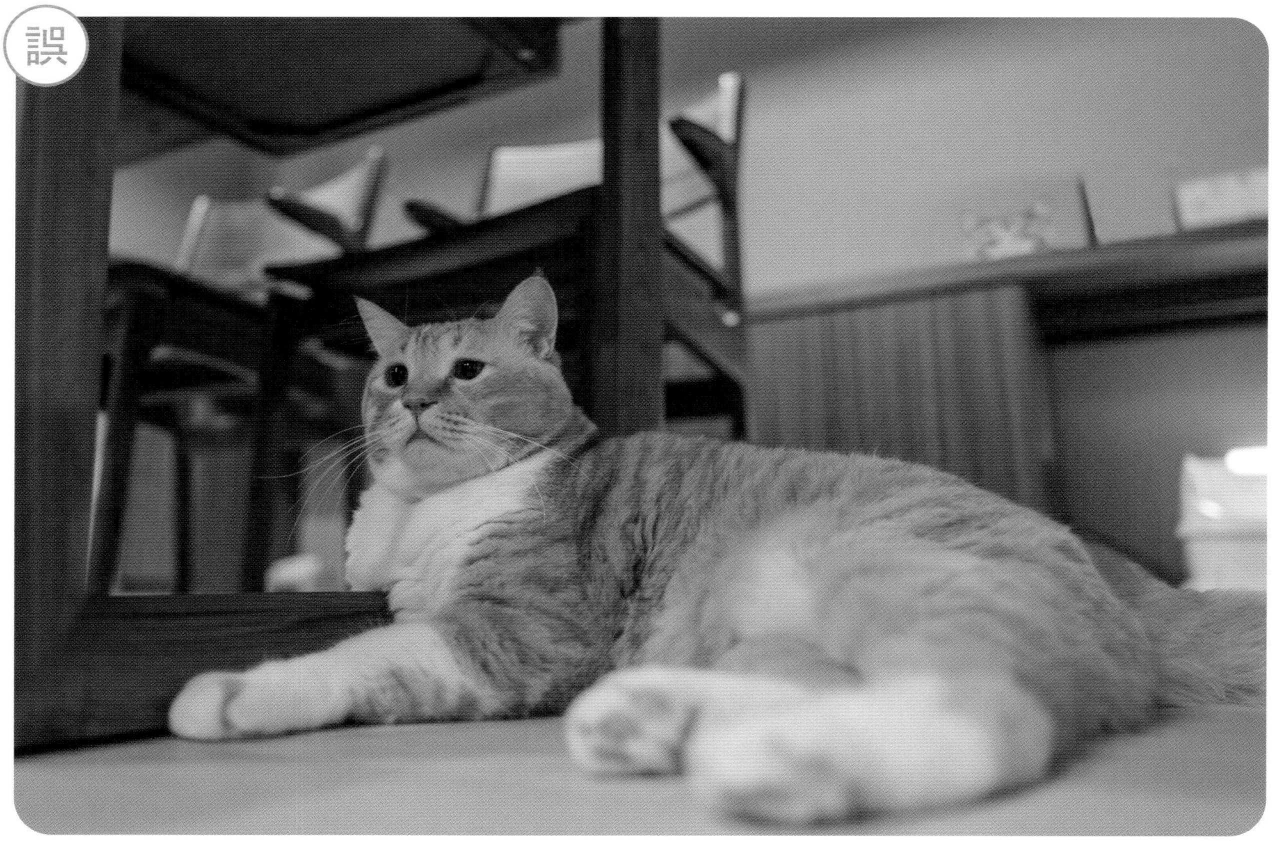

まちがい探し　反転まちがい探し　同じ写真探し

21 ベッドにもなりますよ

上と下の写真から、ちがうところを5つ探しましょう

日付　／

時間　分　秒

答え P75

正

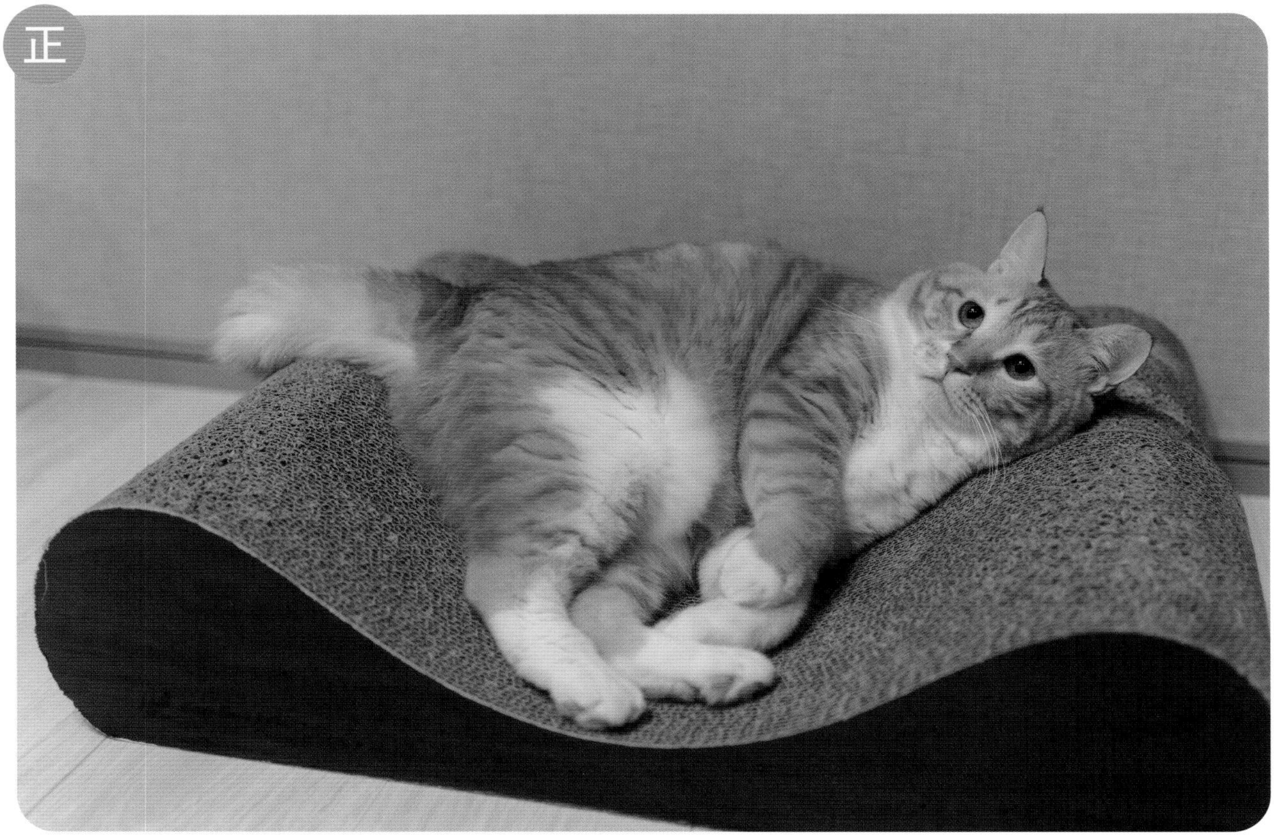

誤

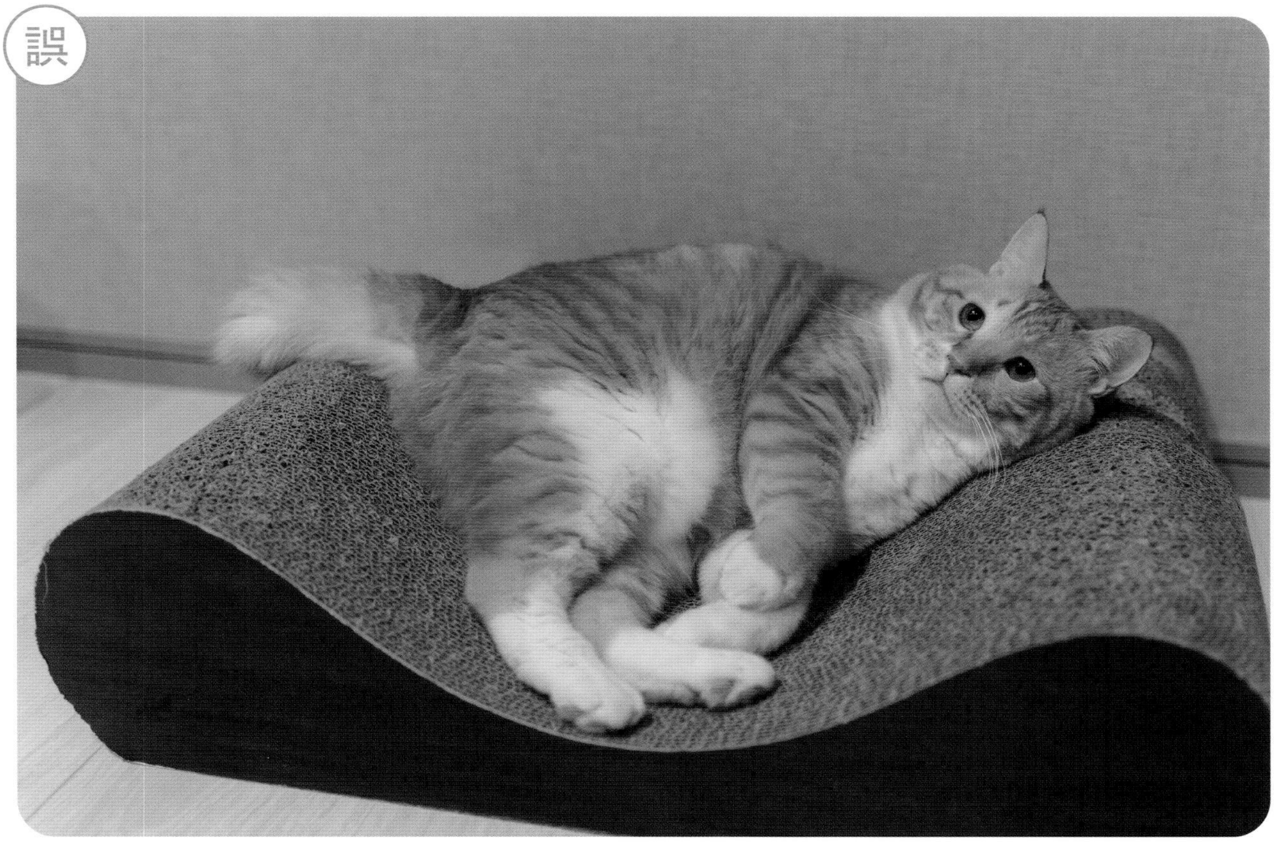

まちがい探し　反転まちがい探し　同じ写真探し

22 ようこそいらっしゃいませ

上と下の写真から、ちがうところを5つ探しましょう

日付　／

時間　分　秒

答え　P75

正

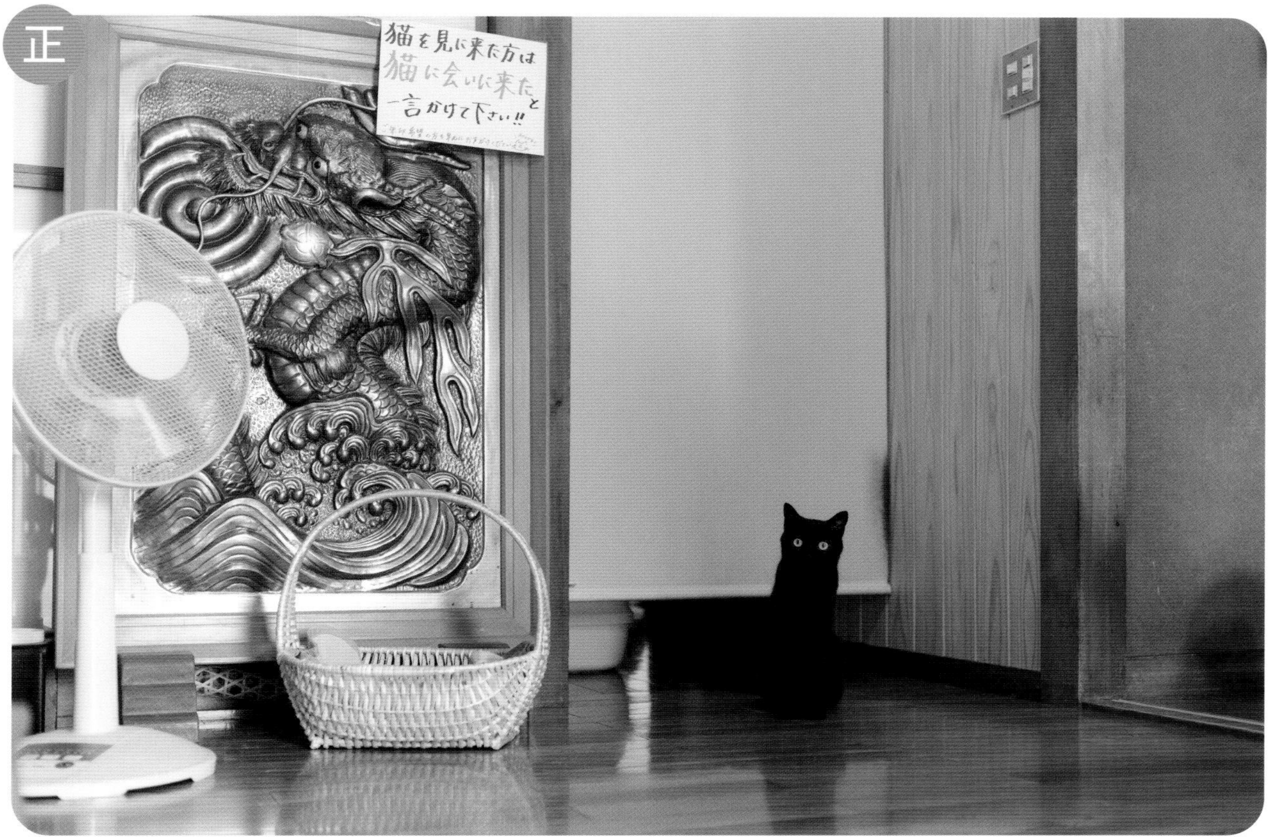
猫を見に来た方は
猫に会いに来たと
一言かけて下さい!!

誤

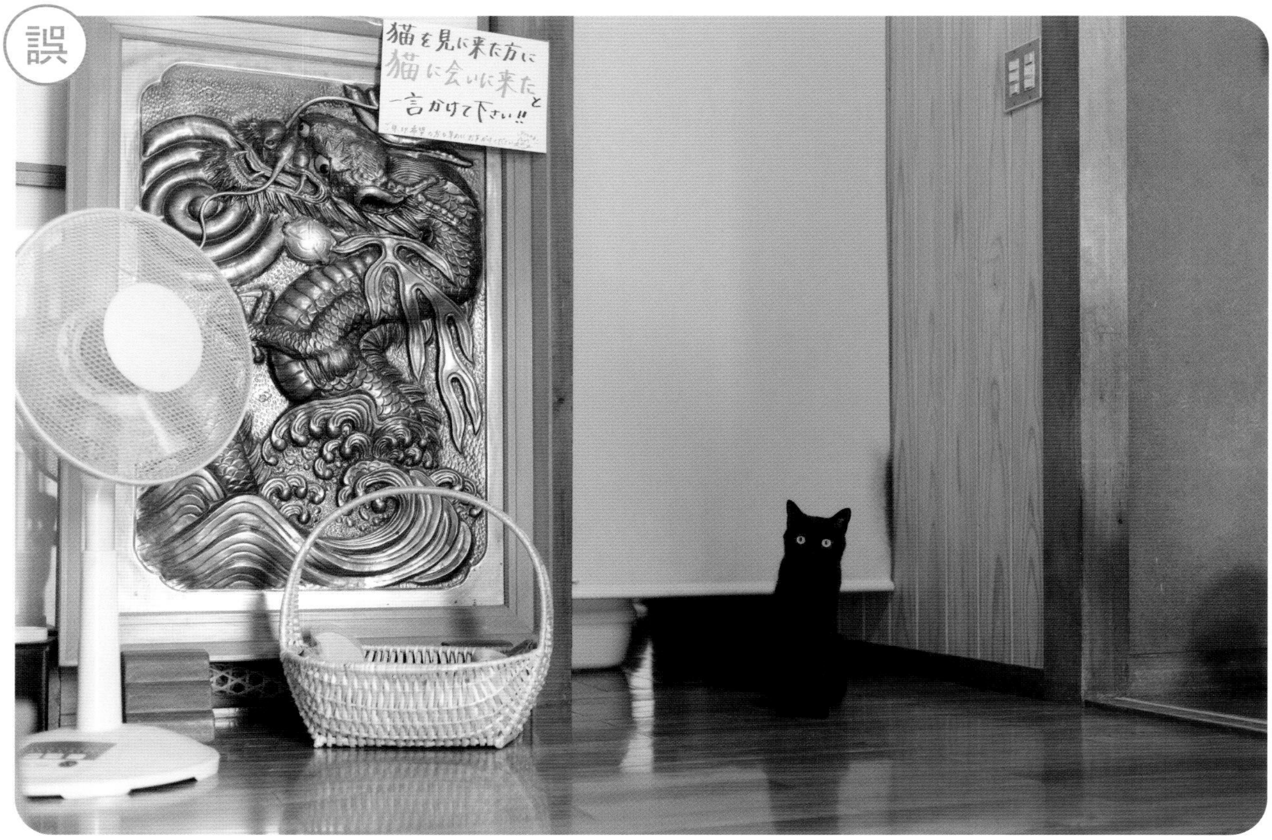
猫を見に来た方に
猫に会いに来たと
一言かけて下さい!!

まちがい探し　反転まちがい探し　同じ写真探し

23 お外も案内しますよ

上と下の写真から、ちがうところを5つ探しましょう

日付 ／

時間 分 秒

答え P75

正

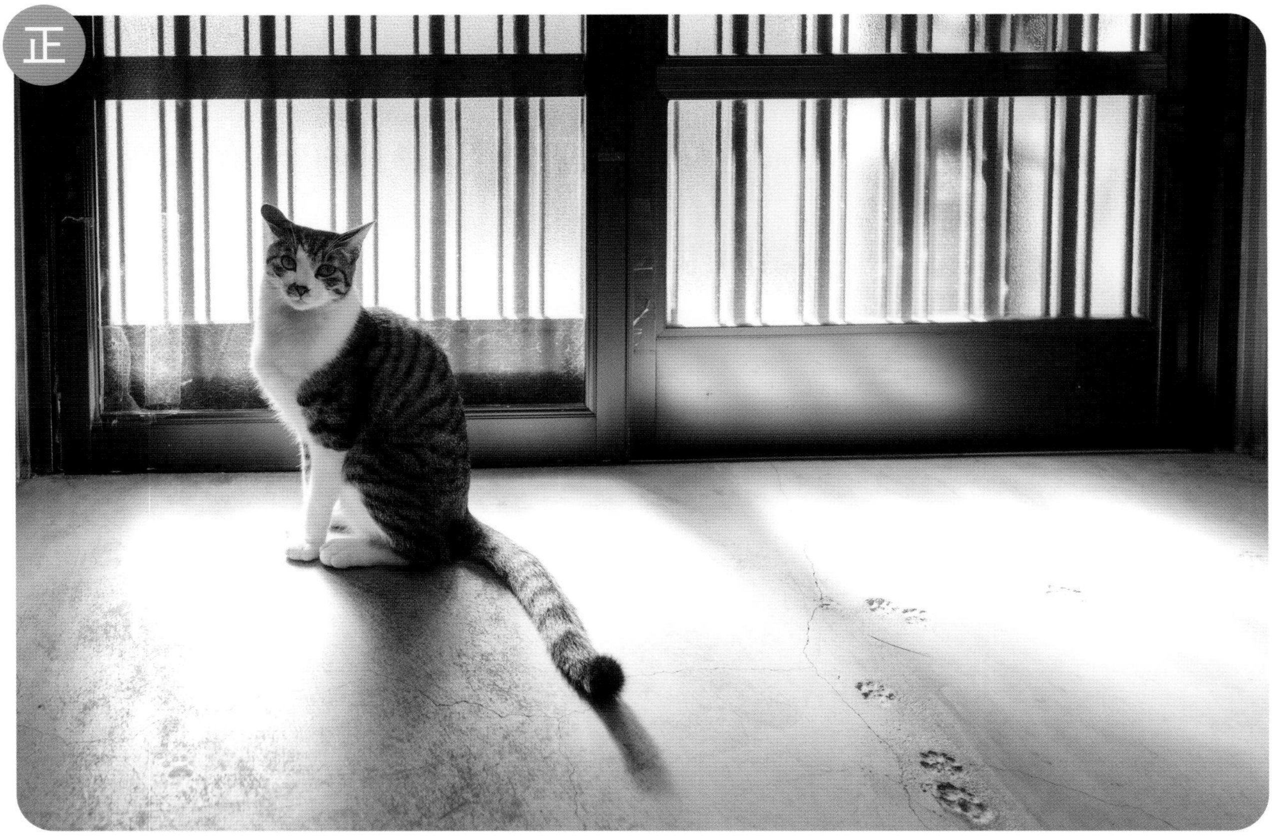

誤

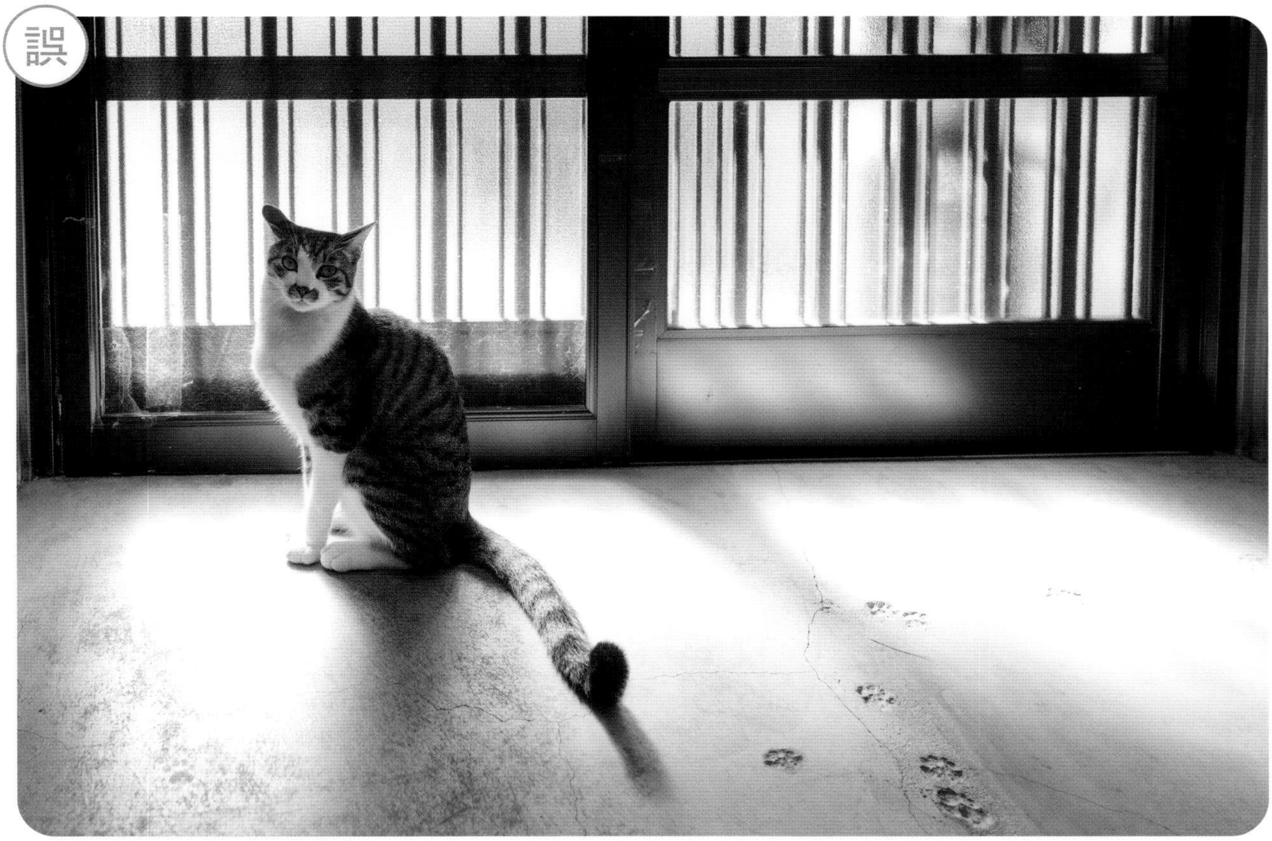

24

まちがい探し 反転まちがい探し 同じ写真探し

お昼寝にぴったりの場所

上と下の写真から、ちがうところを5つ探しましょう

日付 ／

時間 分 秒

答え P75

正

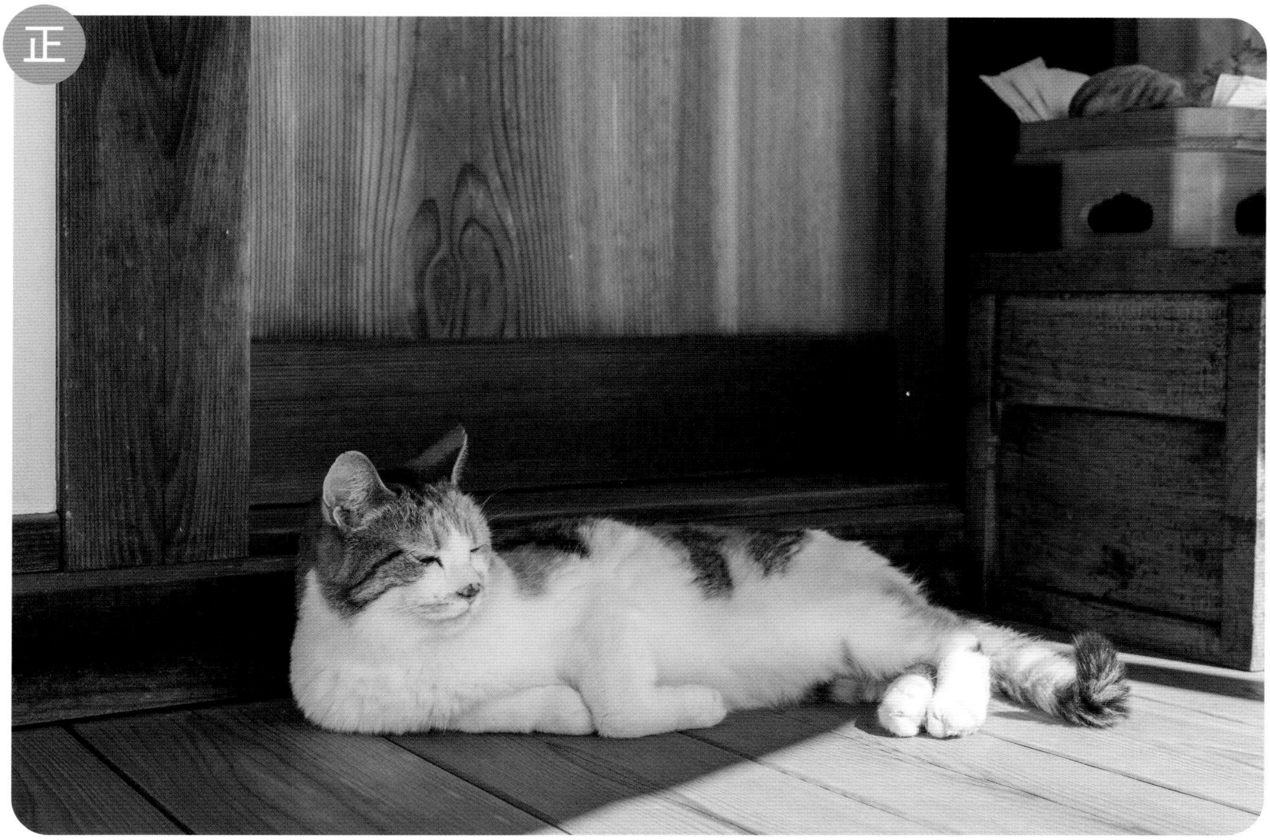

誤

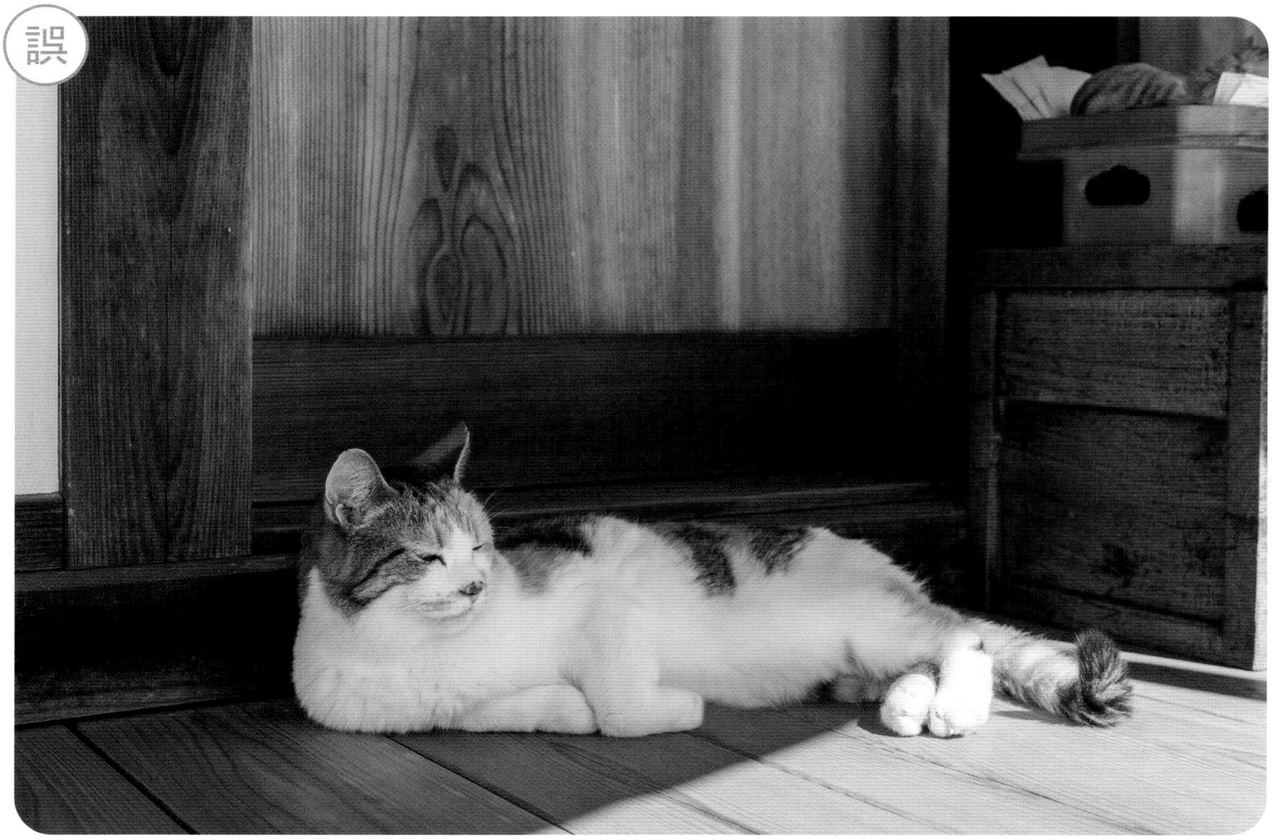

25

まちがい探し　反転まちがい探し　同じ写真探し

いい寝床でしょ？

上と下の写真から、ちがうところを5つ探しましょう

日付　／

時間　分　秒

答え　P75

正

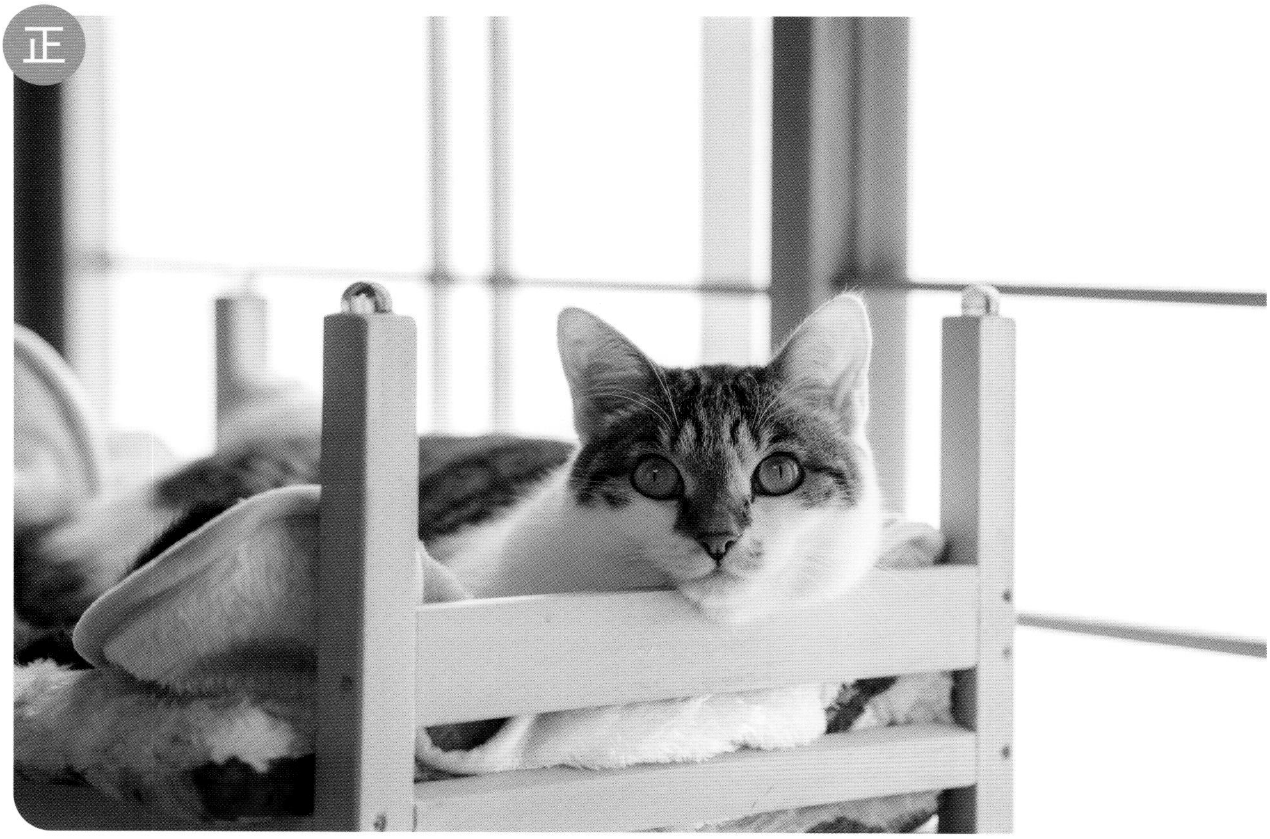

誤

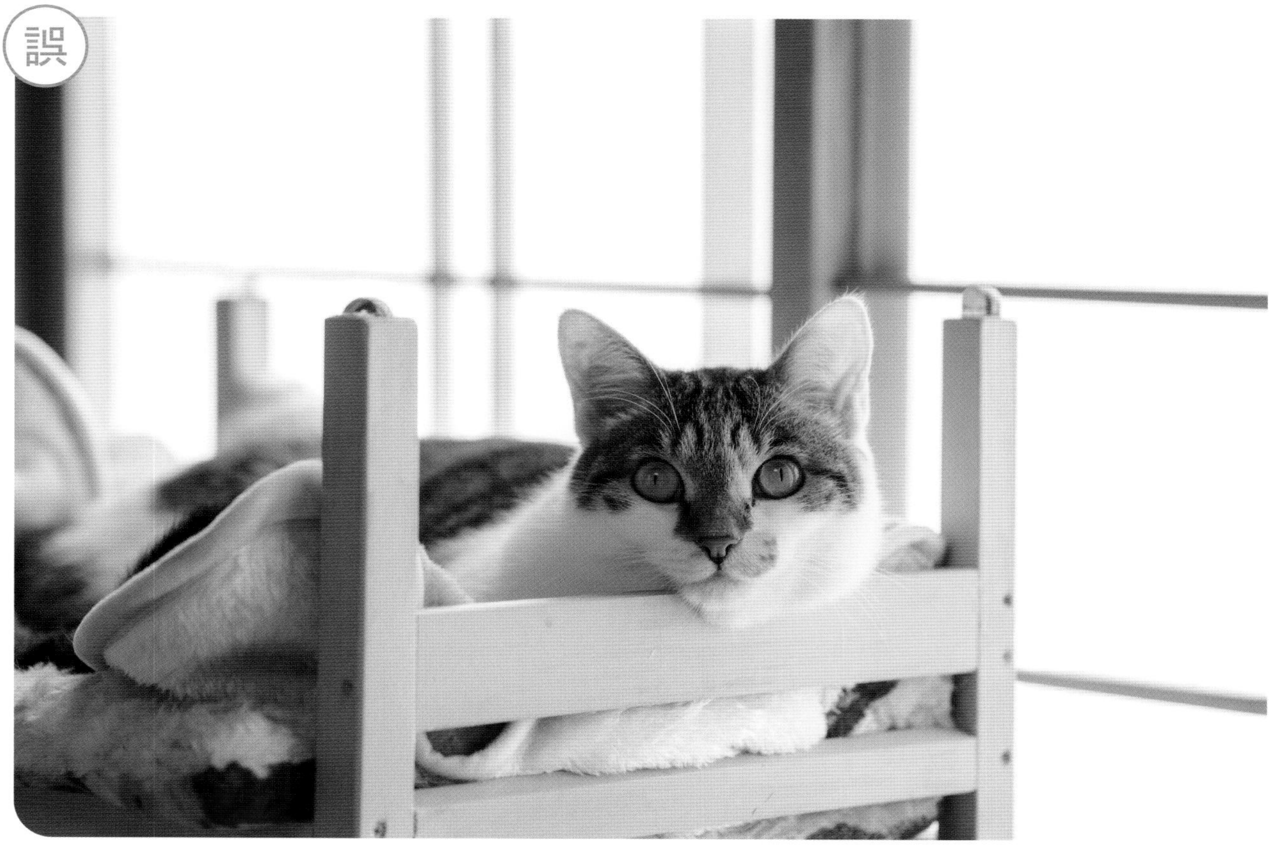

まちがい探し　反転まちがい探し　同じ写真探し

日付　／

時間　分　秒

答え　P75

26 こうすると眩しくないのよ

上と下の写真から、ちがうところを5つ探しましょう

正

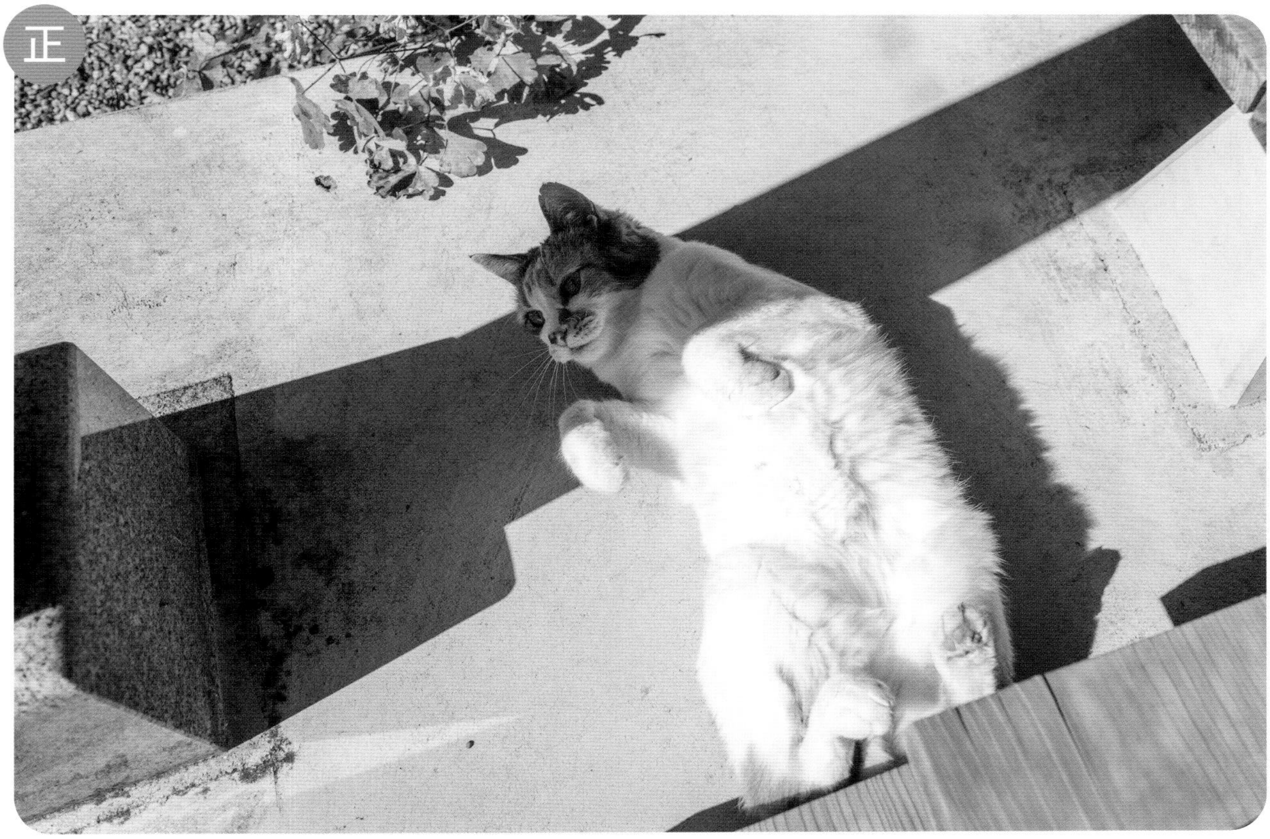

誤

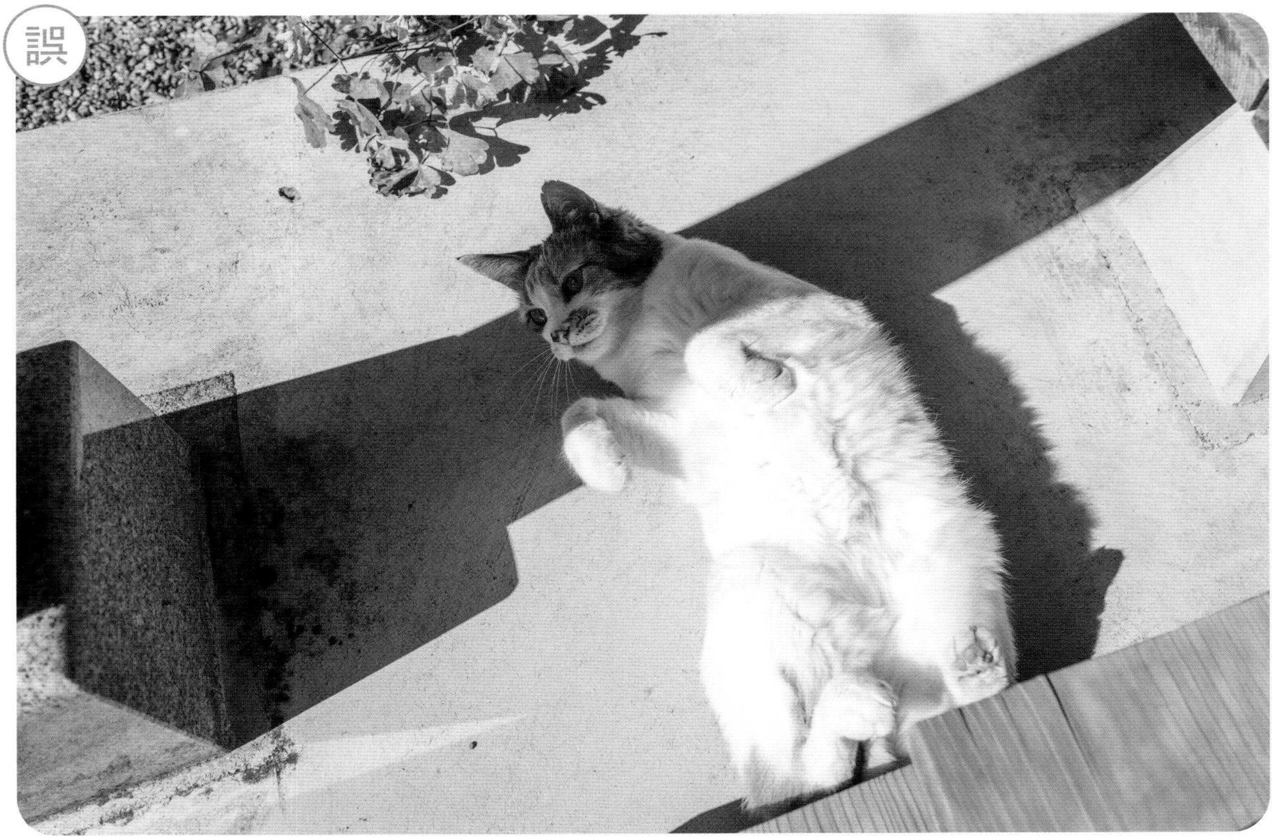

27

まちがい探し 反転まちがい探し 同じ写真探し

おみくじはいかがですか?

上と下の写真から、ちがうところを5つ探しましょう

日付 ／

時間 分 秒

答え P75

正

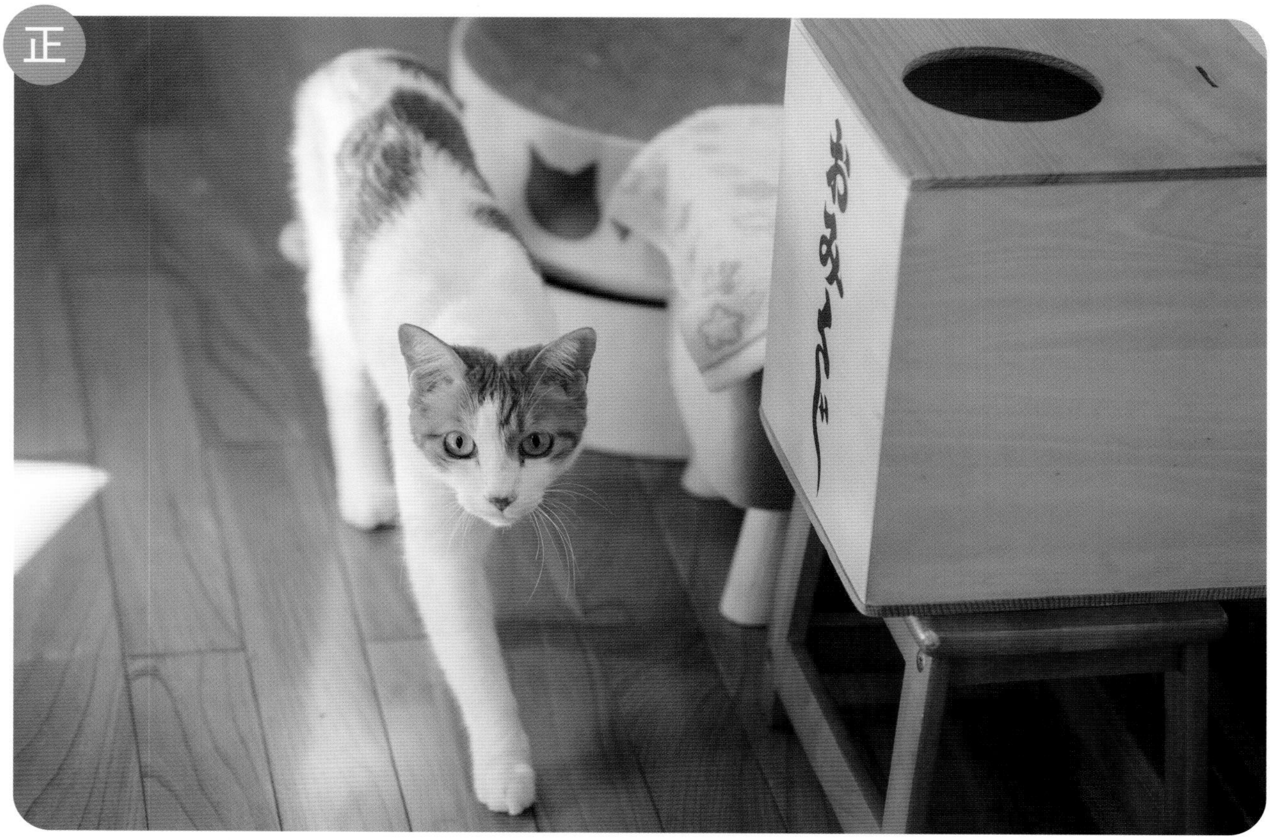

誤

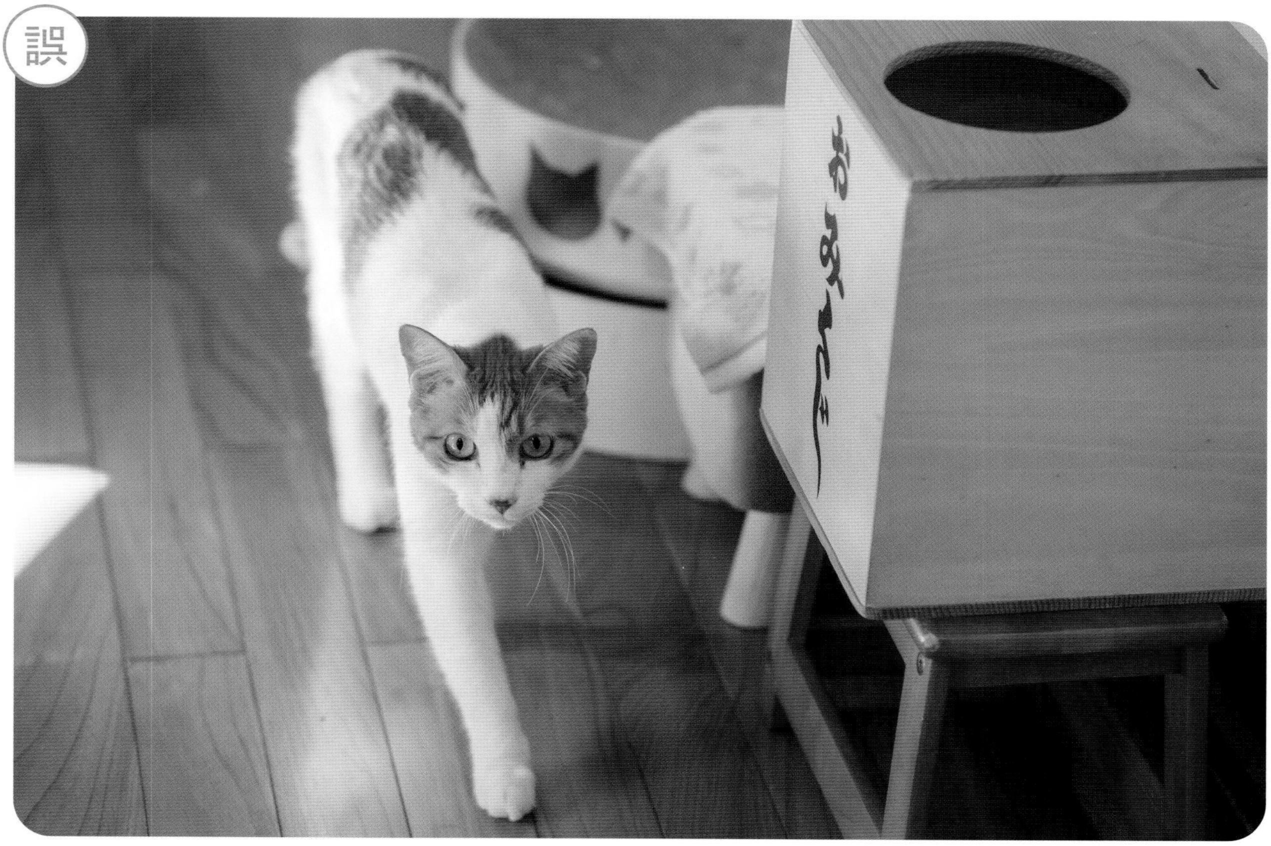

まちがい探し　反転まちがい探し　同じ写真探し

日付　／

時間　分　秒

答え P76

28 新入り、お部屋を探検中

上と下の写真から、ちがうところを5つ探しましょう

正

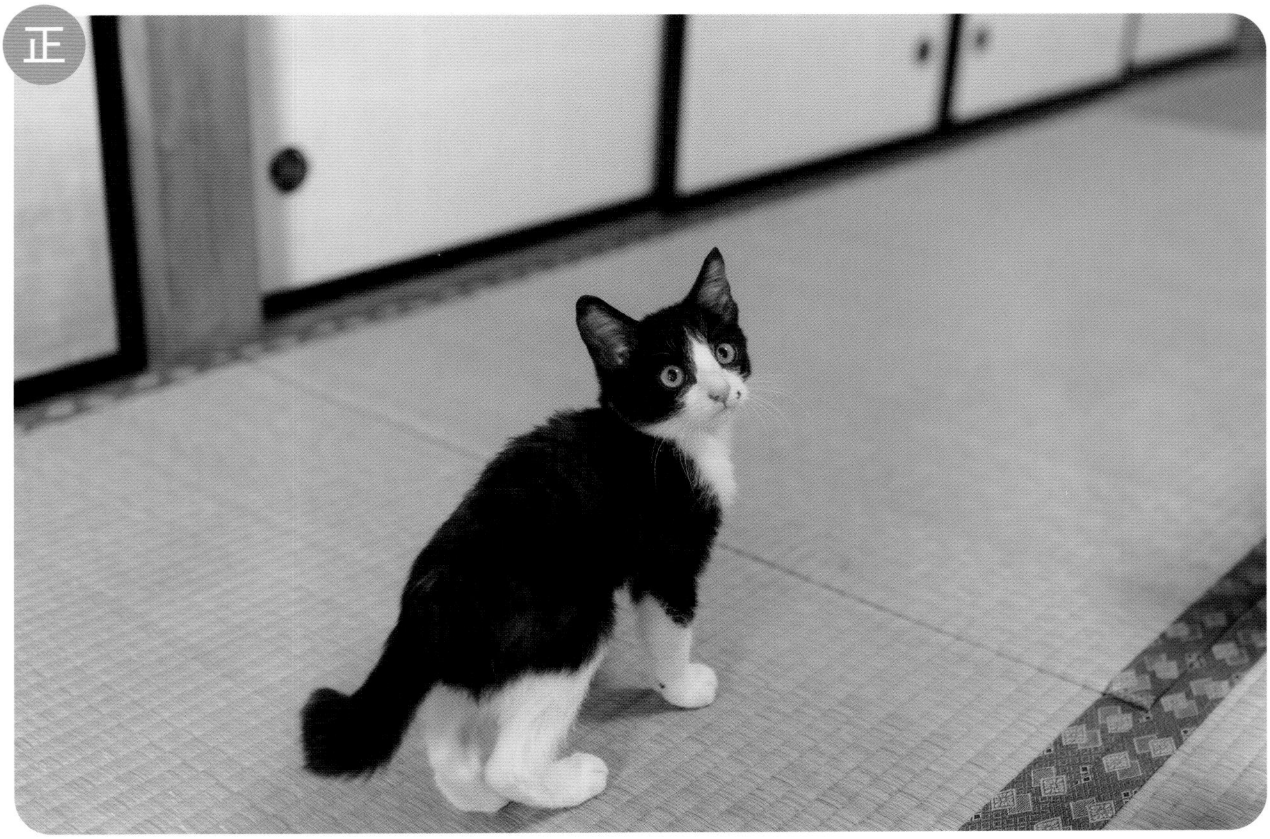

誤

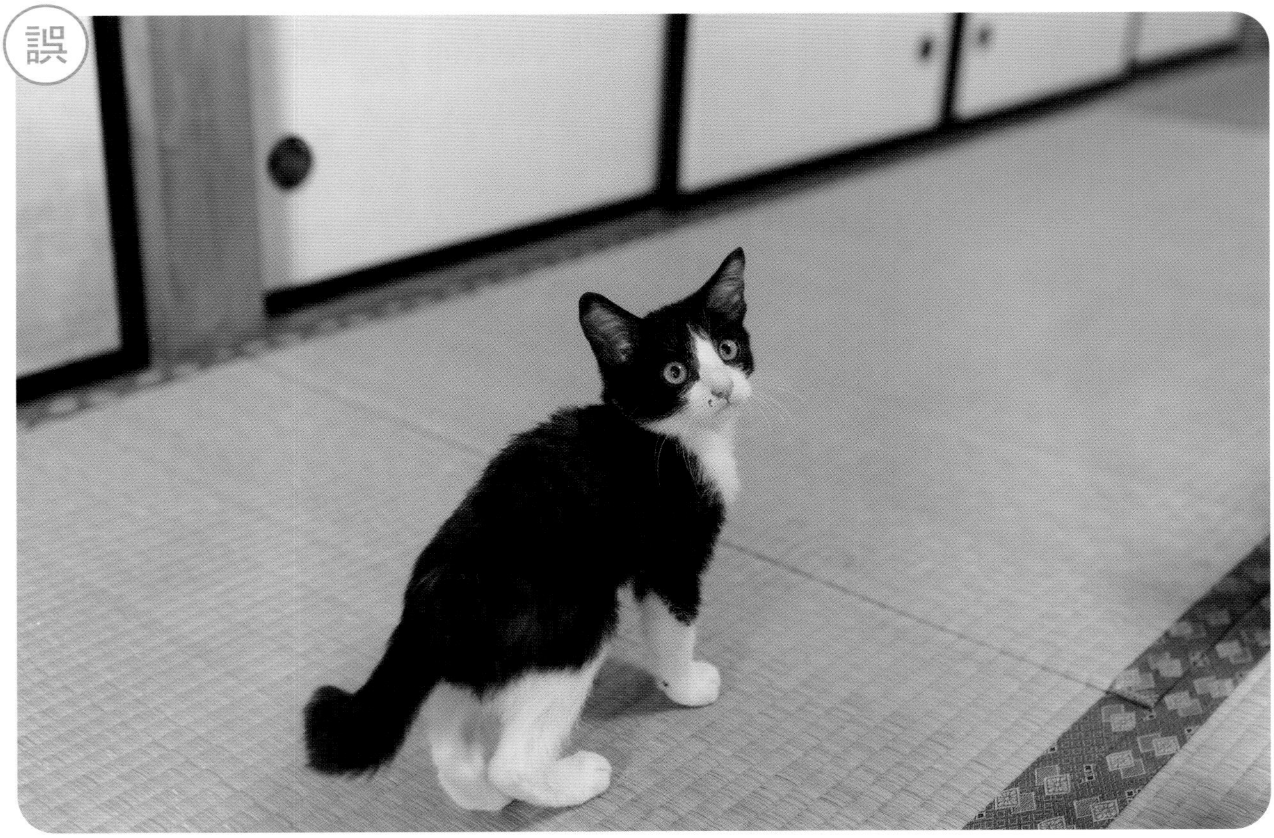

まちがい探し　反転まちがい探し　同じ写真探し

日付 ／

時間 分 秒

答え P76

29

バスケがしたいにゃ

上と下の写真から、ちがうところを5つ探しましょう

正

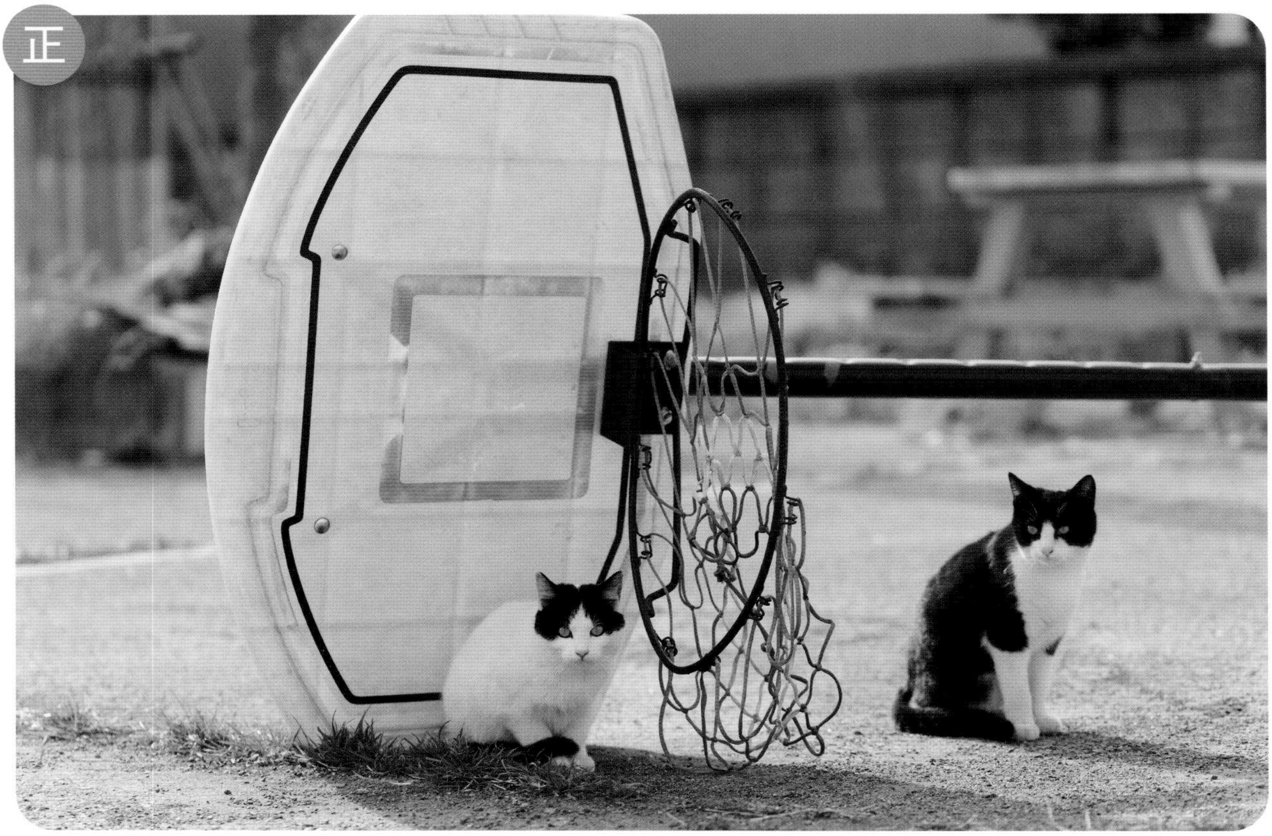

誤

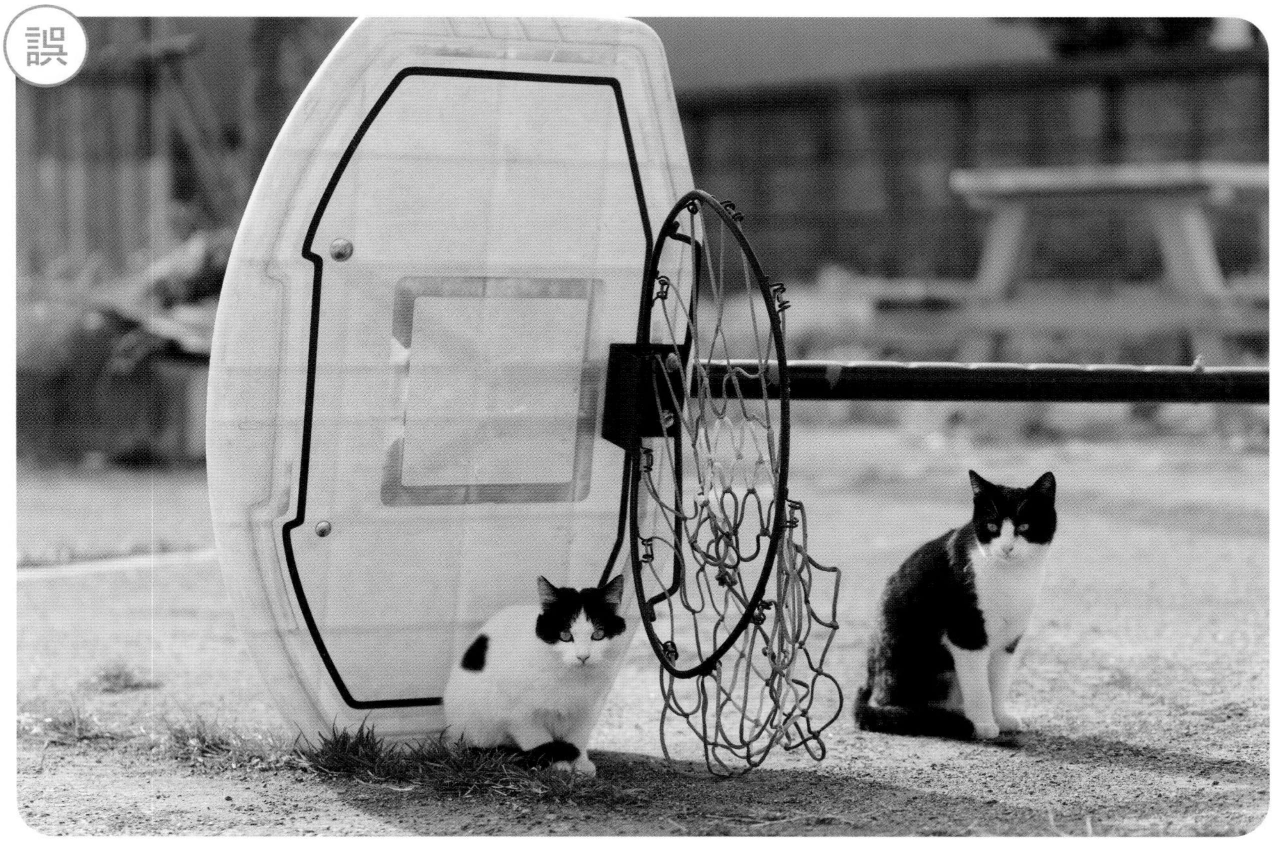

30

まちがい探し　反転まちがい探し　同じ写真探し

本のにおいが好きなのにゃ

上と下の写真から、ちがうところを5つ探しましょう

日付　／

時間　分　秒

答え P76

正

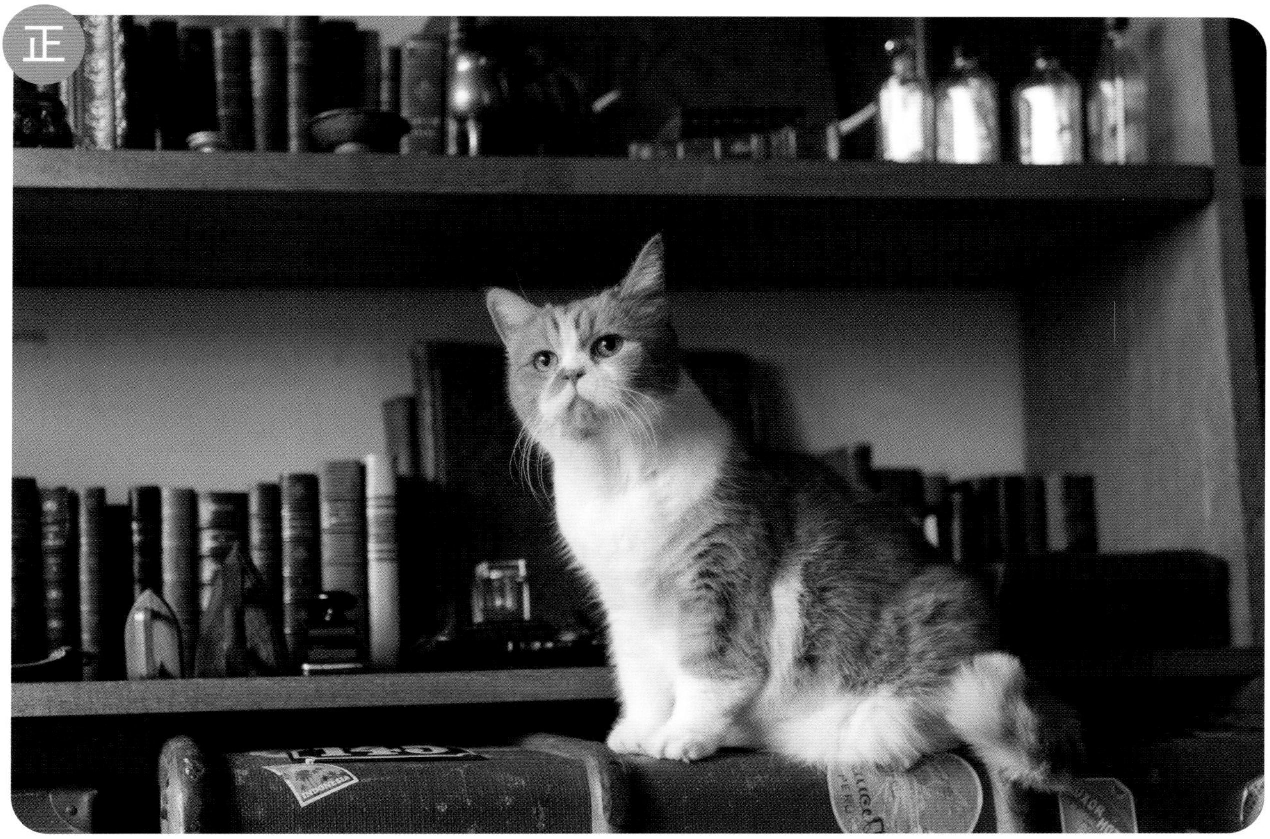

誤

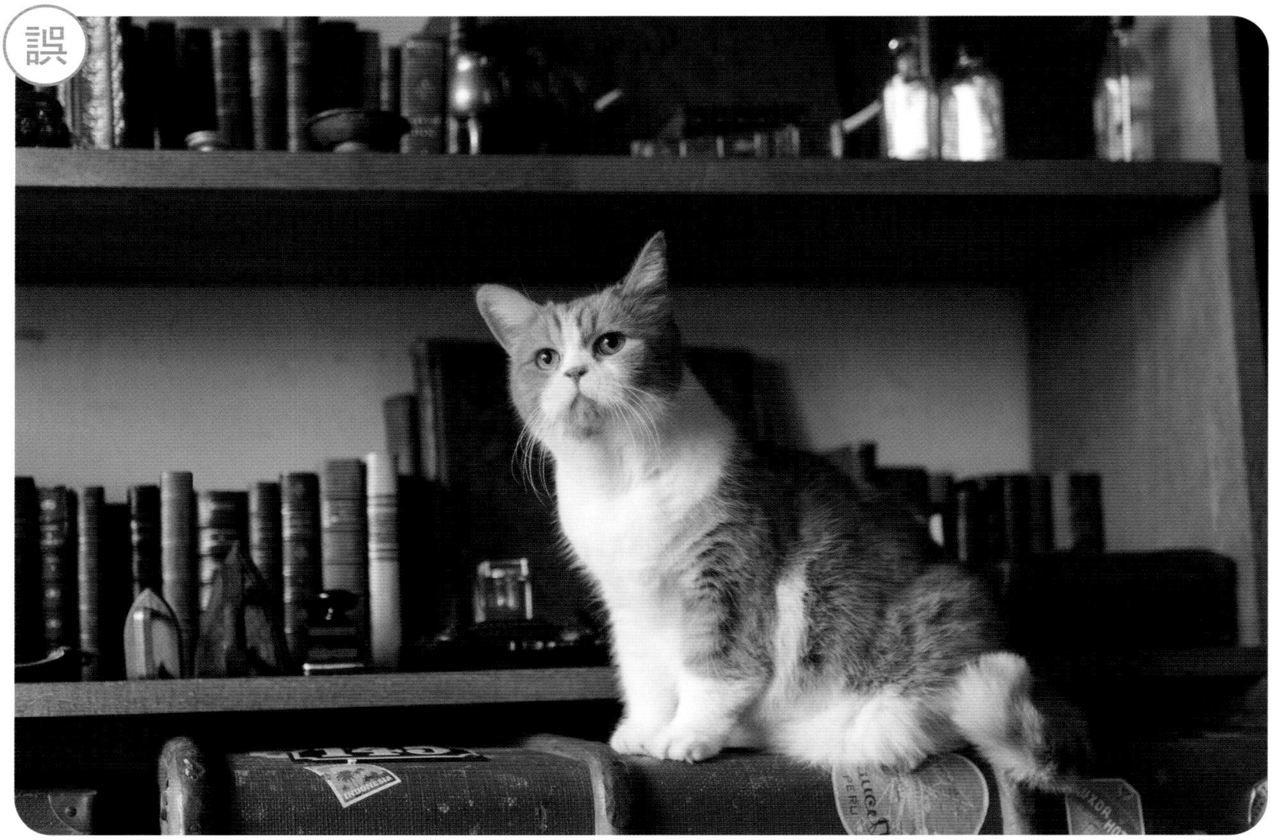

まちがい探し　反転まちがい探し　同じ写真探し

日付　／

時間　分　秒

答え P76

31 かわいいでしょ？

A～Eの中に見本と**同じ写真**が1枚あります。同じ写真を探しましょう

見本

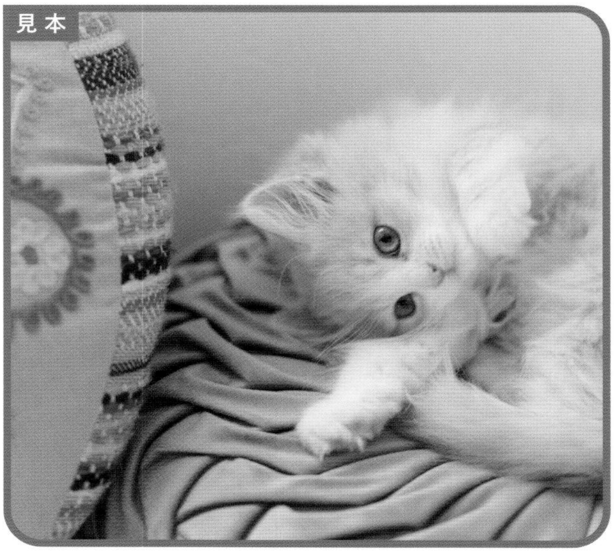

A

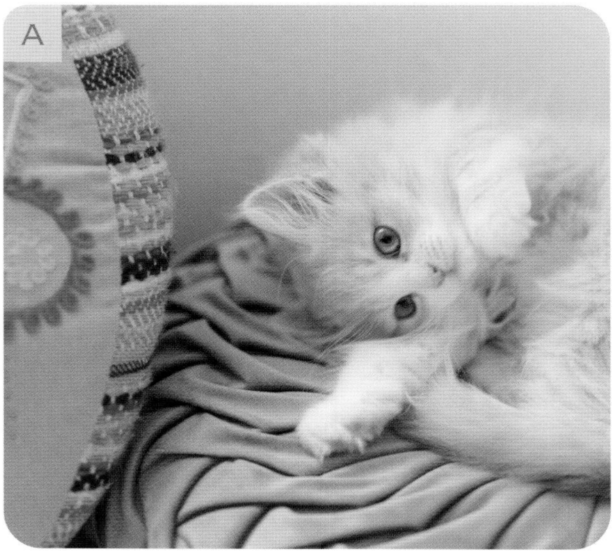

B

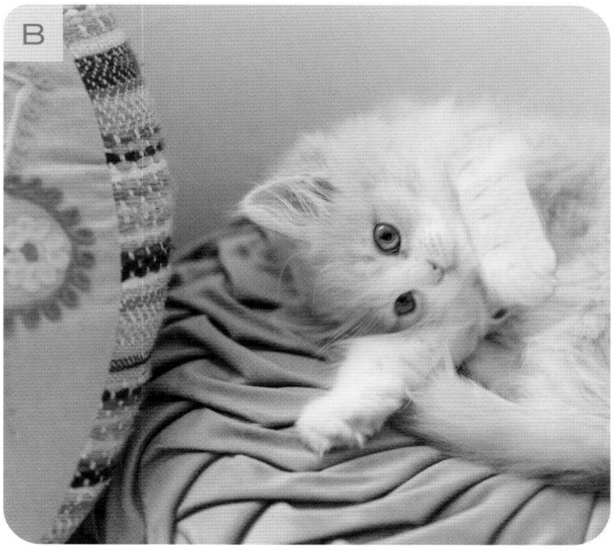

C

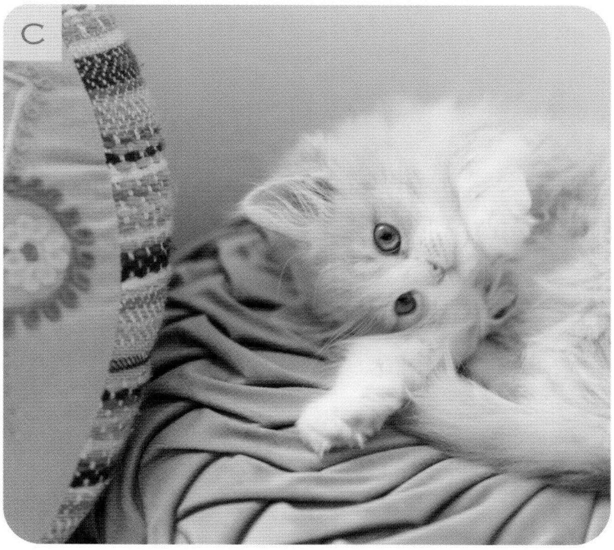

D

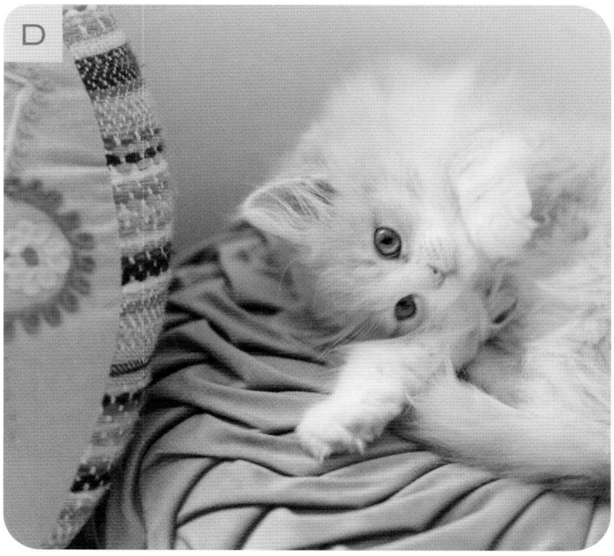

E

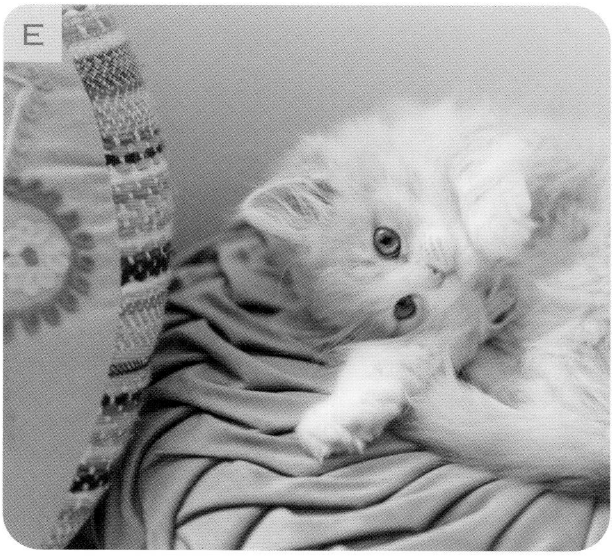

32

まちがい探し　反転まちがい探し　同じ写真探し

魚のにおいがするにゃ

上と下の写真から、ちがうところを5つ探しましょう

日付　／

時間　分　秒

答え P76

正

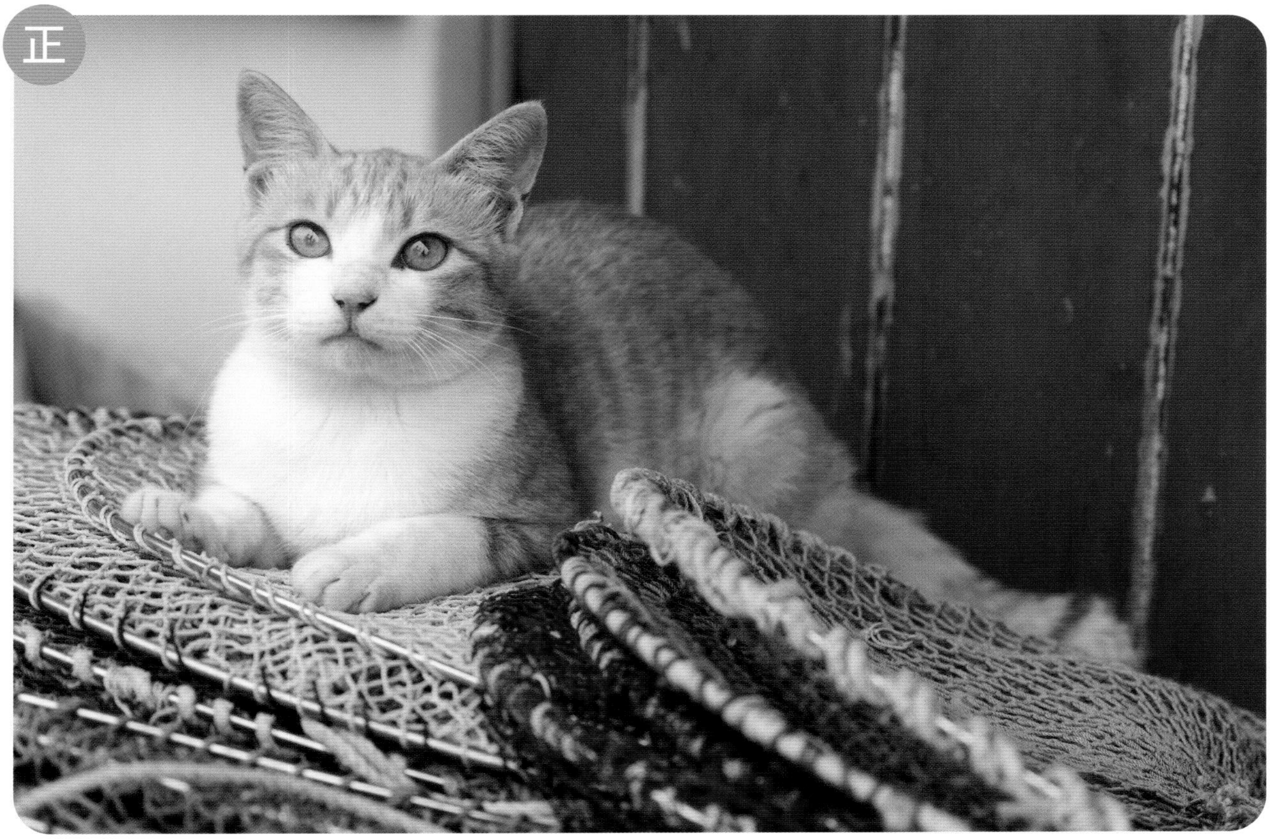

誤

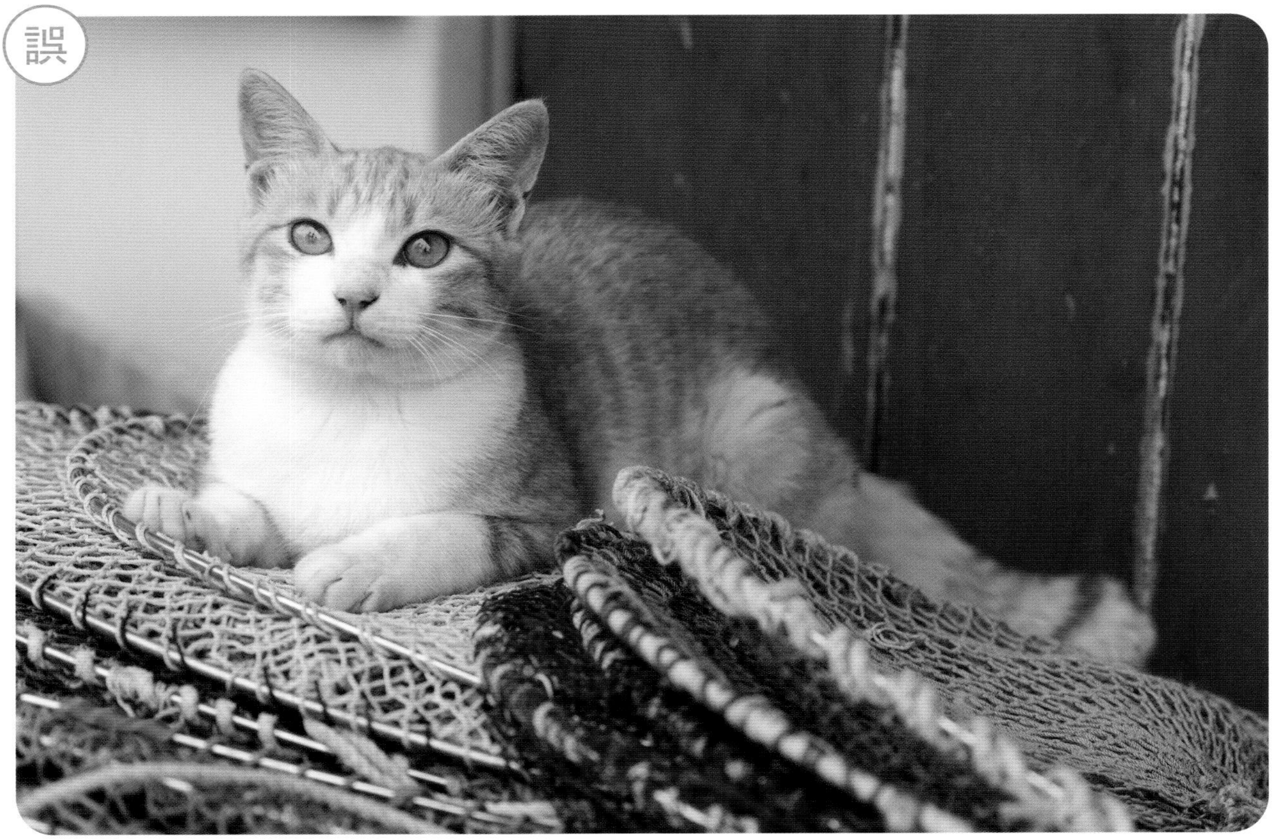

33

まちがい探し　反転まちがい探し　同じ写真探し

パトロールに出発にゃ！

上と下の写真から、ちがうところを5つ探しましょう

日付　／

時間　分　秒

答え P76

正

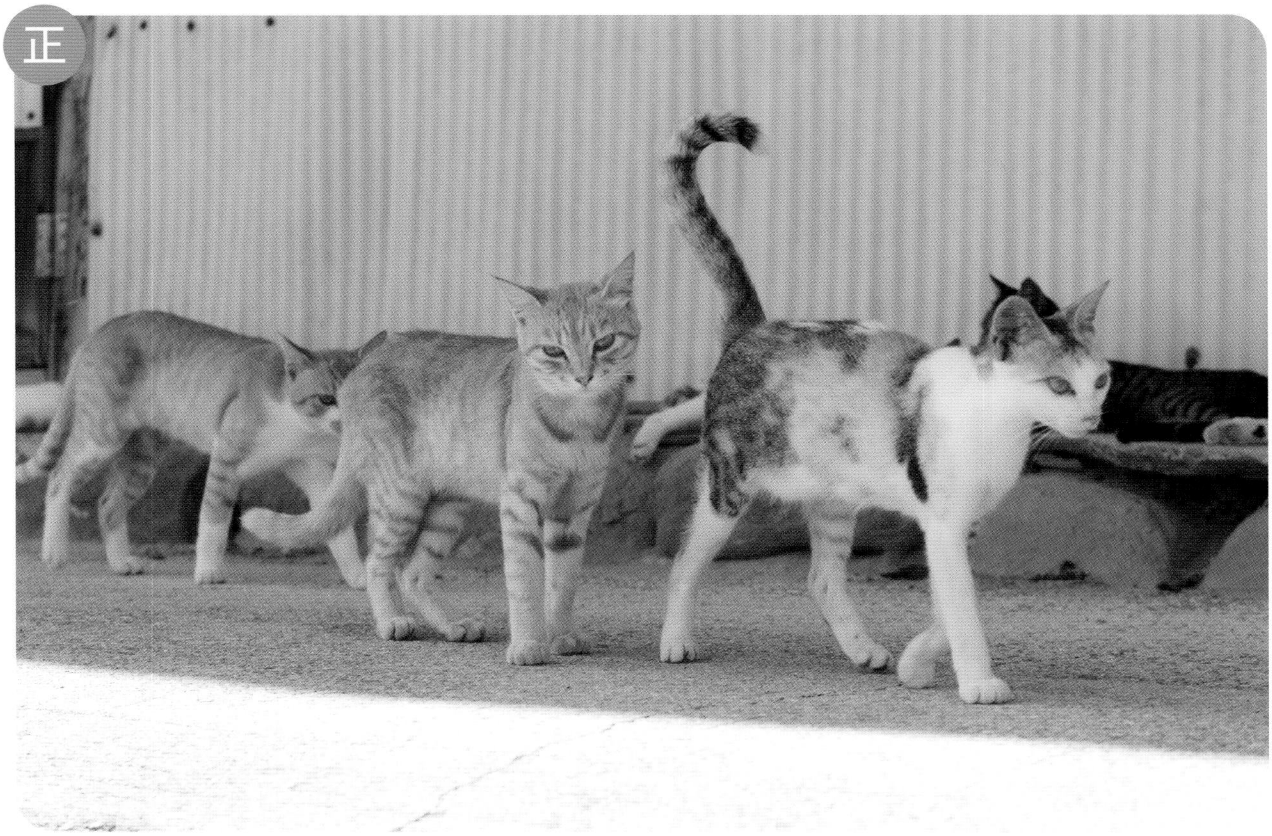

誤

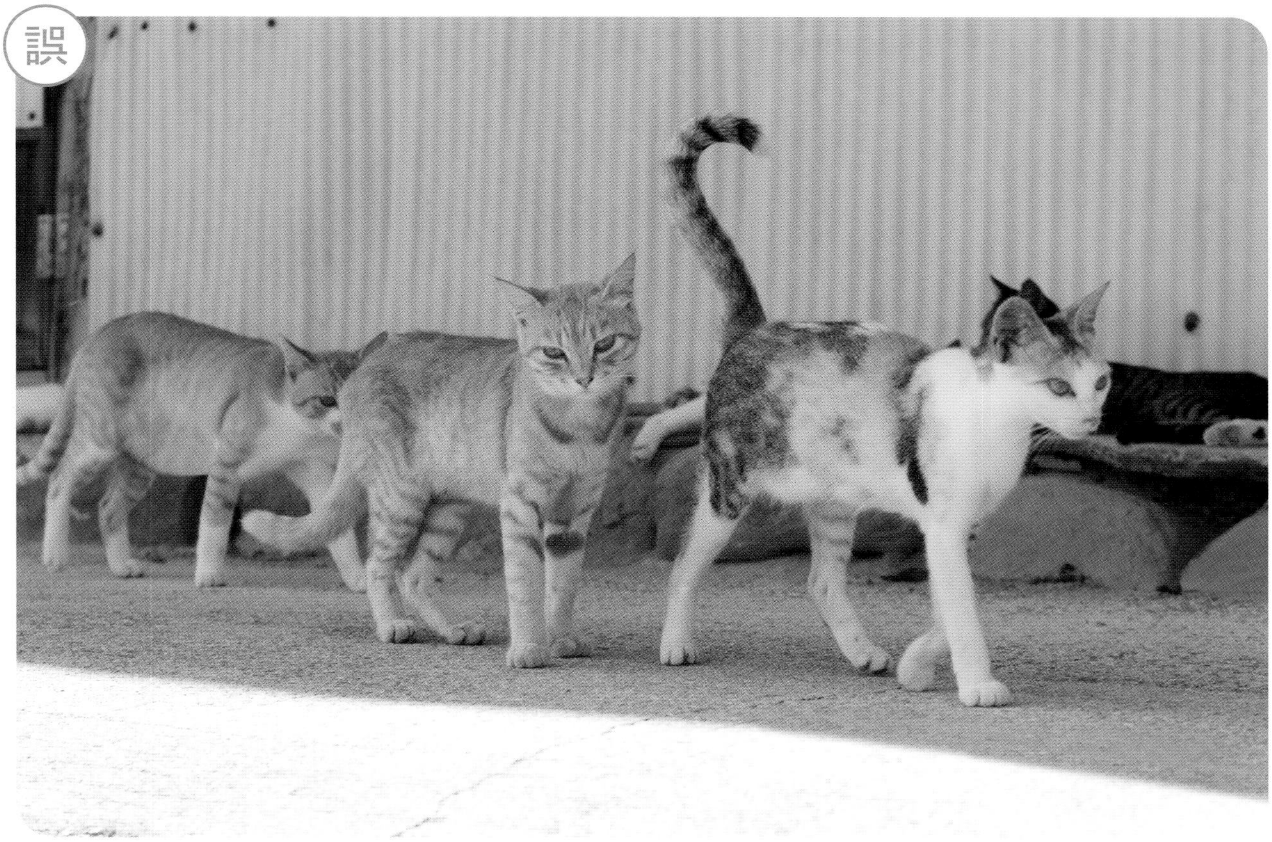

34

まちがい探し　反転まちがい探し　同じ写真探し

ハッピーバースデー！

上と下の写真から、ちがうところを5つ探しましょう

日付　／

時間　分　秒

答え P76

正

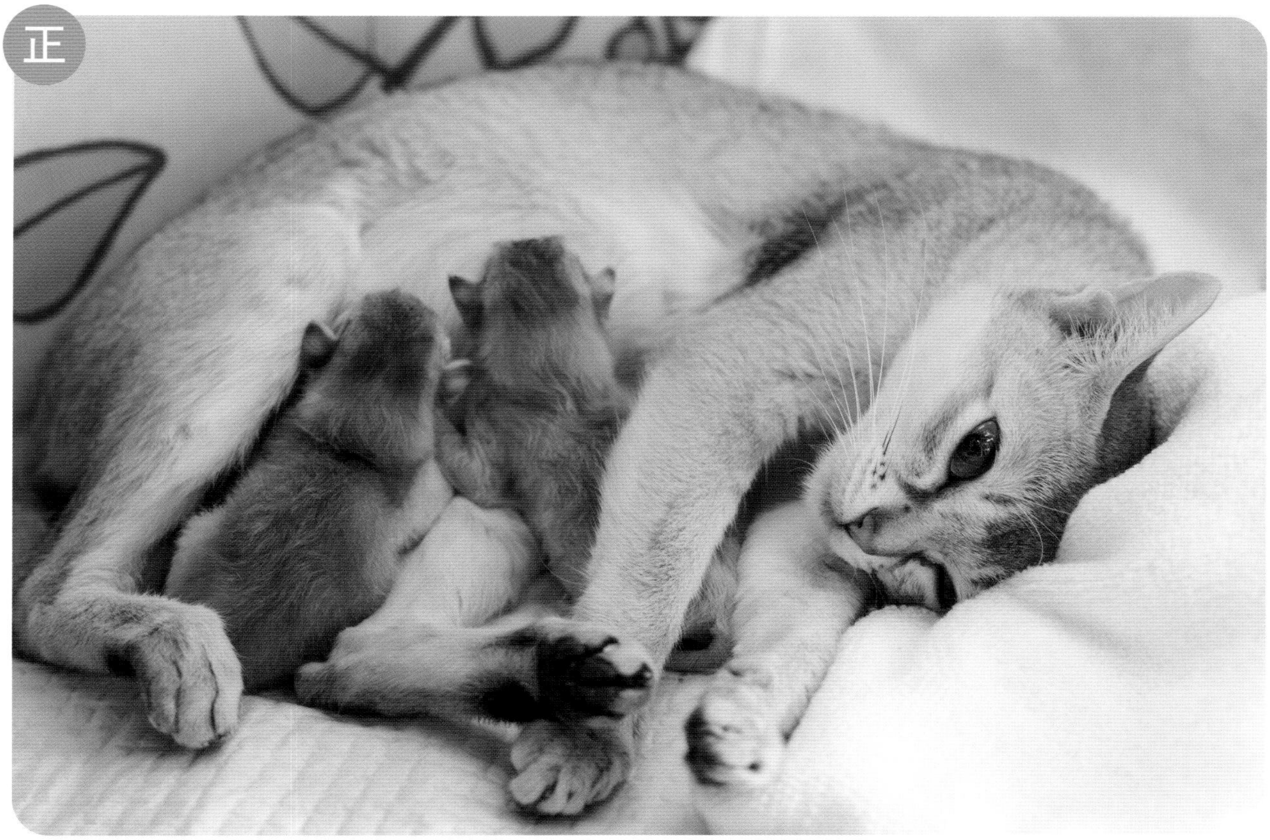

誤

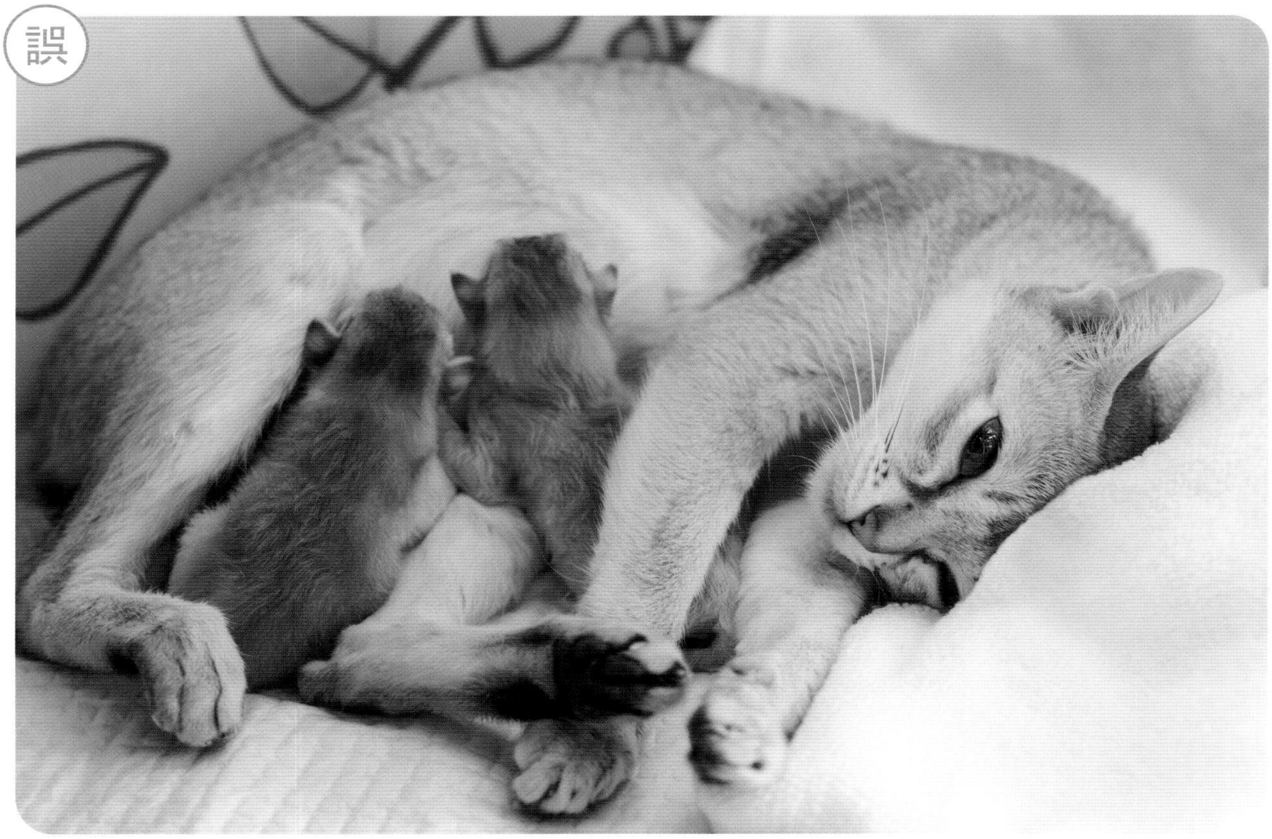

まちがい探し　反転まちがい探し　同じ写真探し

35 わたしも連れてってくださいね?

左と右の写真から、ちがうところを5つ探しましょう

日付　／

時間　分　秒

答え ➡ P76

正

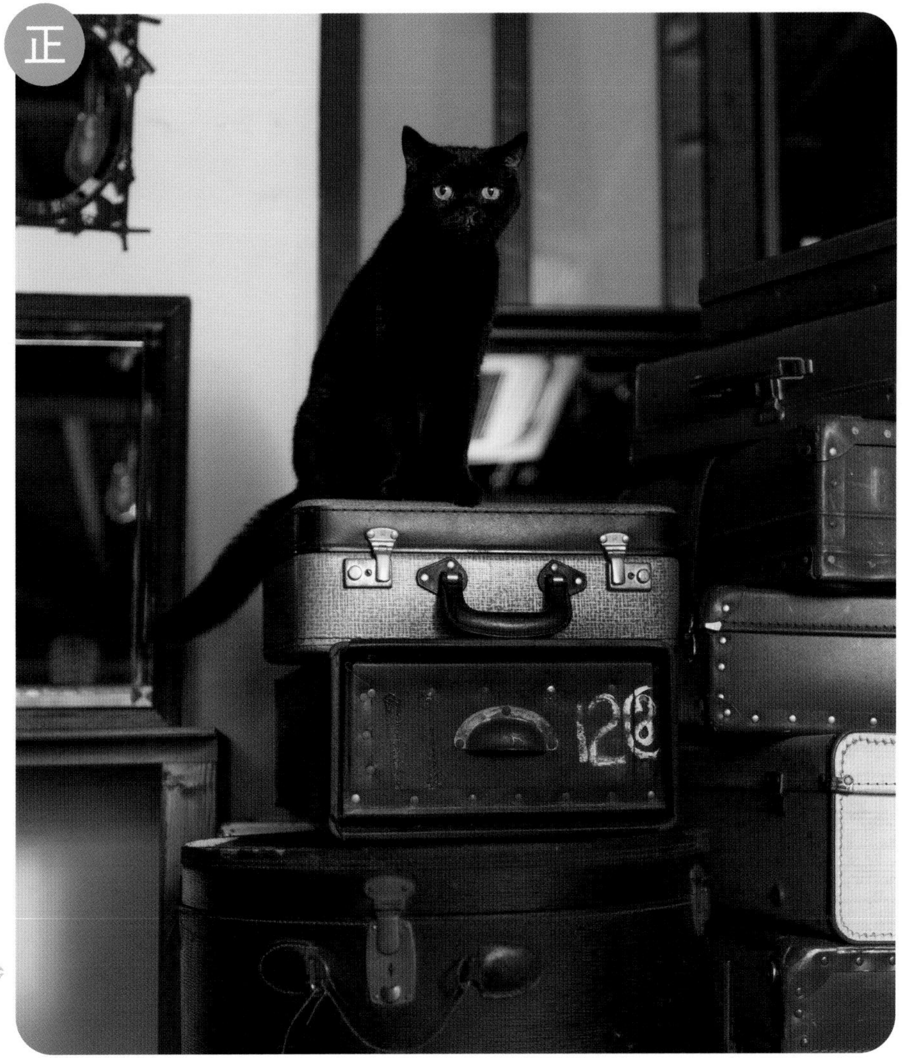

誤

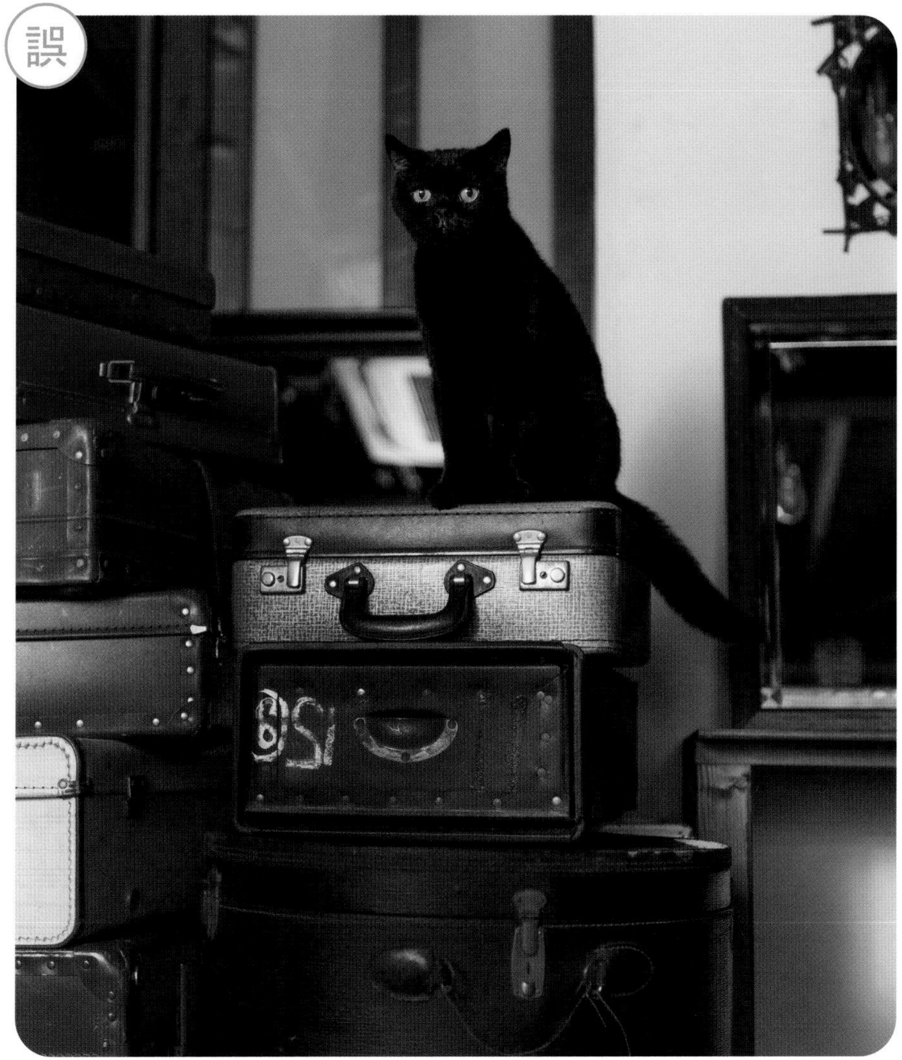

左90度に回転

36

まちがい探し 反転まちがい探し 同じ写真探し

キレイに撮ってね

上と下の写真から、ちがうところを5つ探しましょう

日付 ／

時間 分 秒

答え P76

正

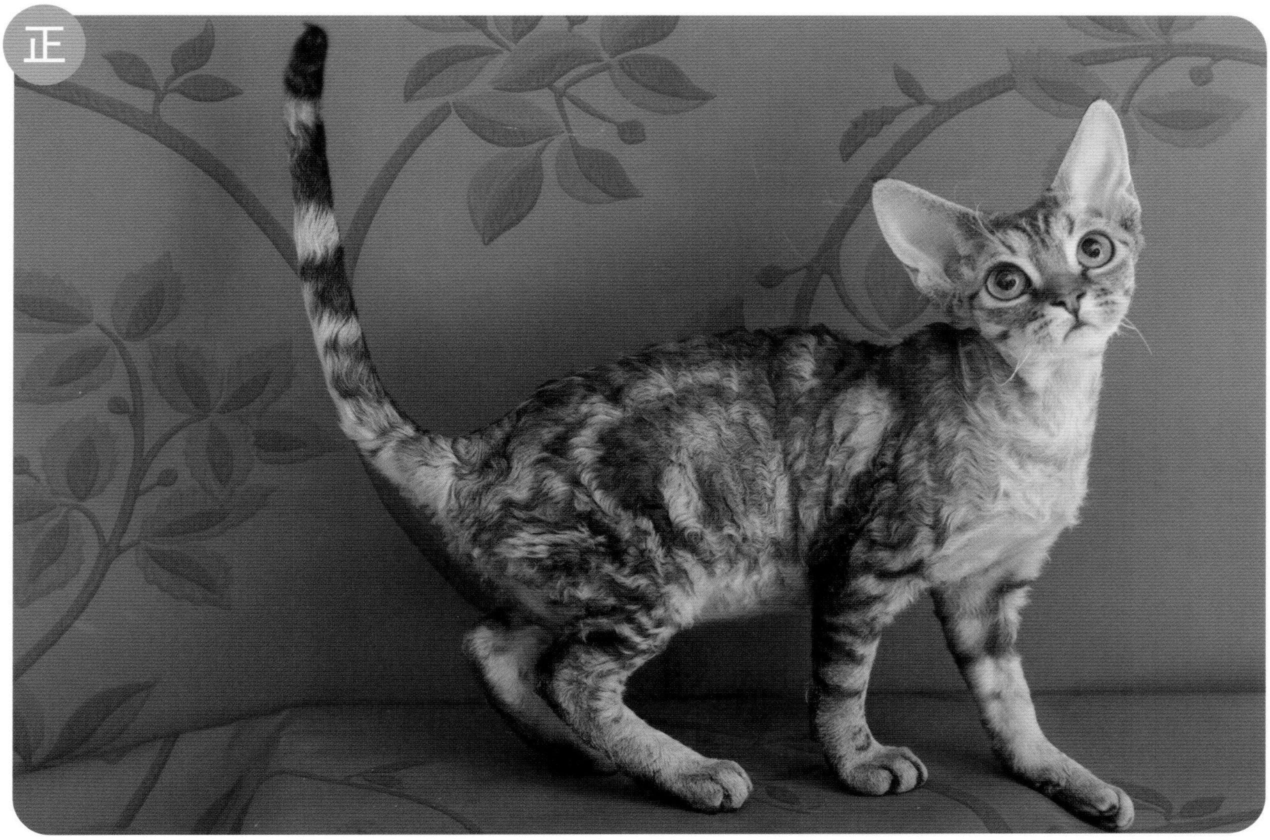

誤

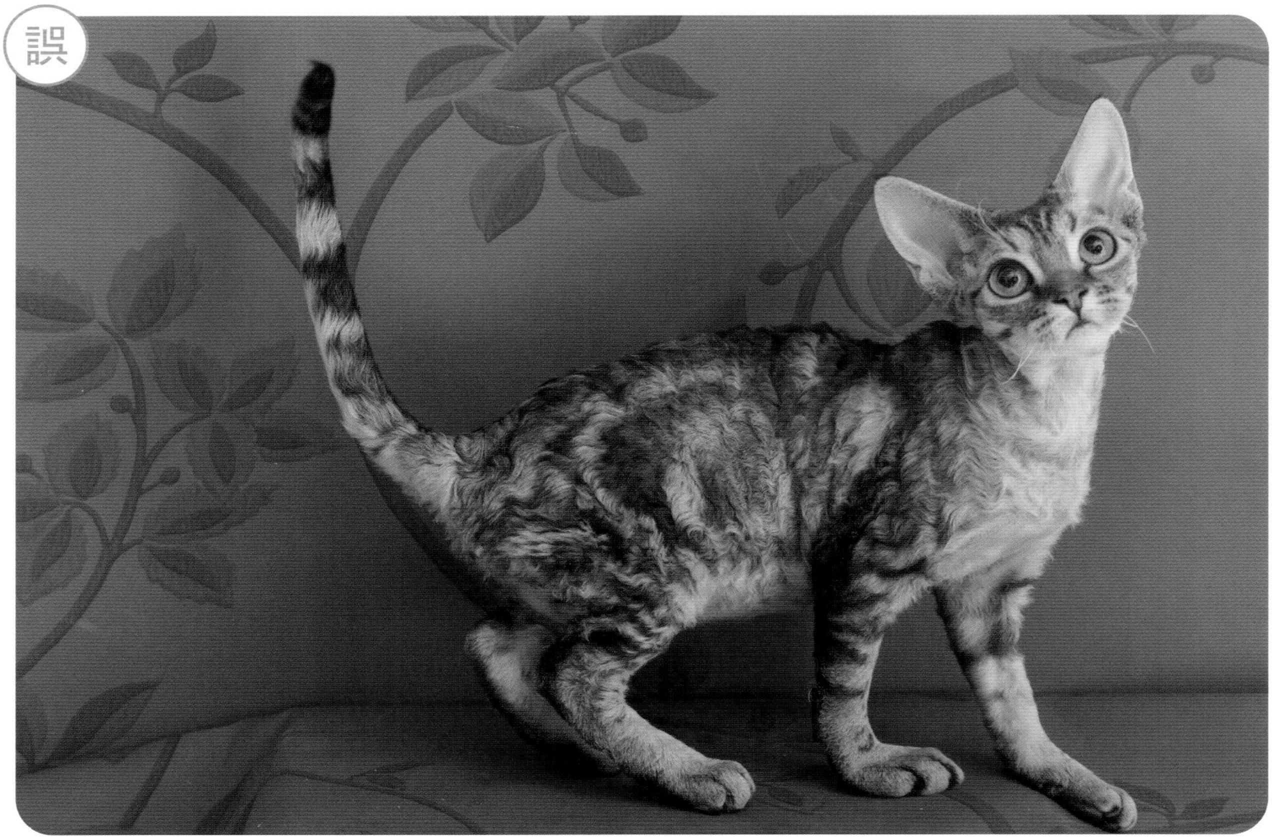

37

まちがい探し　反転まちがい探し　同じ写真探し

お気に入りのスポットにゃ

上と下の写真から、ちがうところを5つ探しましょう

日付　／

時間　分　秒

答え P76

正

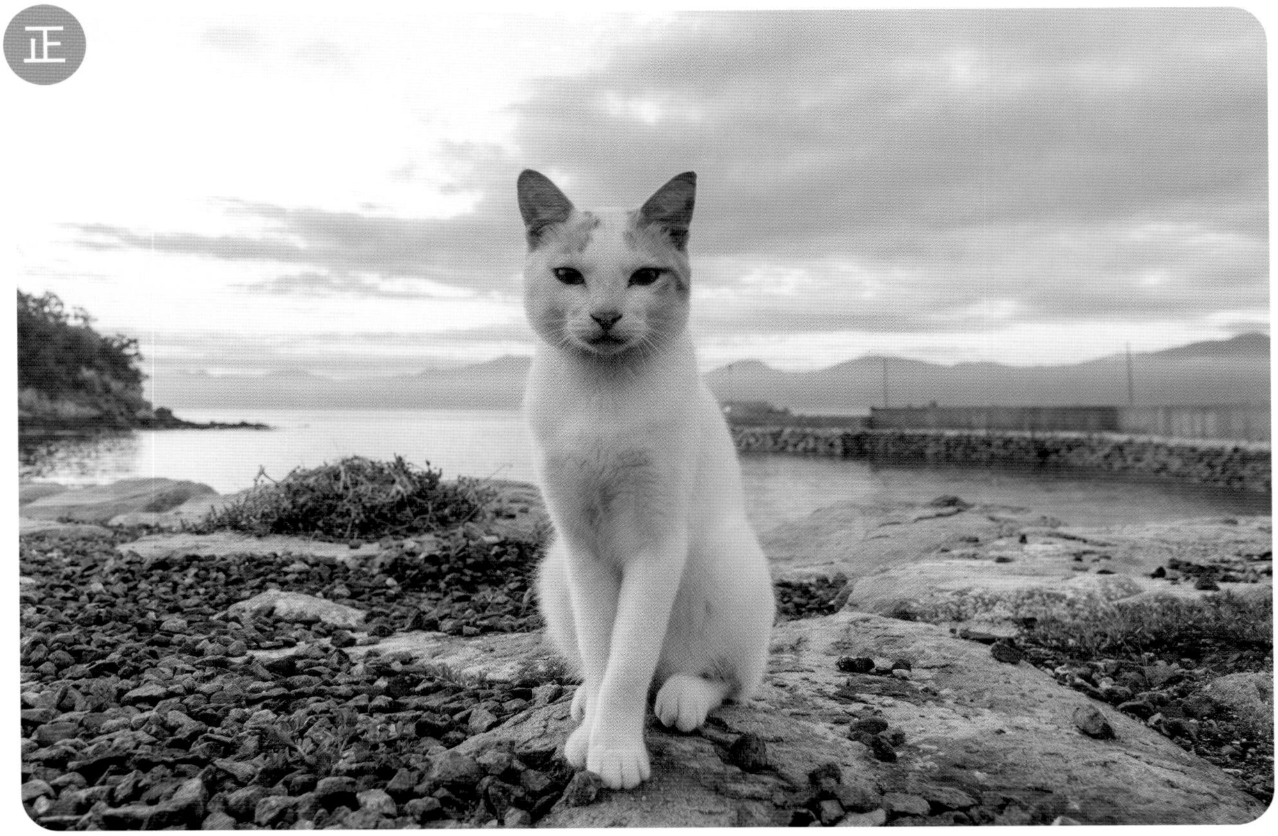

誤

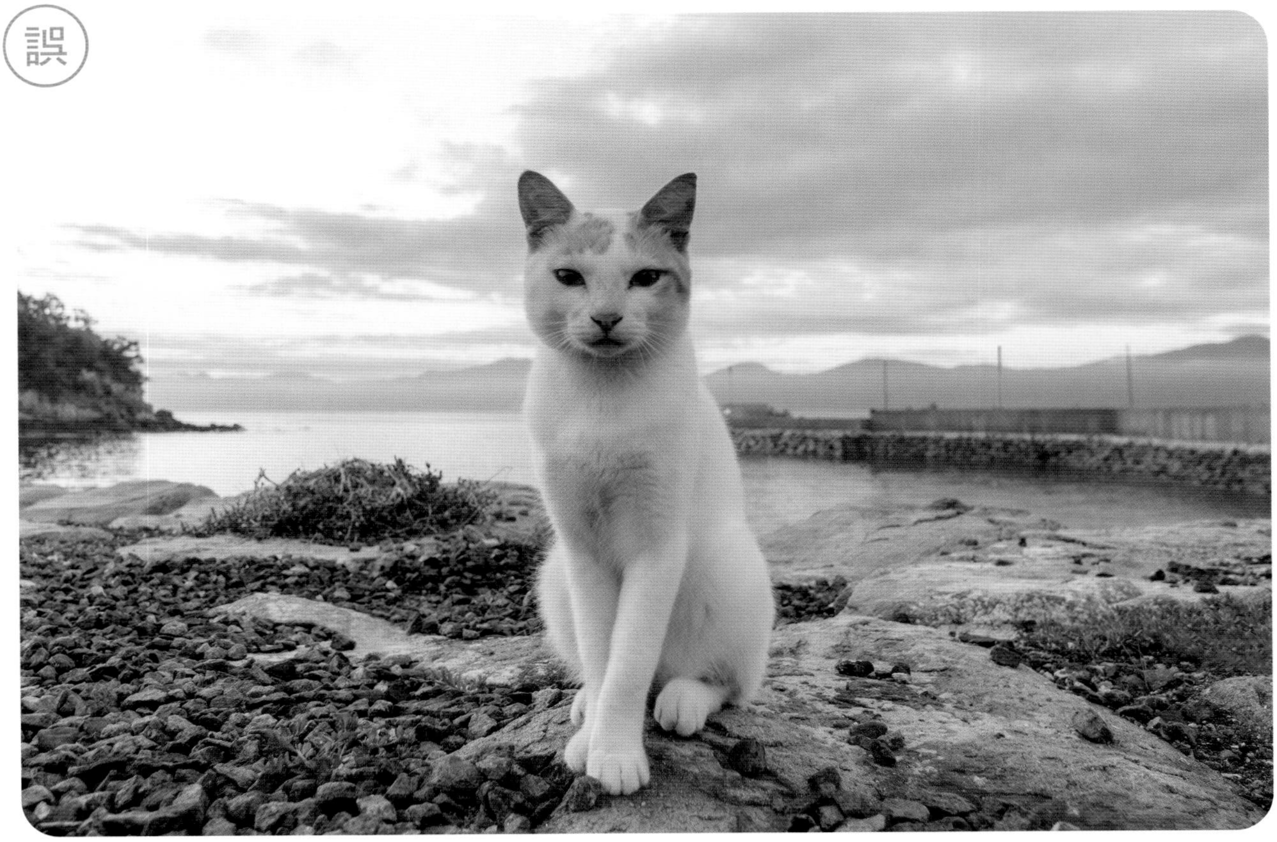

38

まちがい探し　反転まちがい探し　同じ写真探し

このクッション、大好き！

上と下の写真から、ちがうところを5つ探しましょう

日付　／

時間　分　秒

答え P76

正

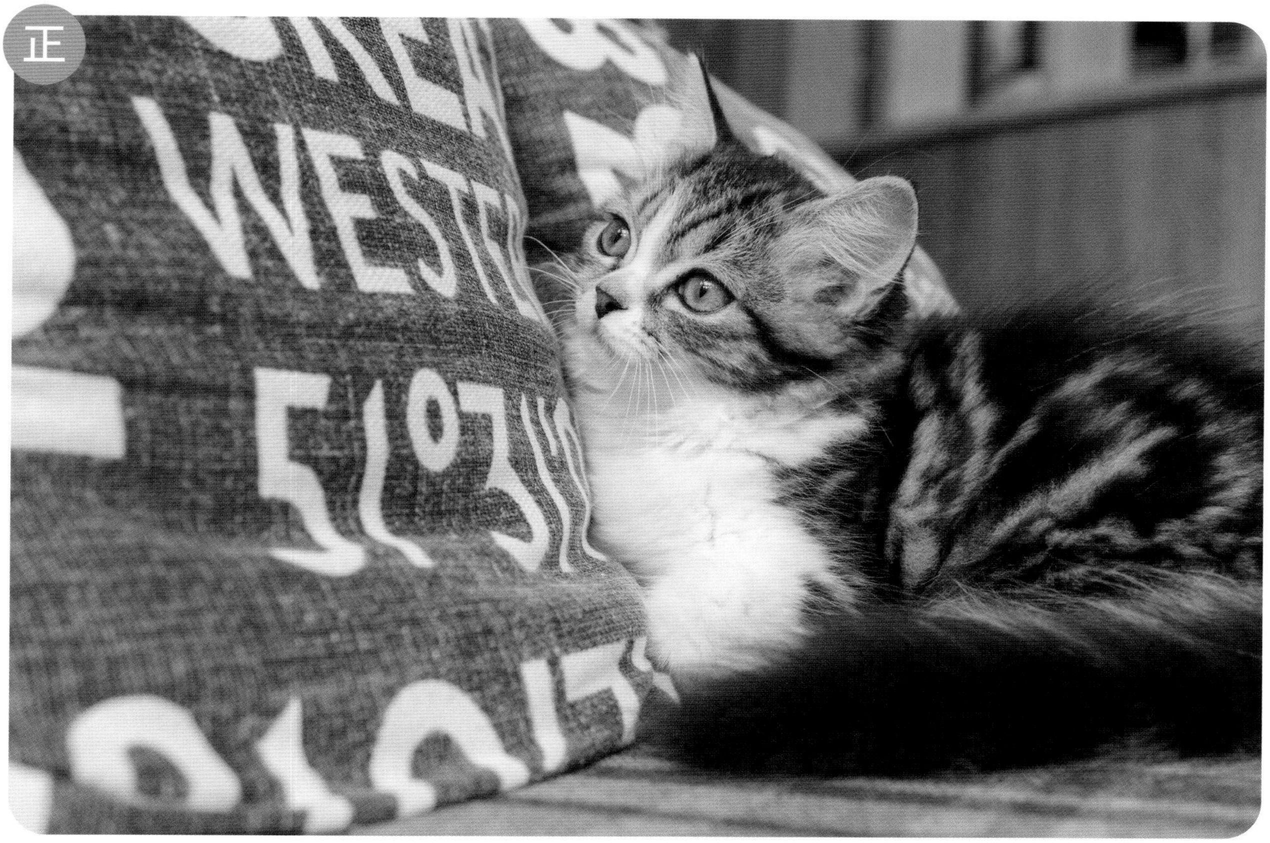

誤

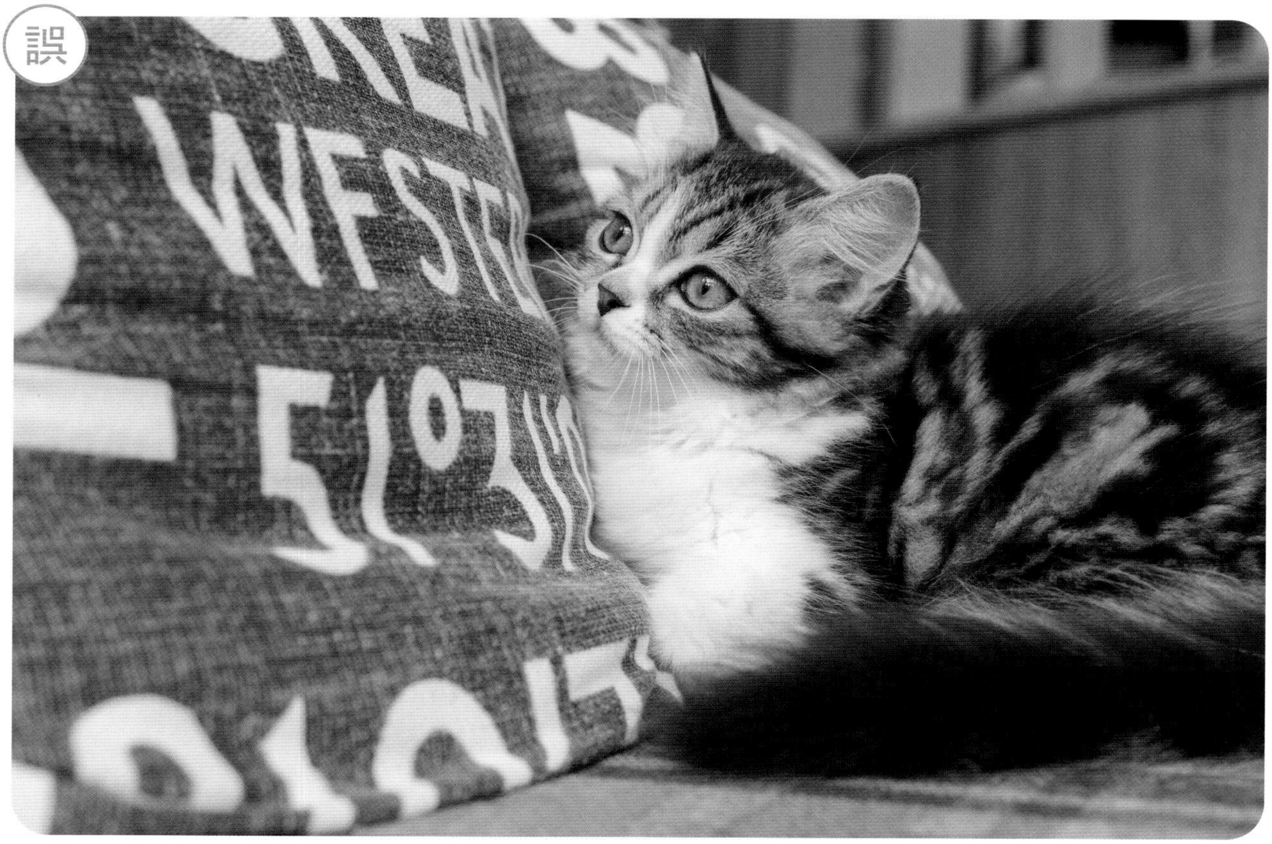

39 この場所はいただいた！

まちがい探し　反転まちがい探し　同じ写真探し

日付　／

時間　分　秒

答え P76

左と右の写真から、ちがうところを5つ探しましょう

正

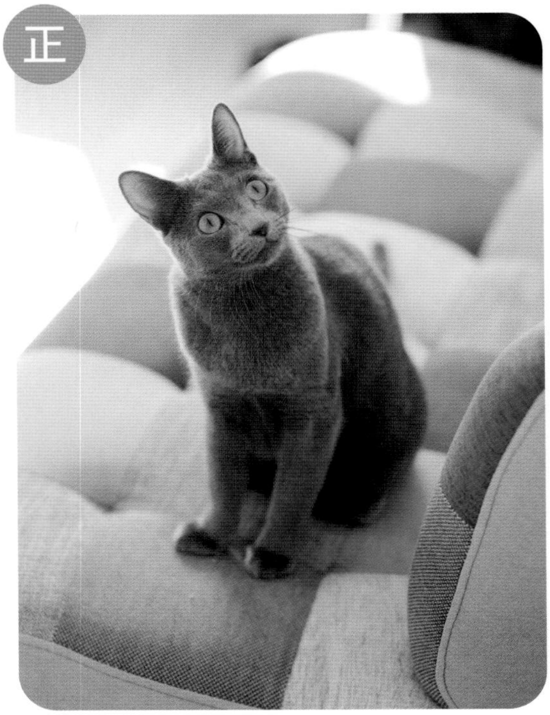

誤

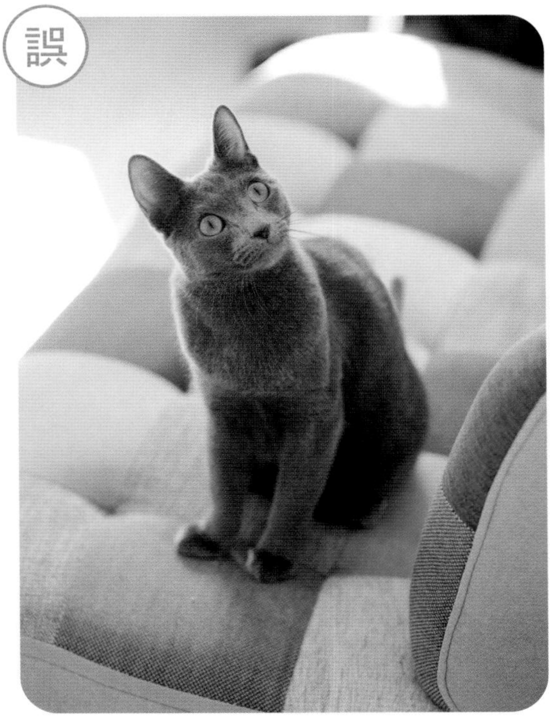

40 ポストに届かないにゃ

まちがい探し　反転まちがい探し　同じ写真探し

日付　／

時間　分　秒

答え P77

左と右の写真から、ちがうところを5つ探しましょう

正

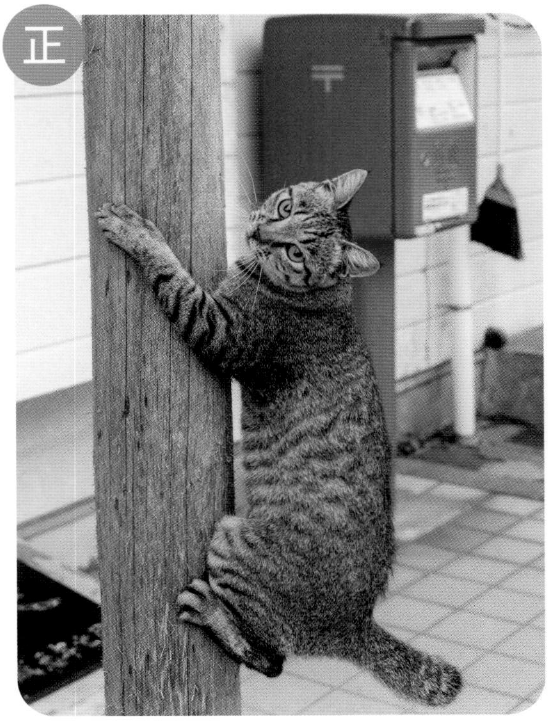

誤

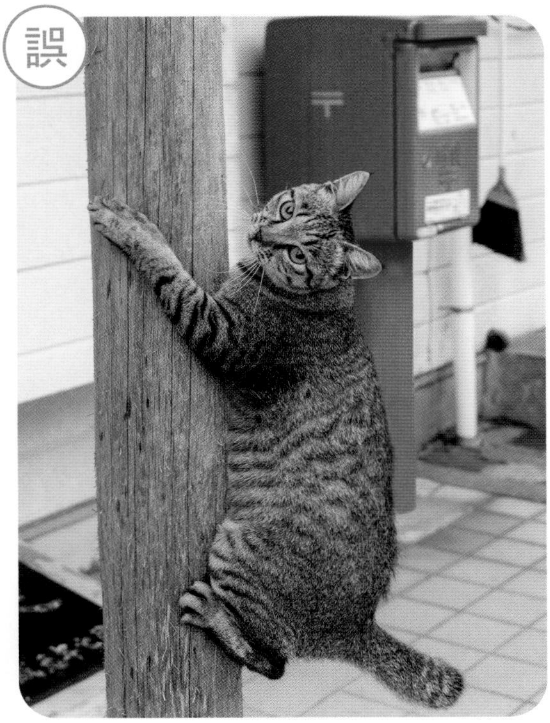

41

まちがい探し　反転まちがい探し　同じ写真探し

おいていかないでー

上と下の写真から、ちがうところを5つ探しましょう

日付　／

時間　分　秒

答え P77

正

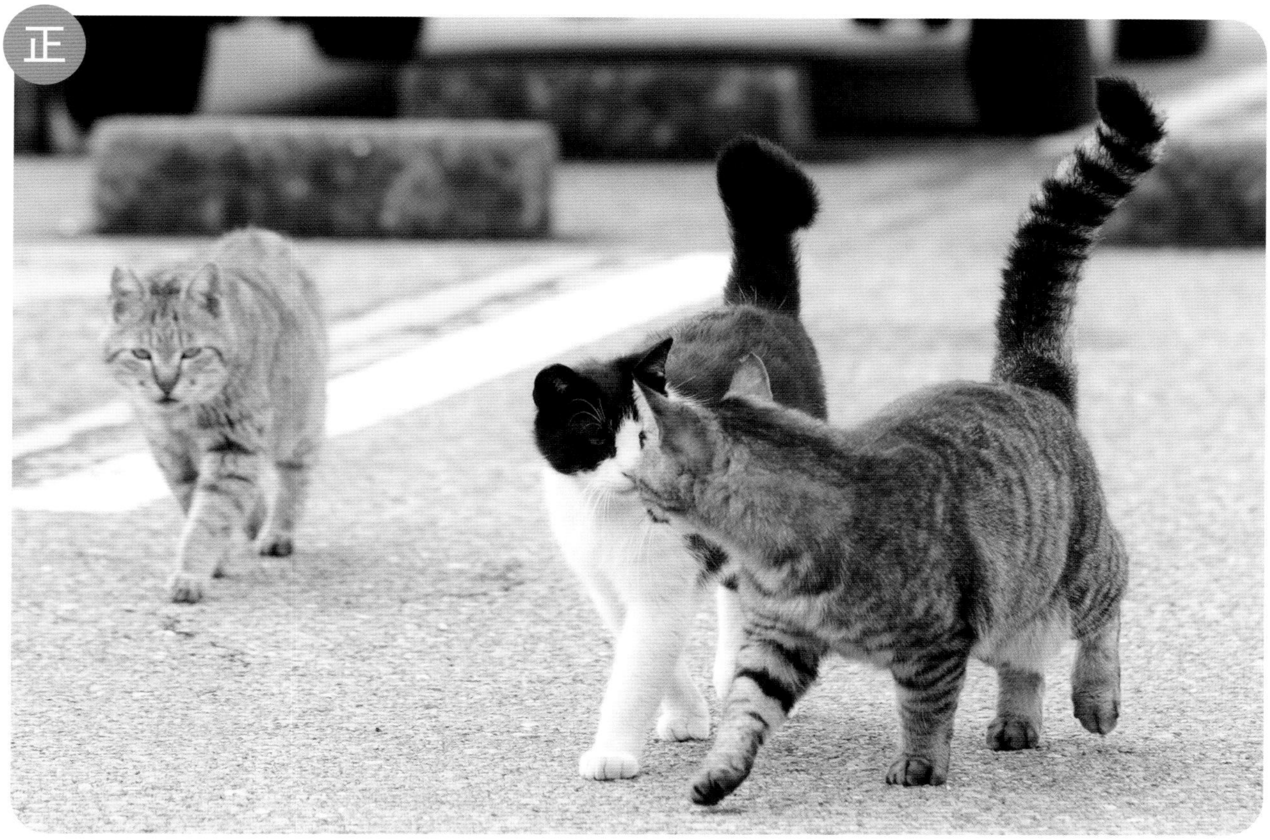

誤

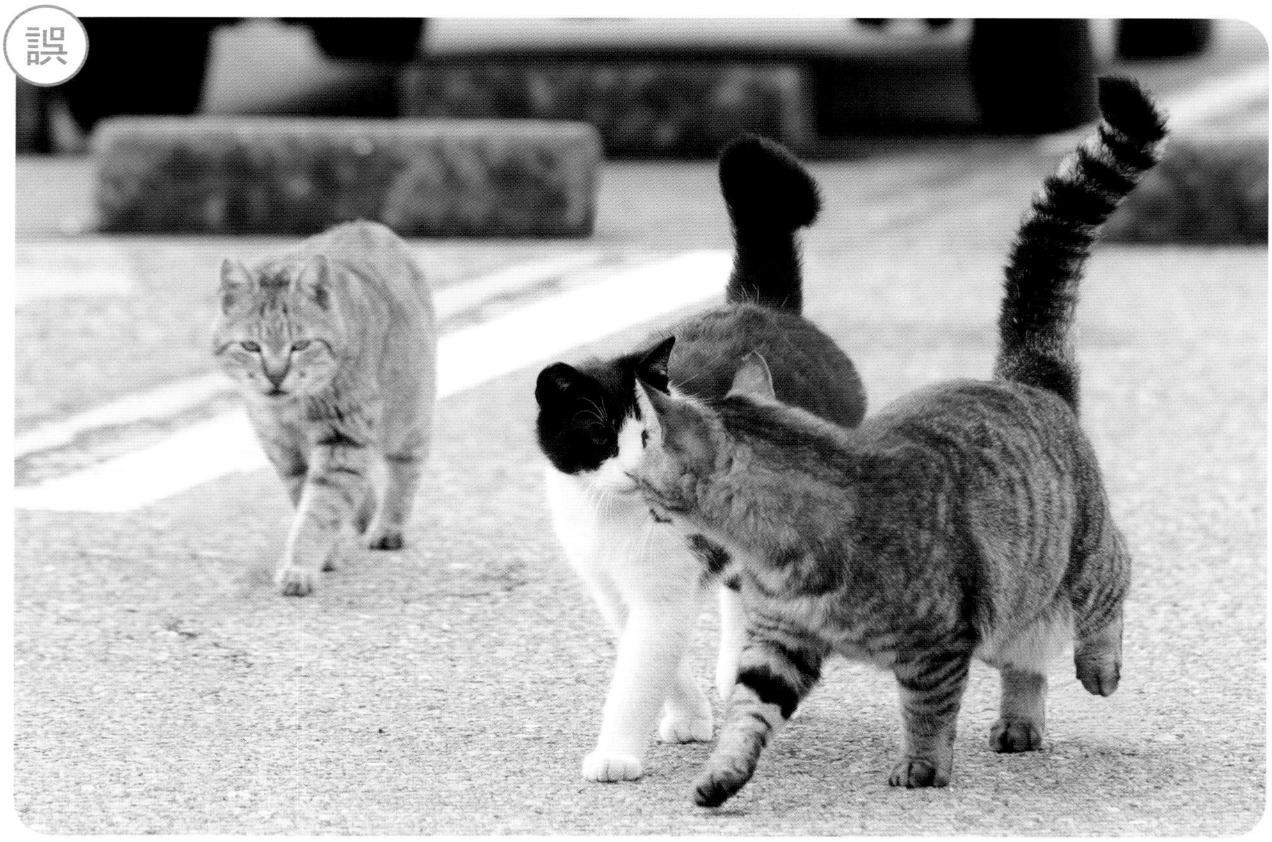

42

まちがい探し　反転まちがい探し　同じ写真探し

見つかってしまったにゃ

上と下の写真から、ちがうところを5つ探しましょう

日付　／

時間　分　秒

答え P77

正

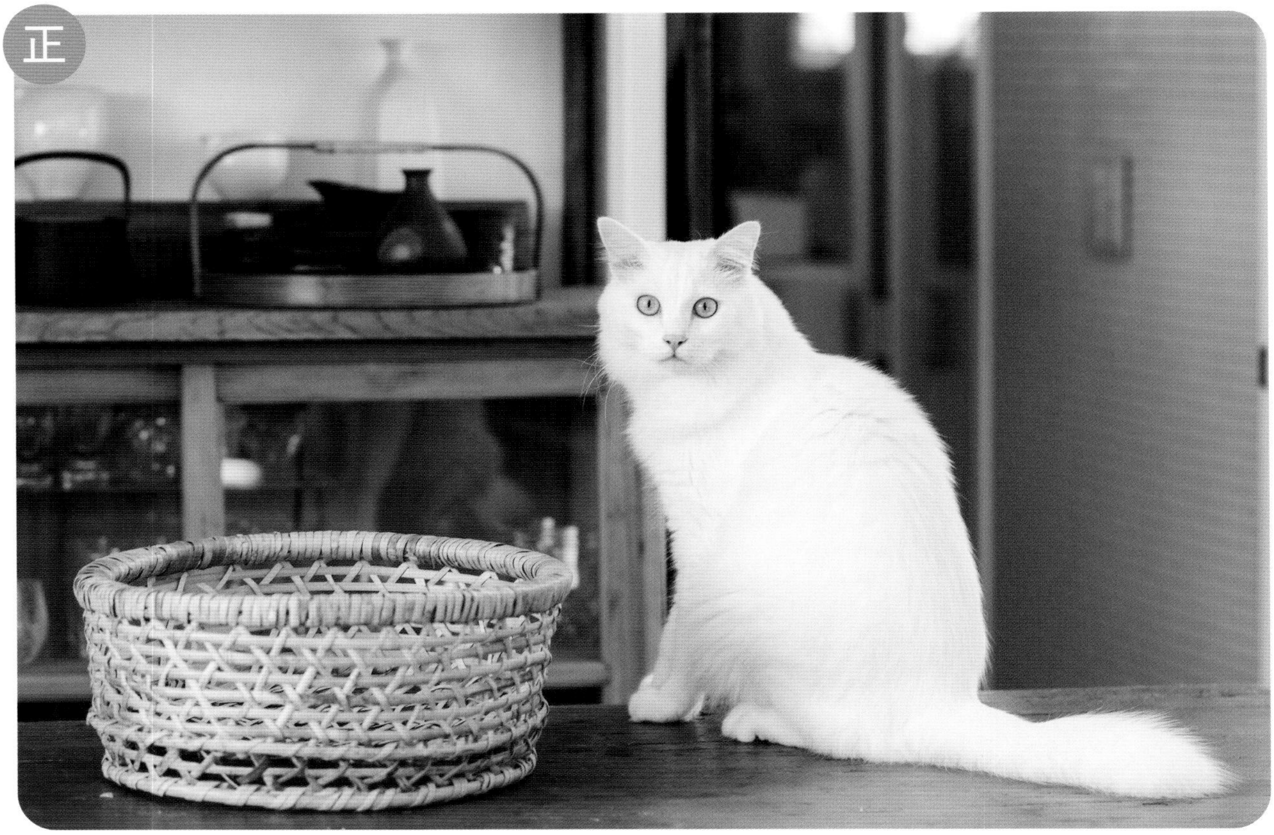

誤

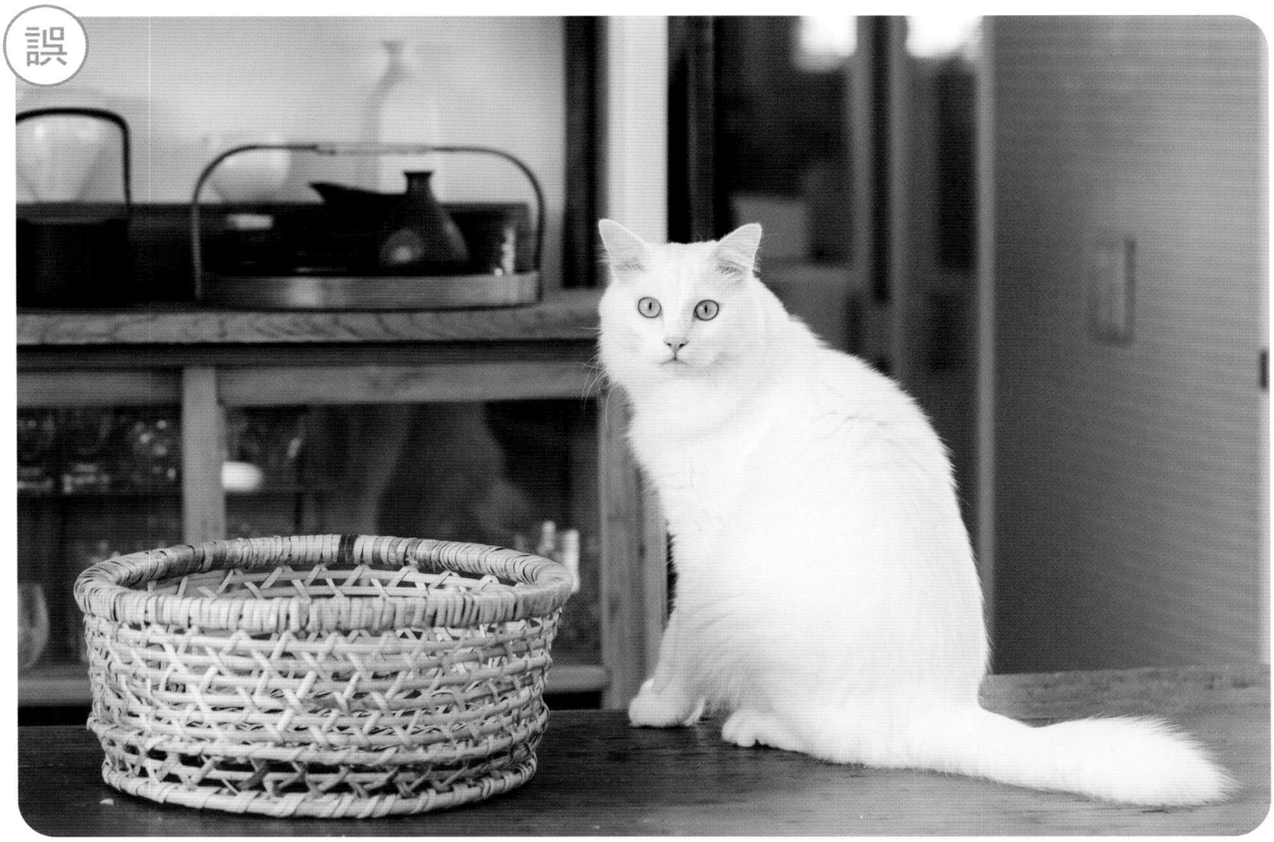

まちがい探し　反転まちがい探し　同じ写真探し

日付　／

時間　分　秒

答え P77

43 草むらの探検終了！

上と下の写真から、ちがうところを5つ探しましょう

正

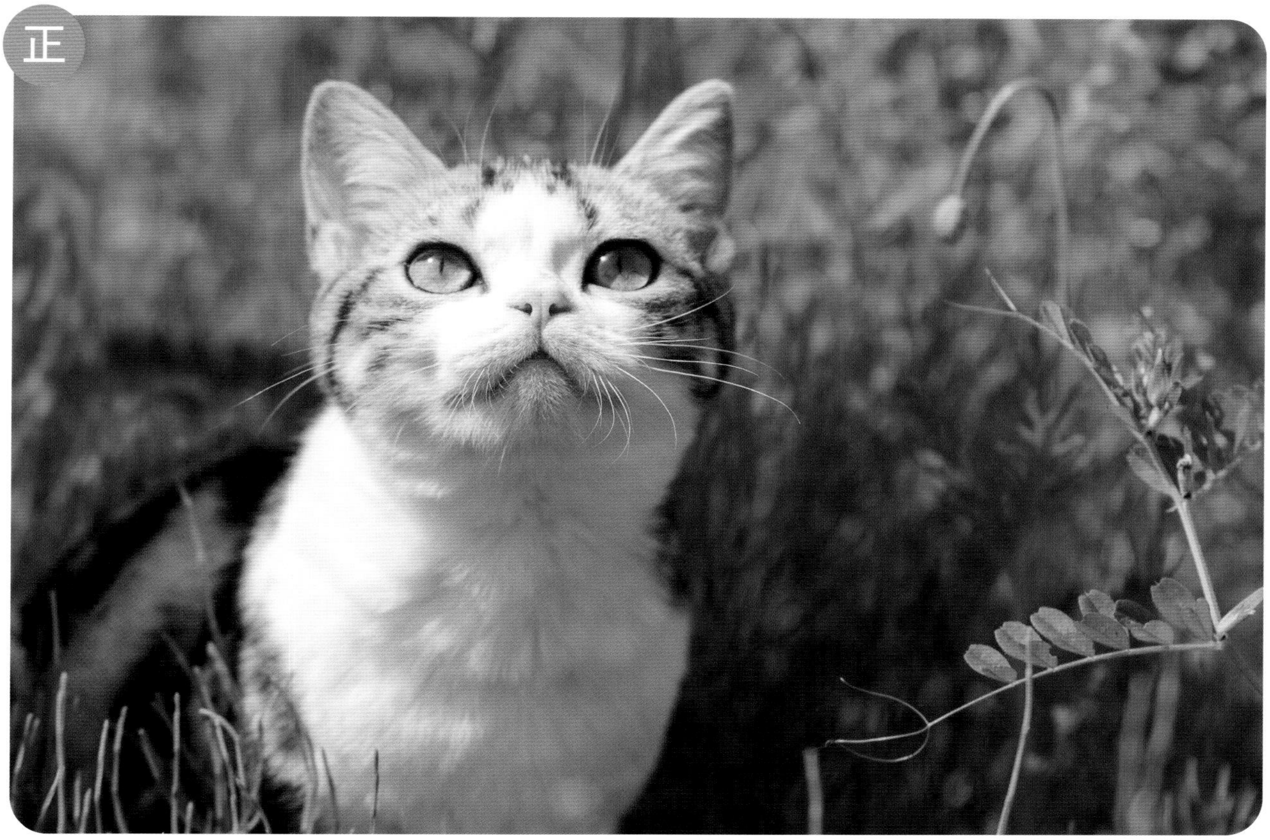

誤

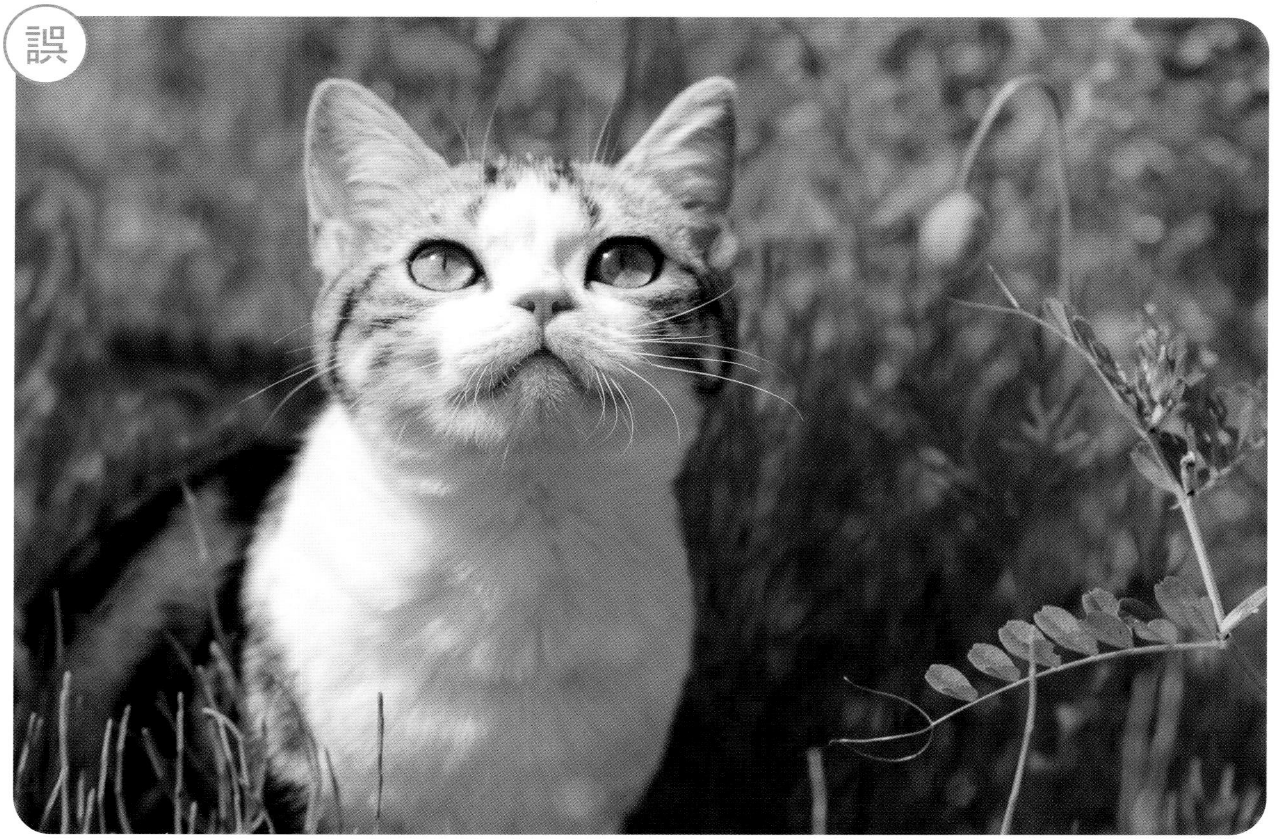

まちがい探し　反転まちがい探し　同じ写真探し

日付　／

時間　分　秒

答え ➡ P77

44 大きなかぼちゃだにゃ

A～Eの中に見本と**同じ写真**が１枚あります。同じ写真を探しましょう

見本

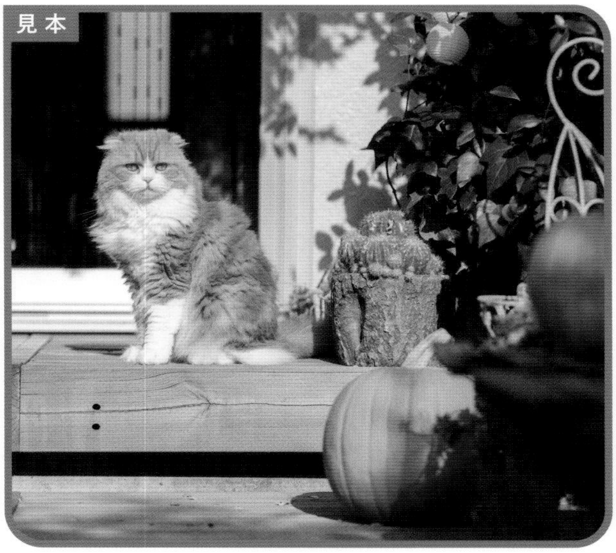

A

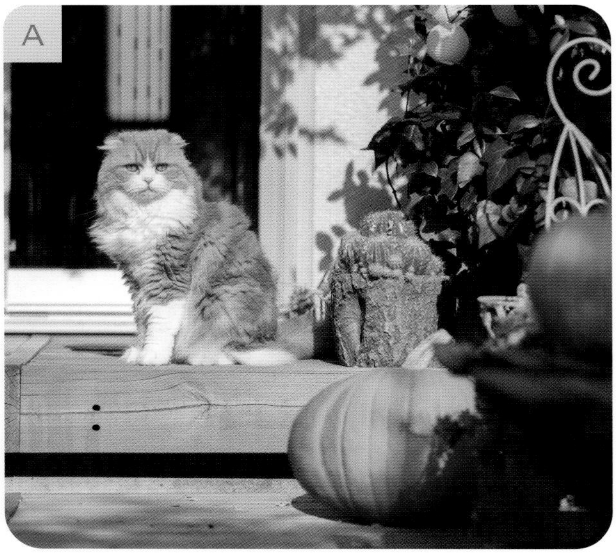

B

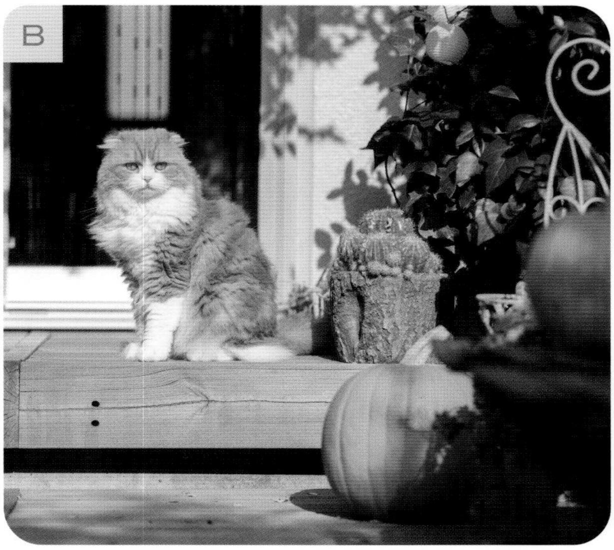

C

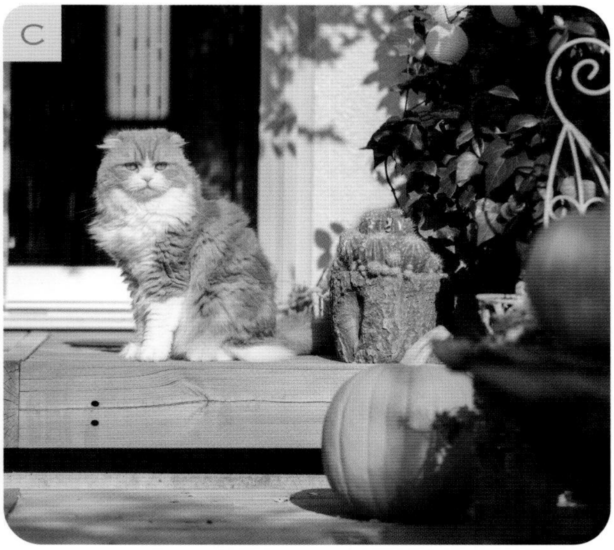

D

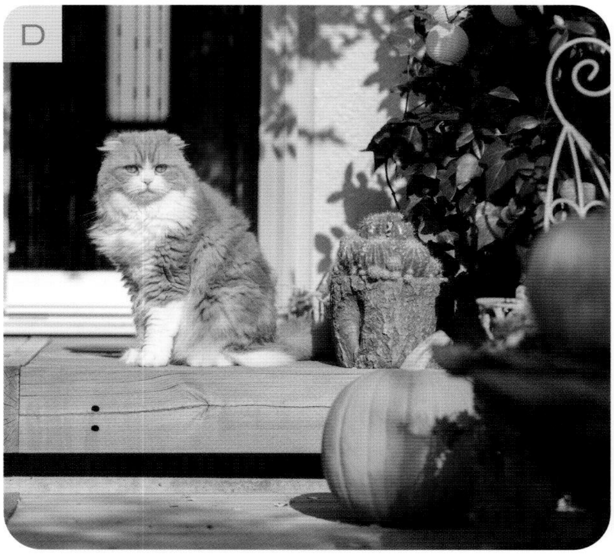

E

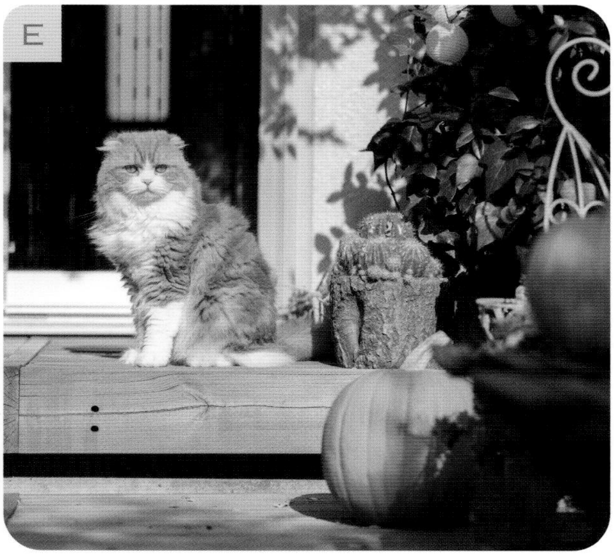

まちがい探し　反転まちがい探し　同じ写真探し

日付

時間　分　秒

答え　P77

45 人気の昼寝スポット

上と下の写真から、ちがうところを5つ探しましょう

正

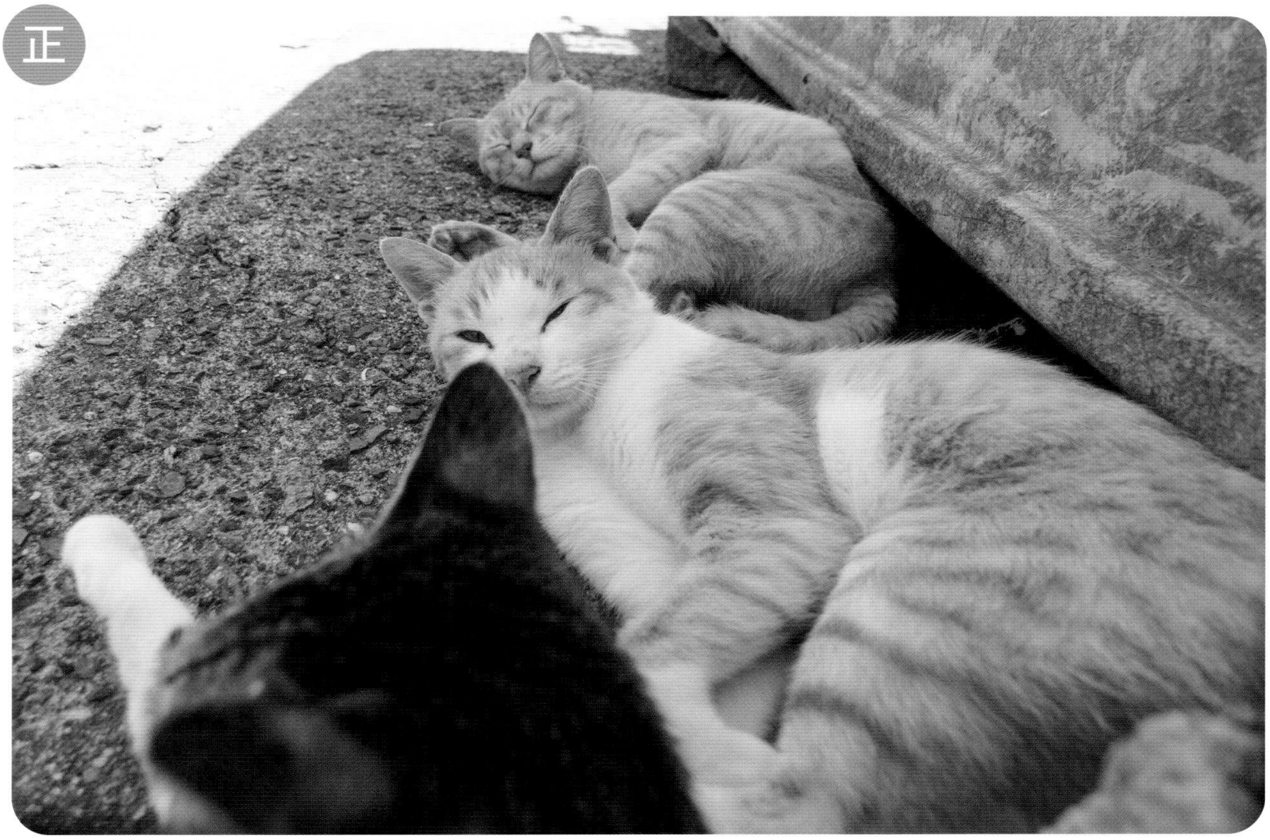

誤

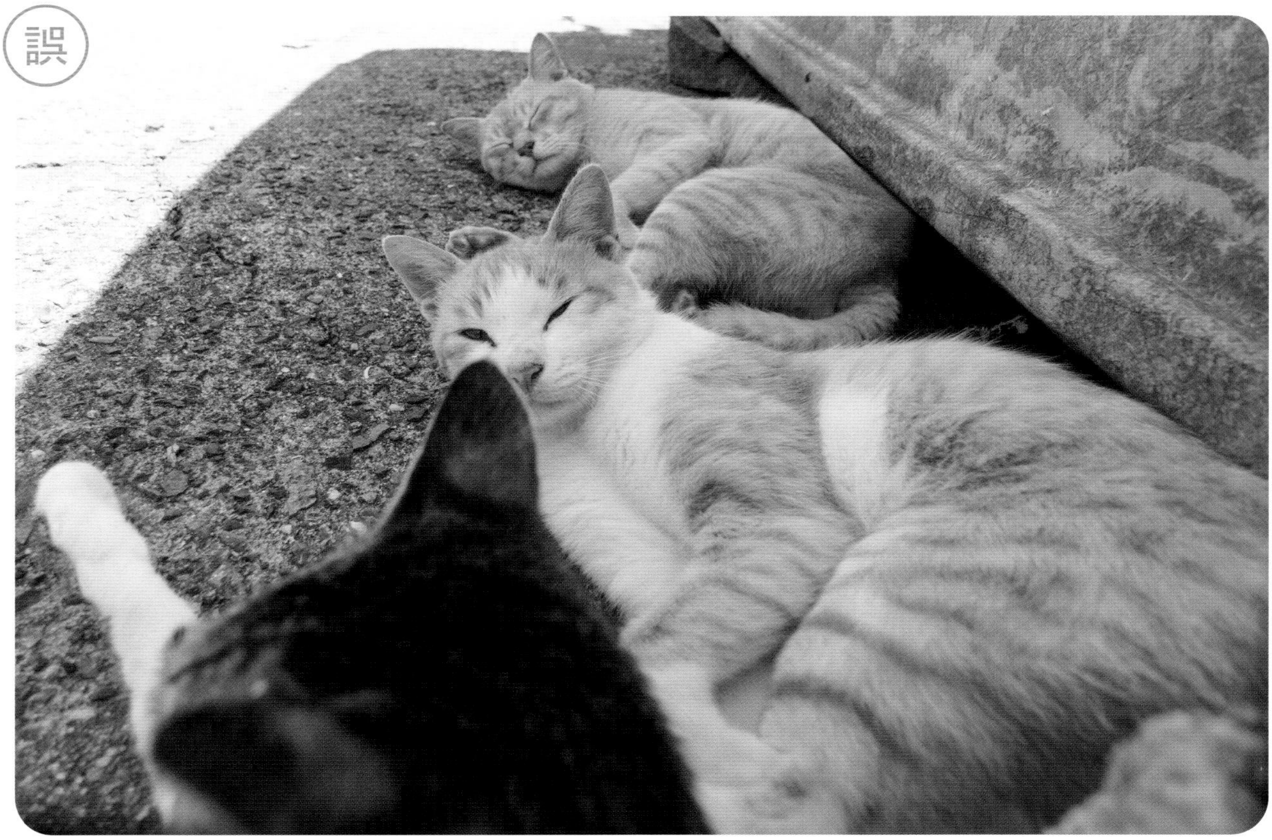

まちがい探し　反転まちがい探し　同じ写真探し

日付 ／

時間 分 秒

答え P77

46 お皿が空っぽだよ

上と下の写真から、ちがうところを5つ探しましょう

正

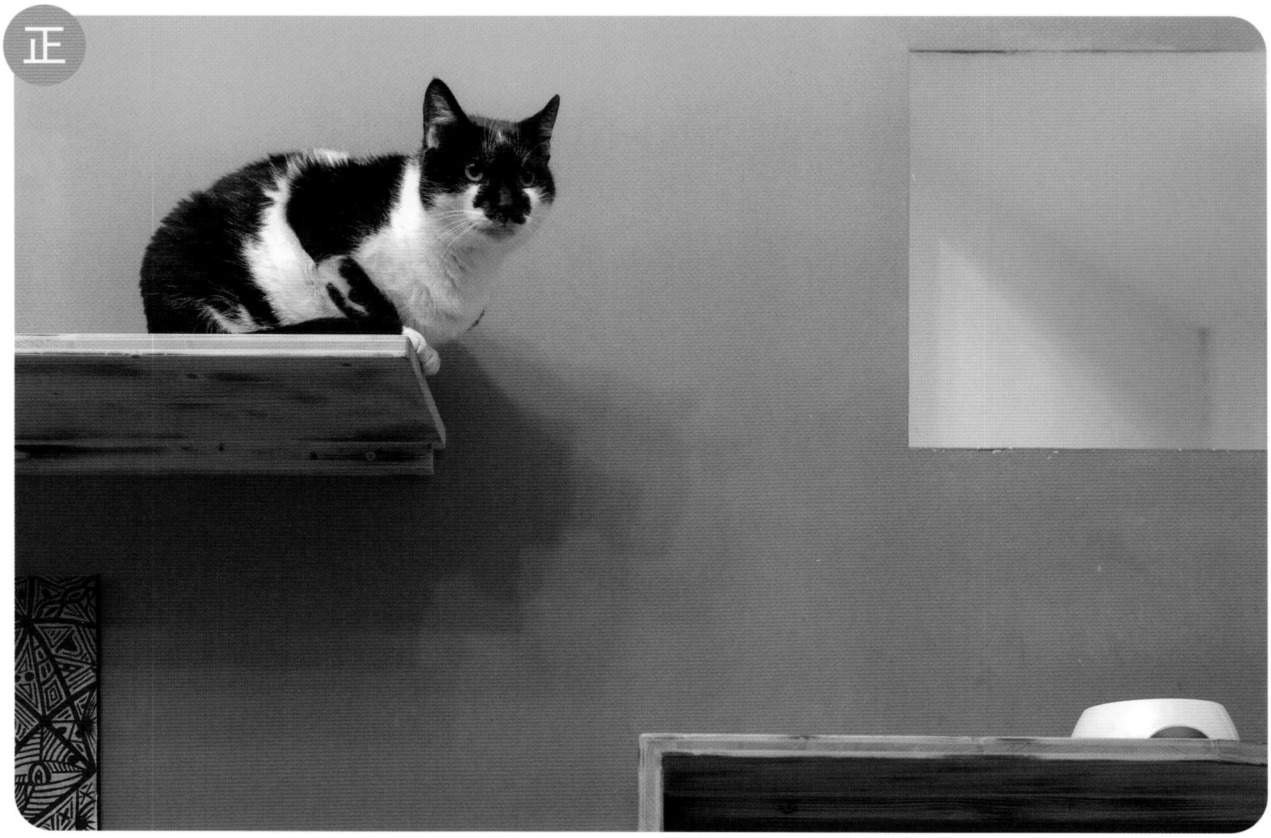

誤

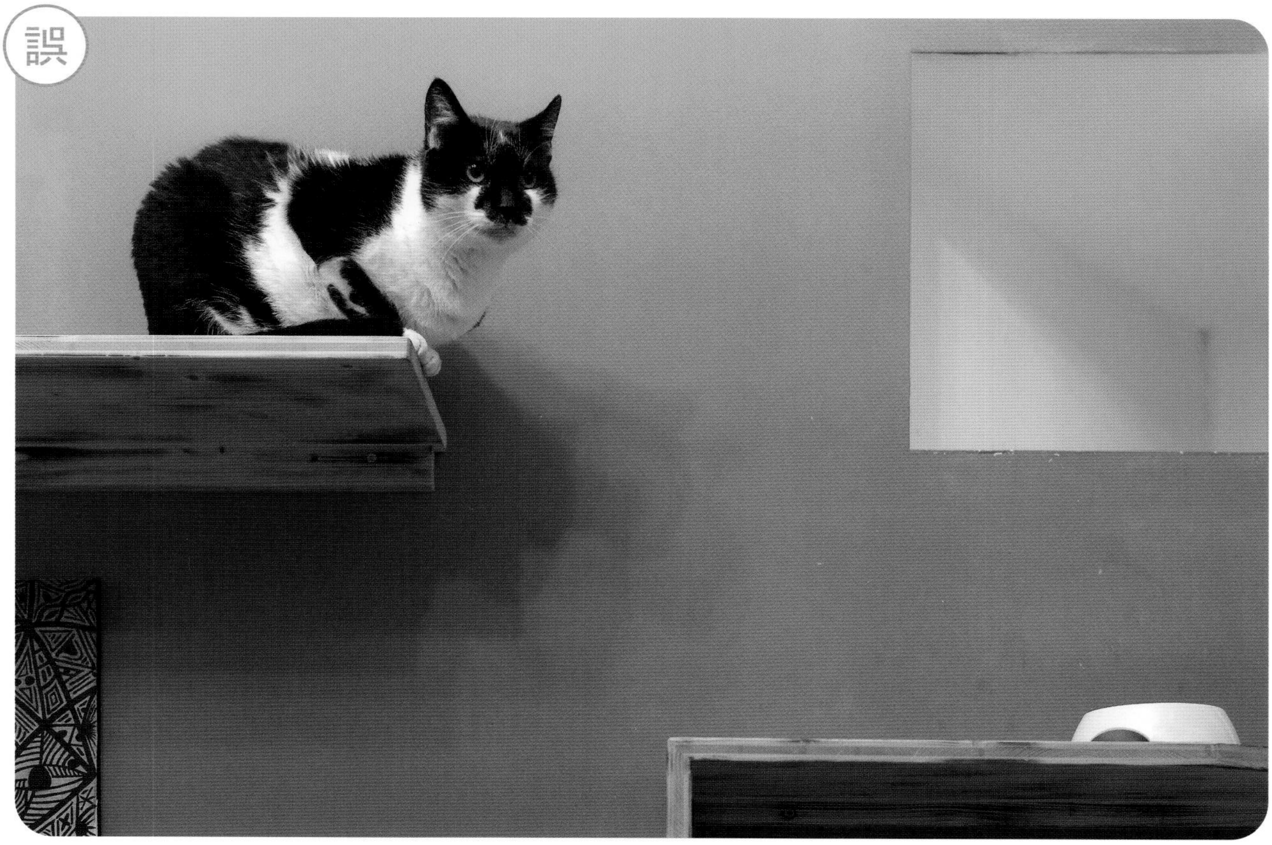

47

まちがい探し　反転まちがい探し　同じ写真探し

このデコボコがいいのにゃ

上と下の写真から、ちがうところを5つ探しましょう

日付　／
時間　分　秒
答え ➡ P77

正

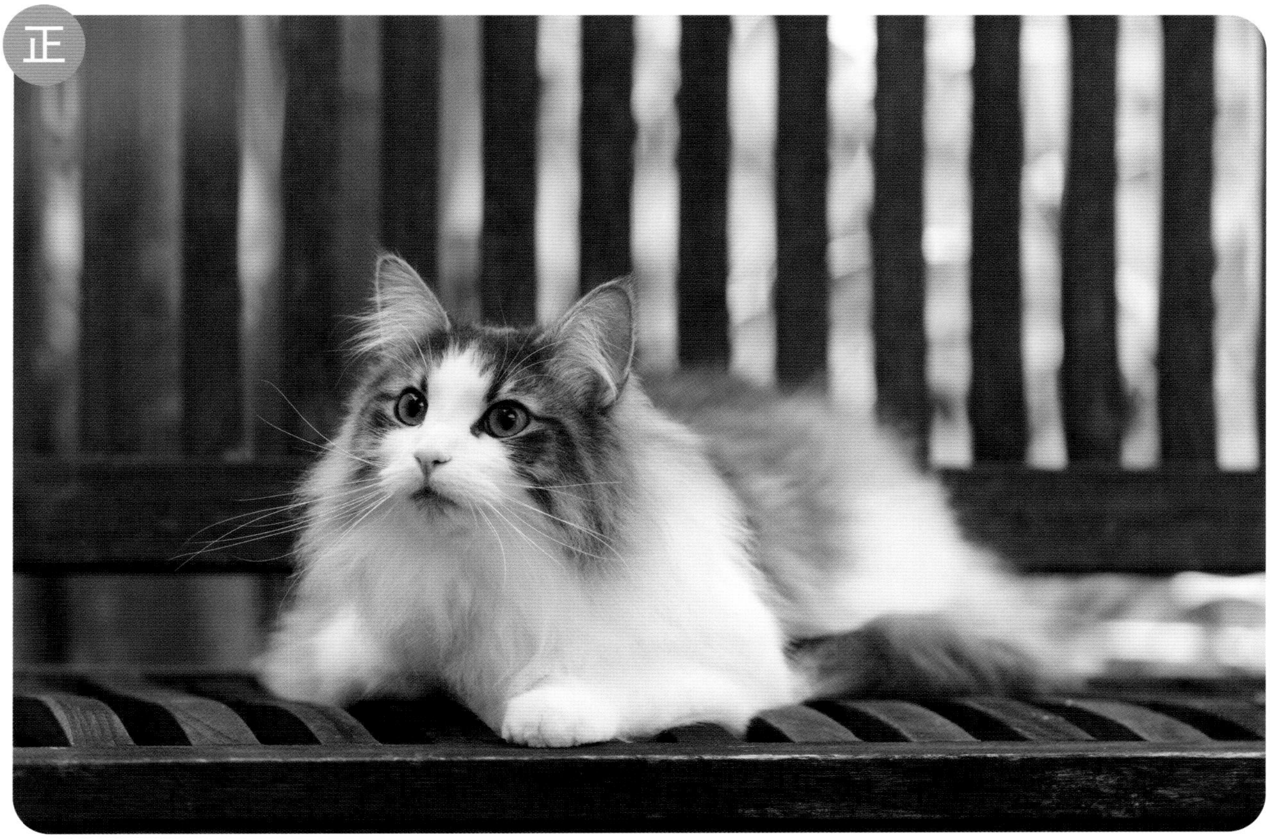

誤

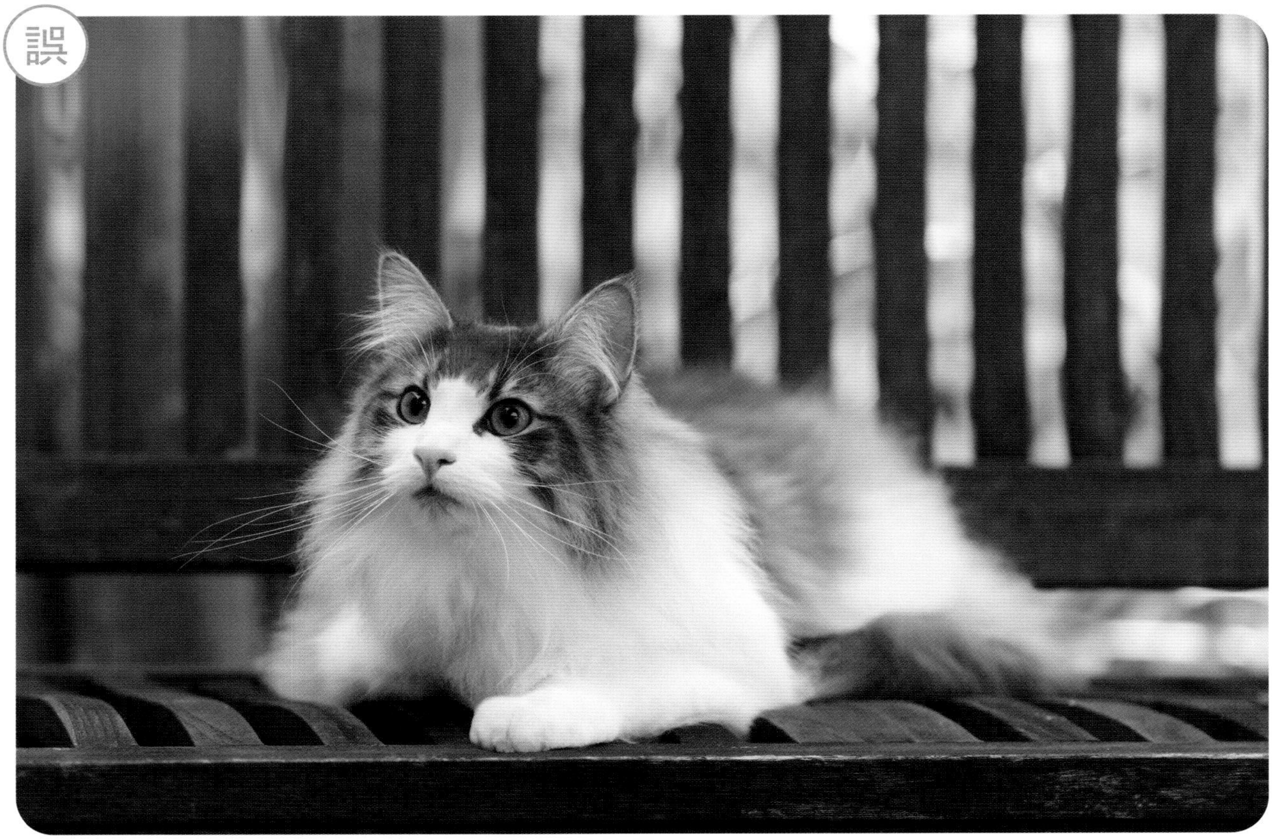

まちがい探し　反転まちがい探し　同じ写真探し

48 かくれんぼ大好き！

左と右の写真から、ちがうところを5つ探しましょう

日付　／

時間　分　秒

答え ➡ P77

正

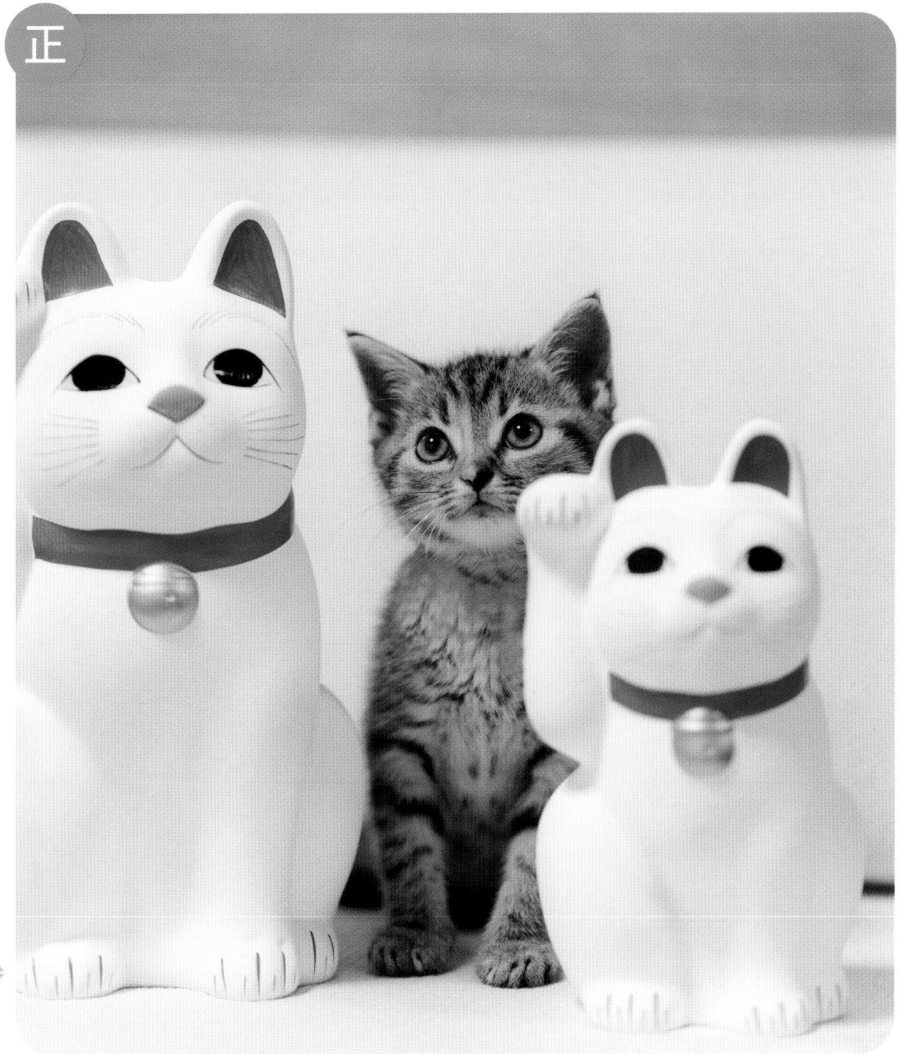

誤

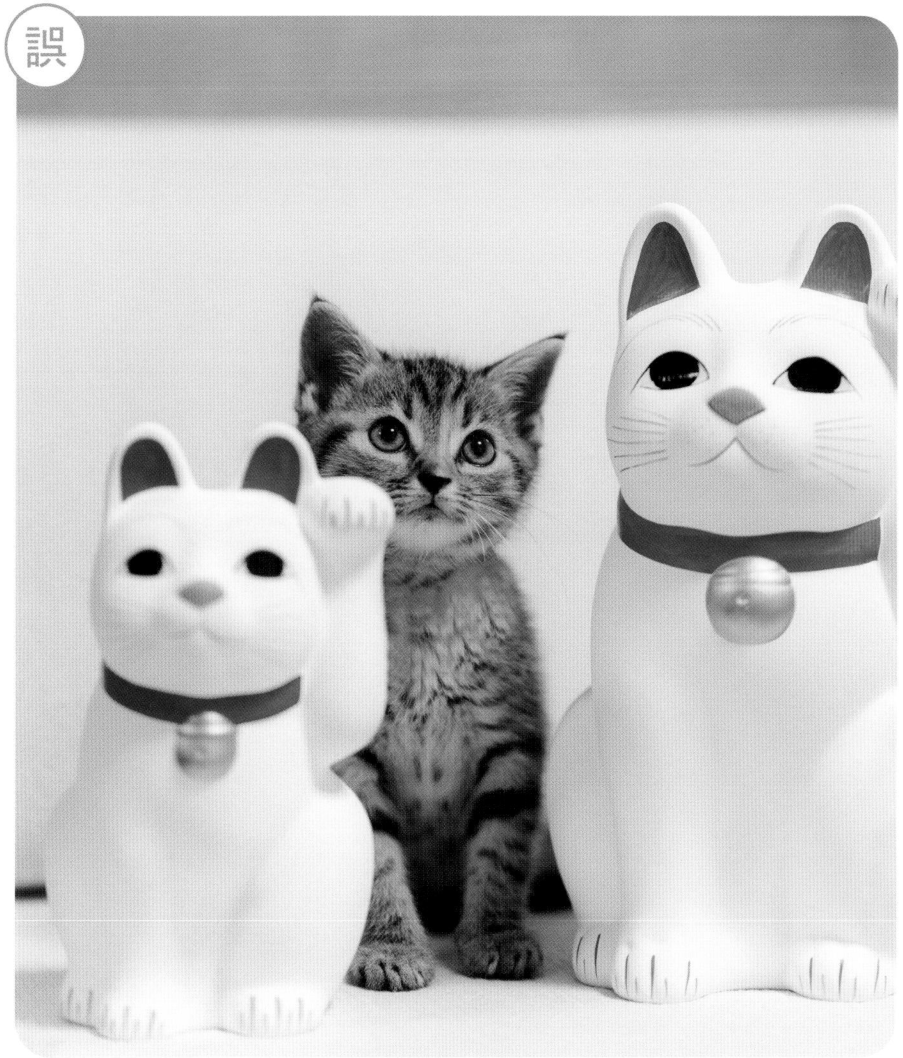

左90度に回転

49

まちがい探し　反転まちがい探し　同じ写真探し

きょうもいい天気だにゃ

上と下の写真から、ちがうところを5つ探しましょう

日付　／

時間　分　秒

答え P77

正

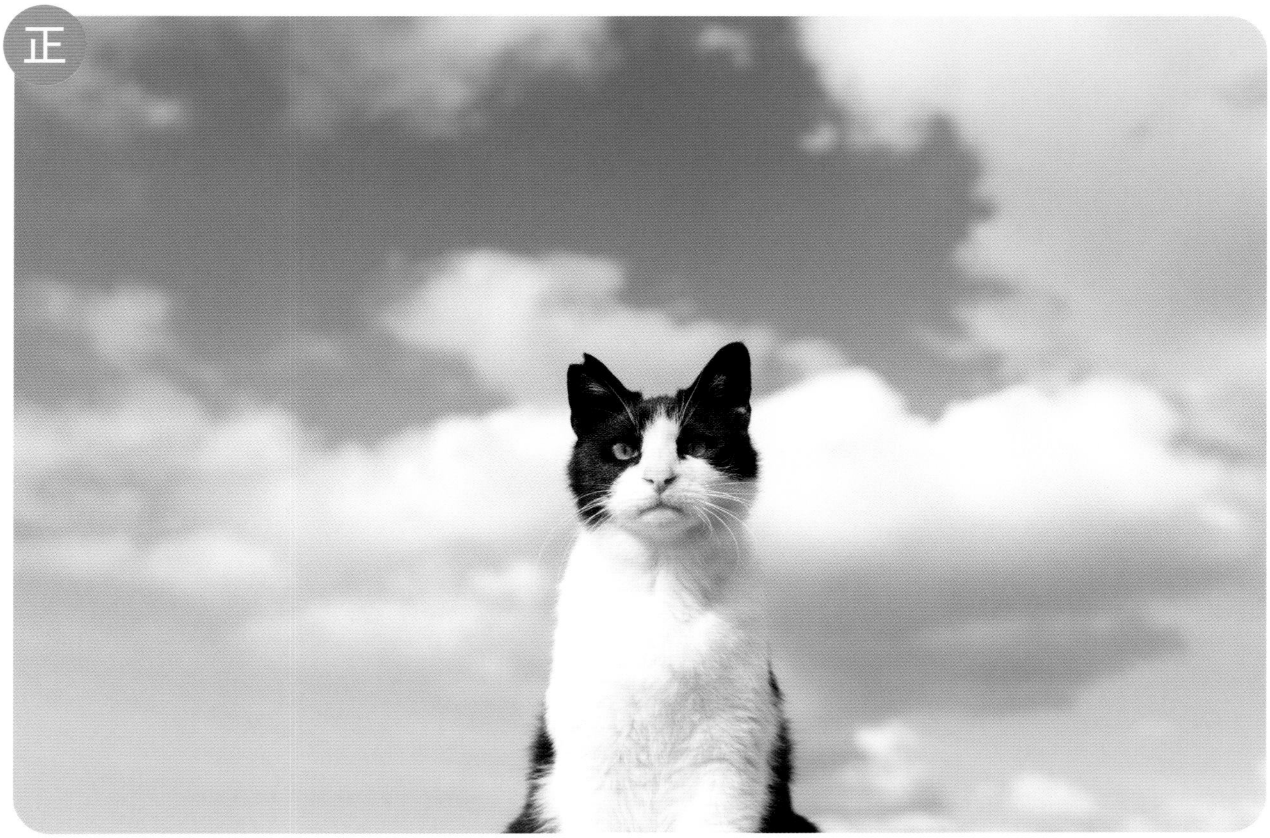

誤

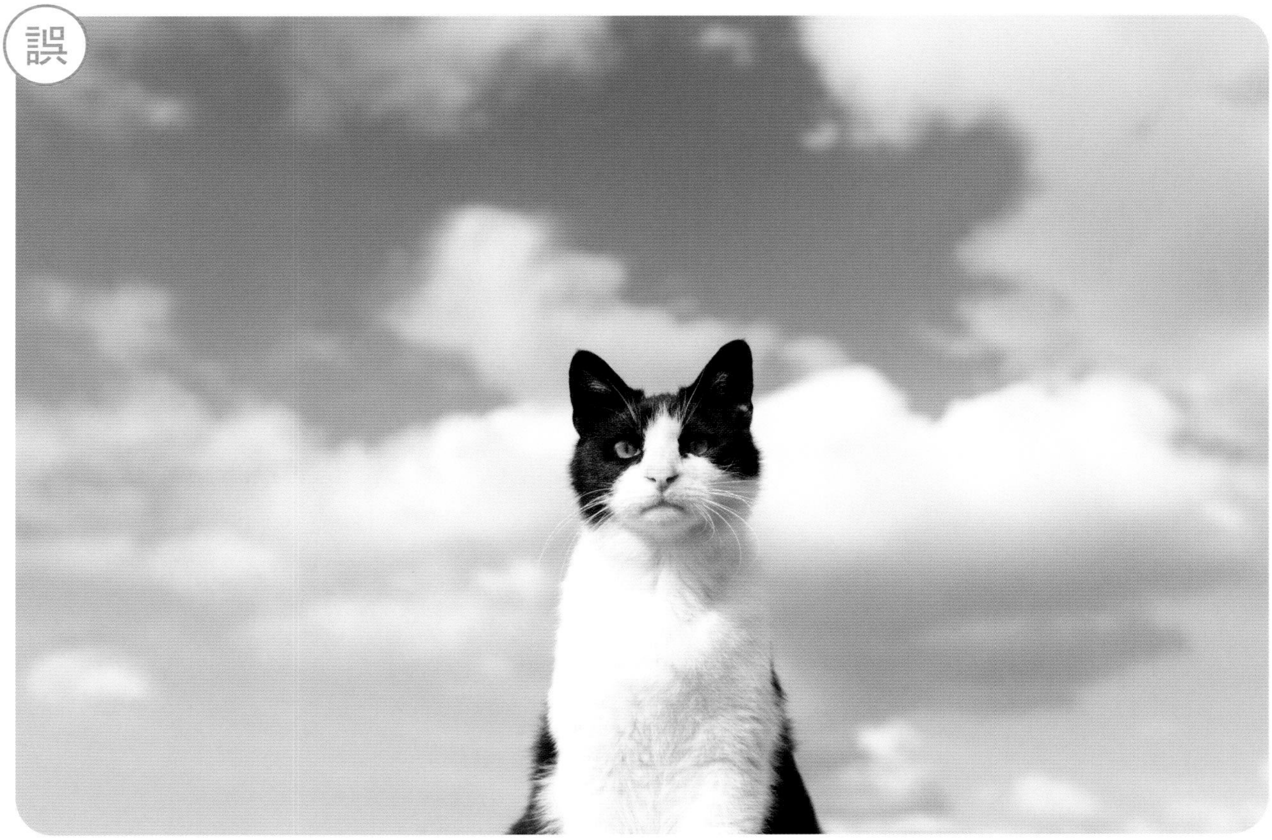

50

まちがい探し 反転まちがい探し 同じ写真探し

木のかおりが落ち着くにゃ

日付

時間 分 秒

答え P77

上と下の写真から、ちがうところを5つ探しましょう

正

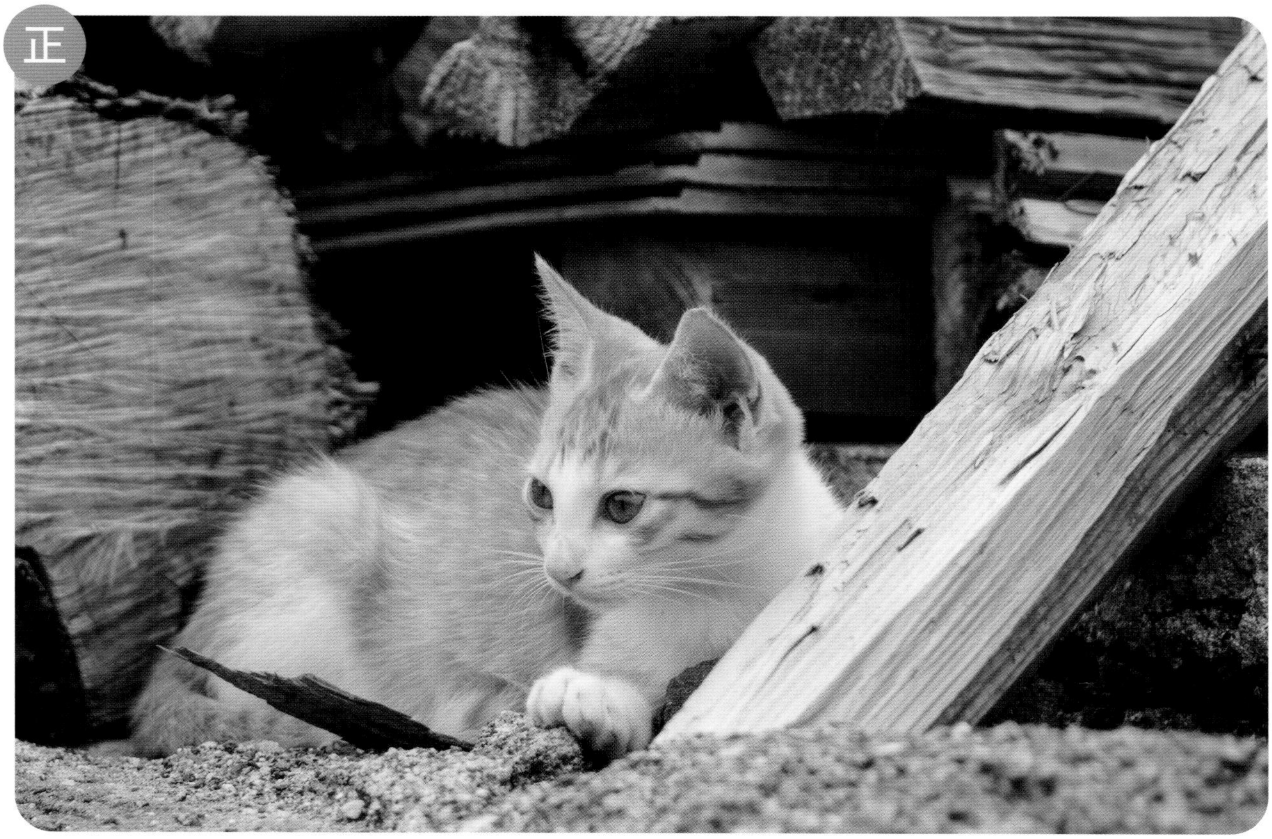

誤

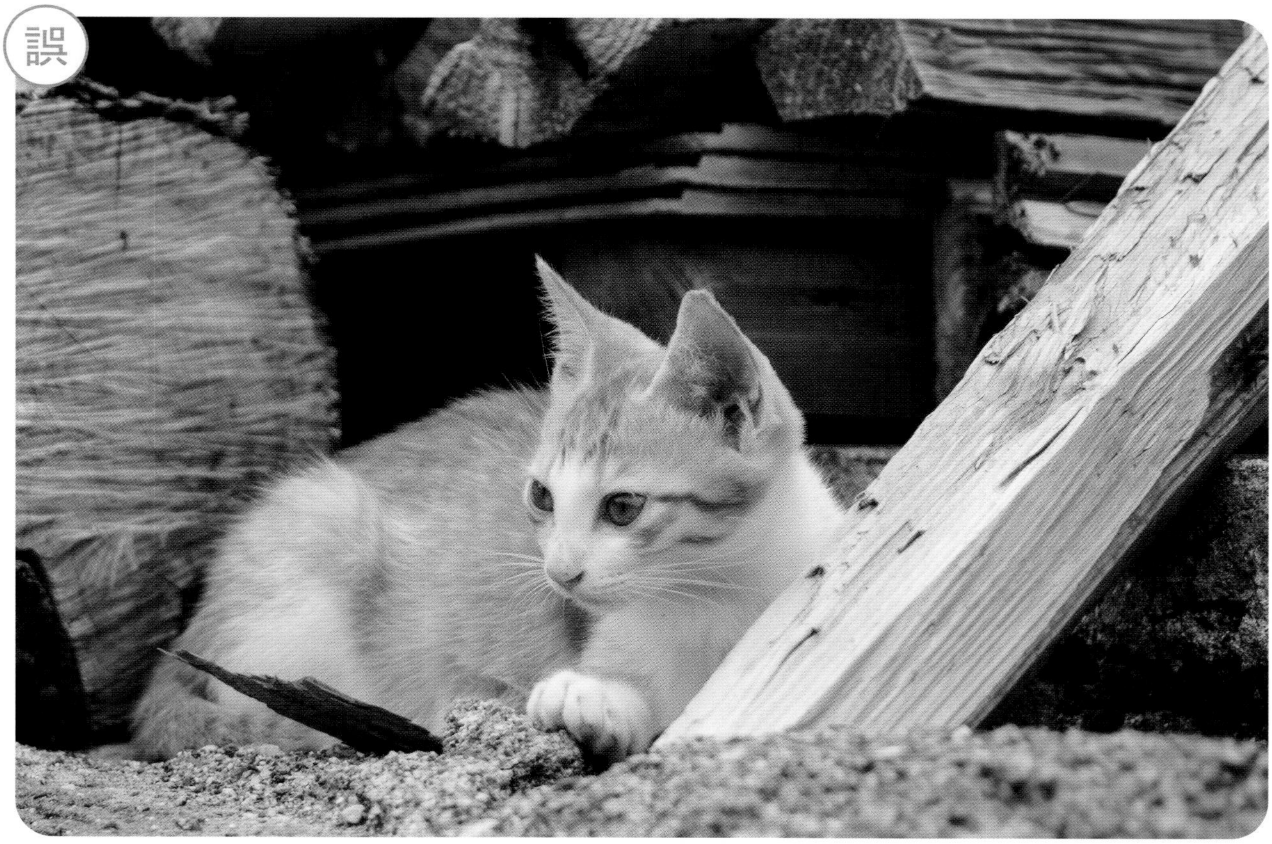

51

まちがい探し　反転まちがい探し　同じ写真探し

こいのぼりとはなんですか？

上と下の写真から、ちがうところを5つ探しましょう

日付　／

時間　分　秒

答え P77

正

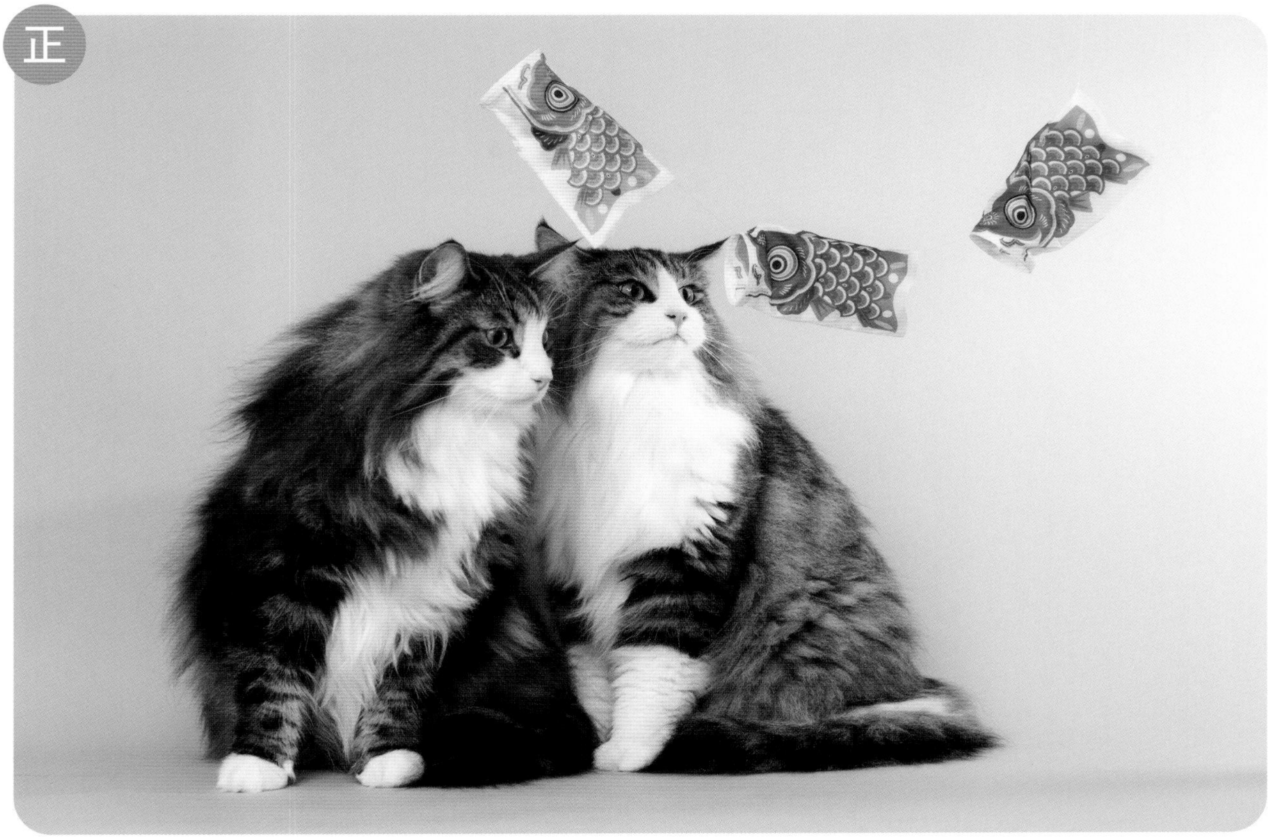

誤

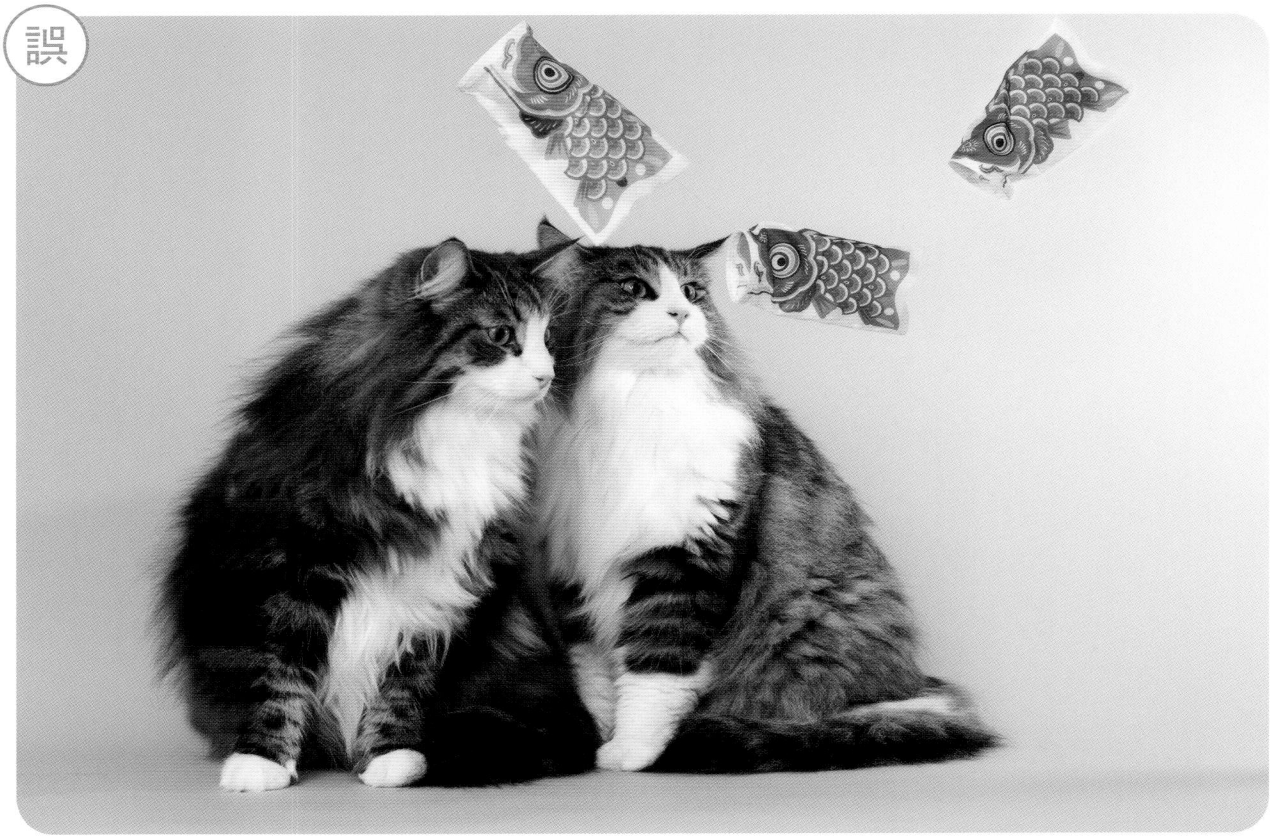

52

まちがい探し　反転まちがい探し　同じ写真探し

潮風がちょっと強いにゃ

A～Eの中に見本と同じ写真が１枚あります。同じ写真を探しましょう

日付　／

時間　分　秒

答え ➡ P78

見本

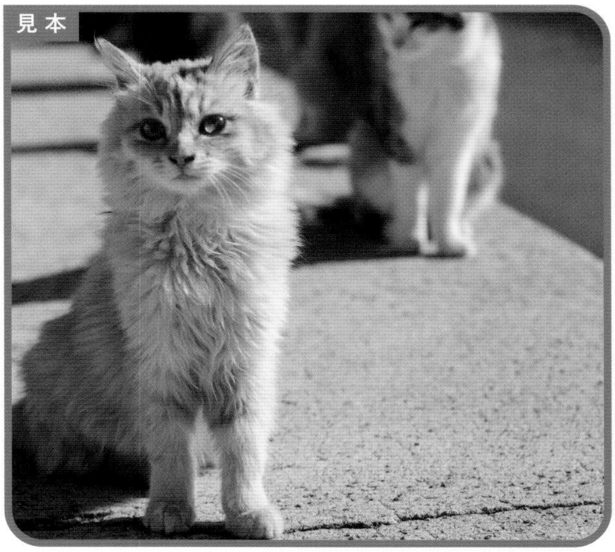

A

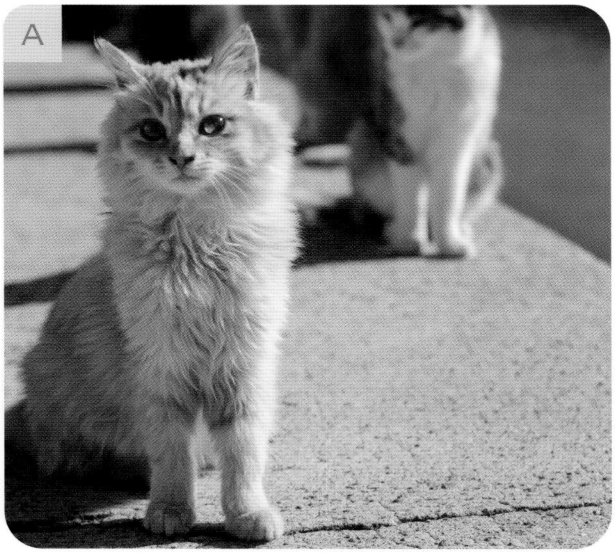

B

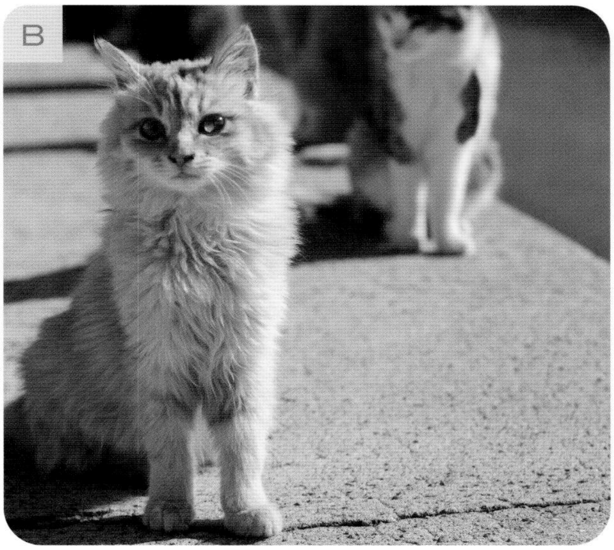

C

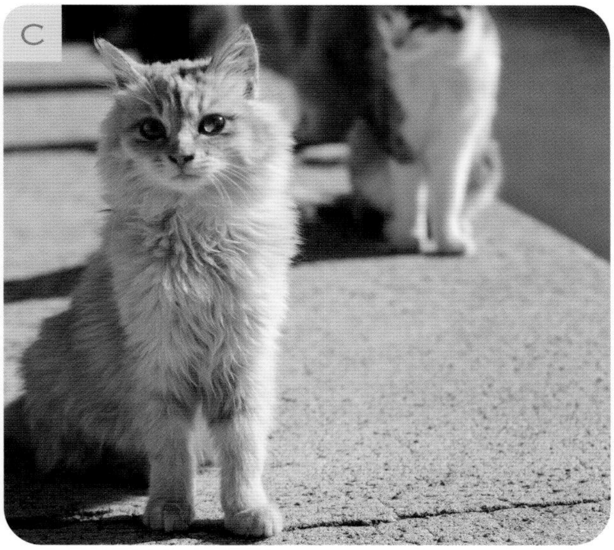

D

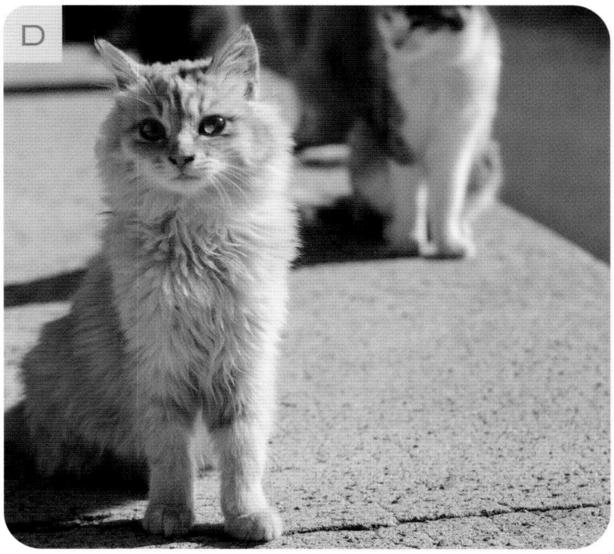

E

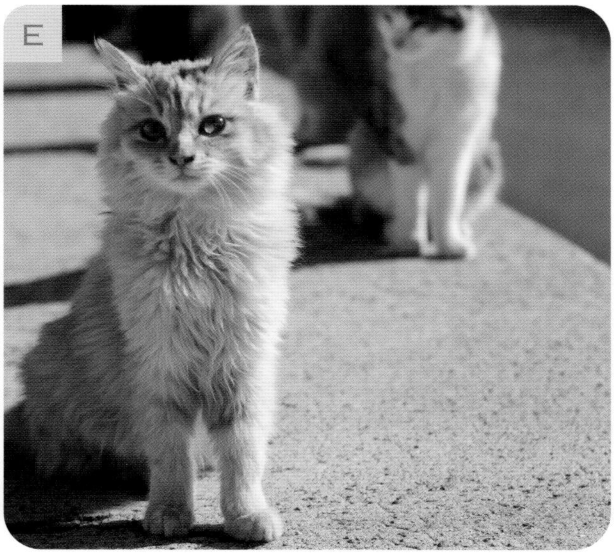

53

まちがい探し　反転まちがい探し　同じ写真探し

今年も咲きました

上と下の写真から、ちがうところを5つ探しましょう

日付　／

時間　分　秒

答え P78

正

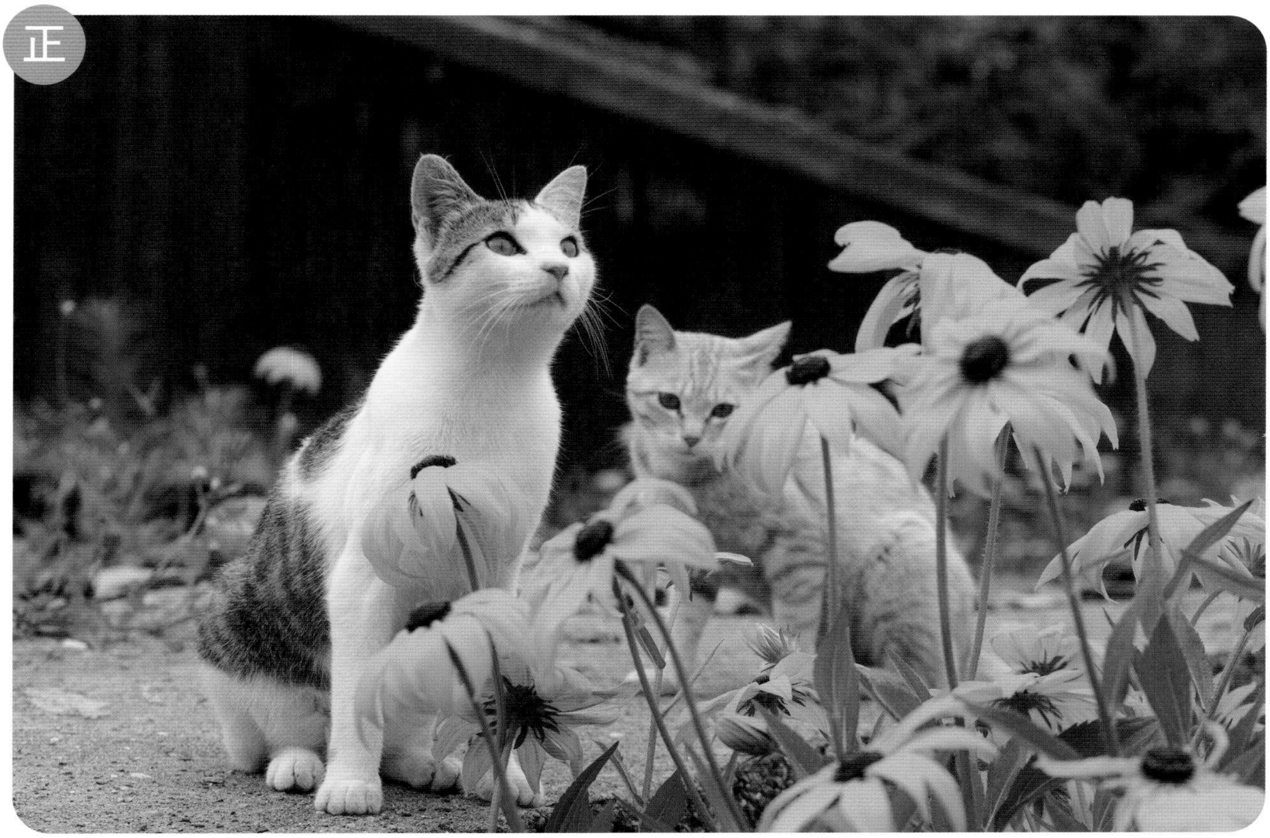

誤

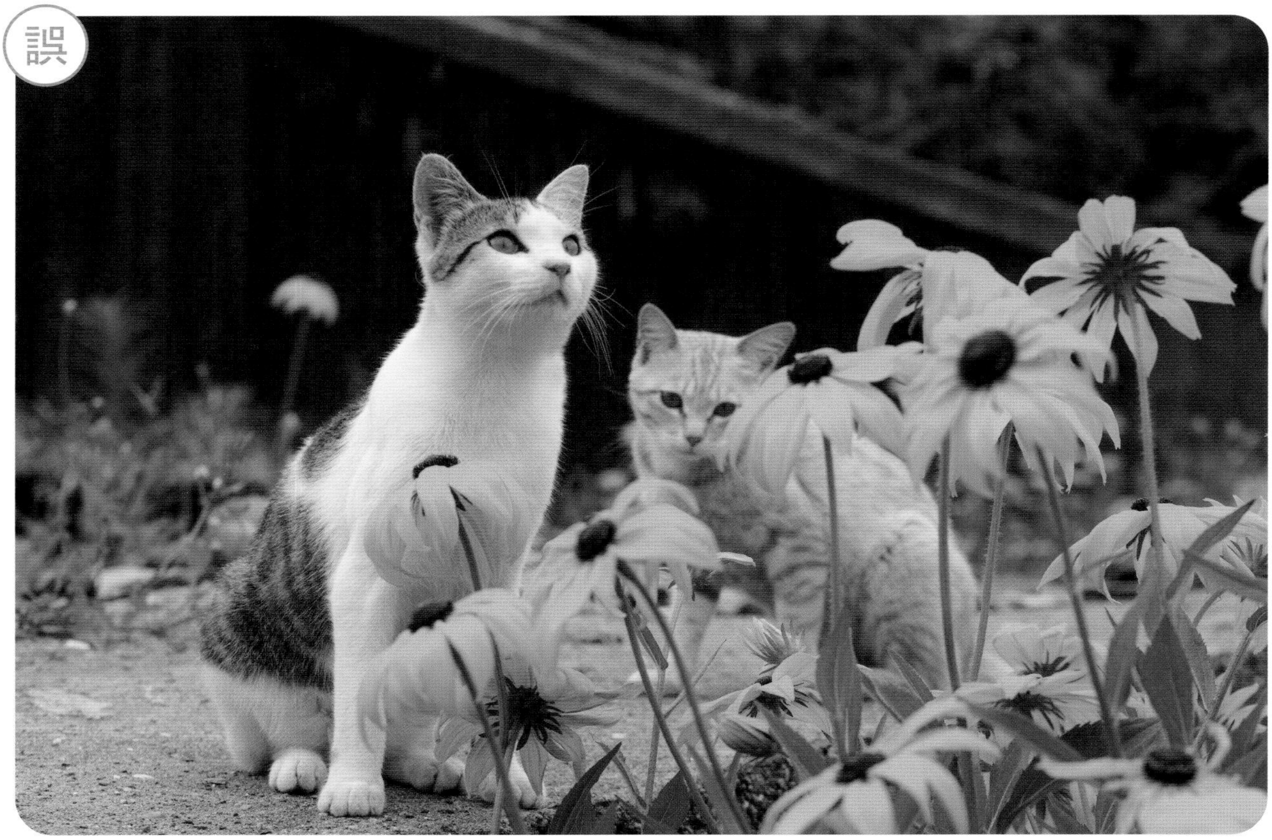

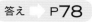

54

まちがい探し　反転まちがい探し　同じ写真探し

枝の先が気になります

上と下の写真から、ちがうところを5つ探しましょう

日付　／

時間　分　秒

答え ➡ P78

正

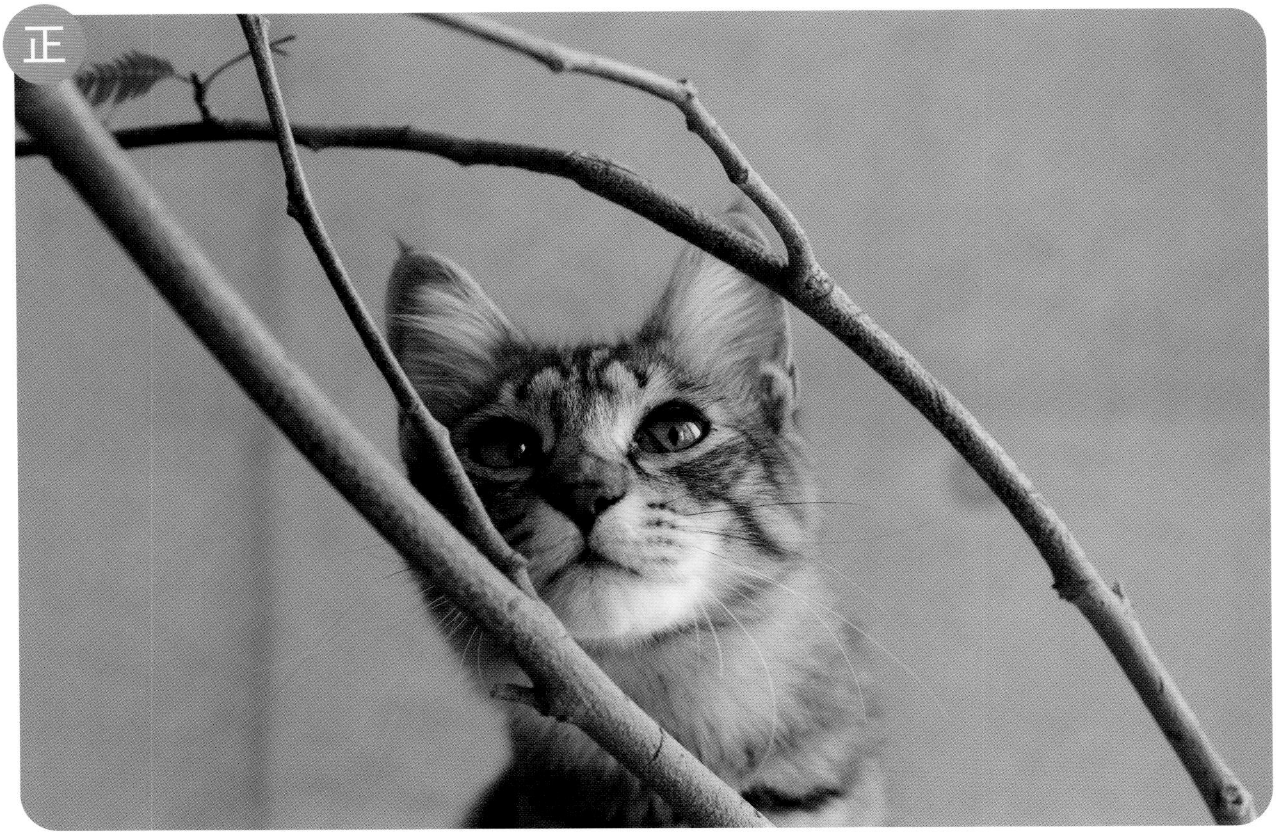

誤

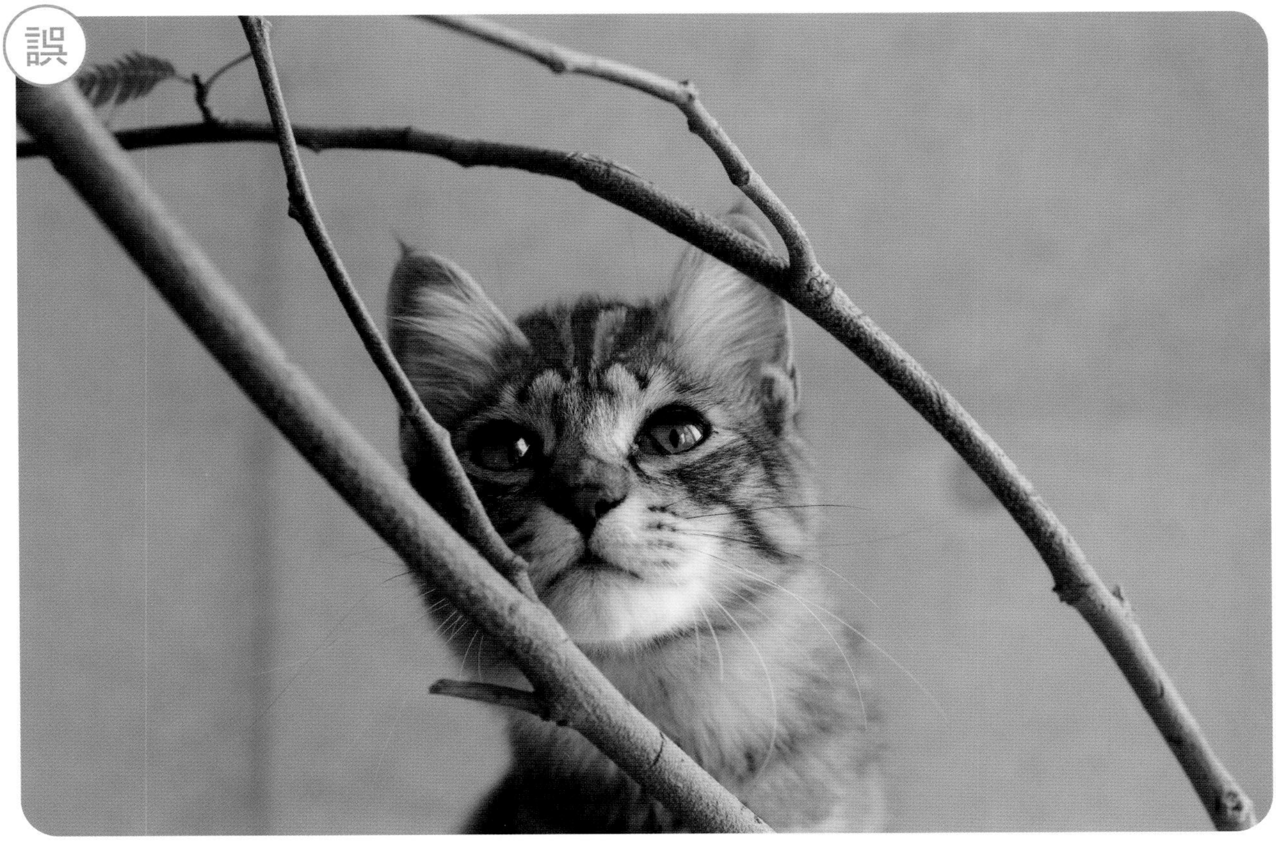

55

まちがい探し　反転まちがい探し　同じ写真探し

ちょっとひと休み

上と下の写真から、ちがうところを5つ探しましょう

日付　／

時間　分　秒

答え P78

正

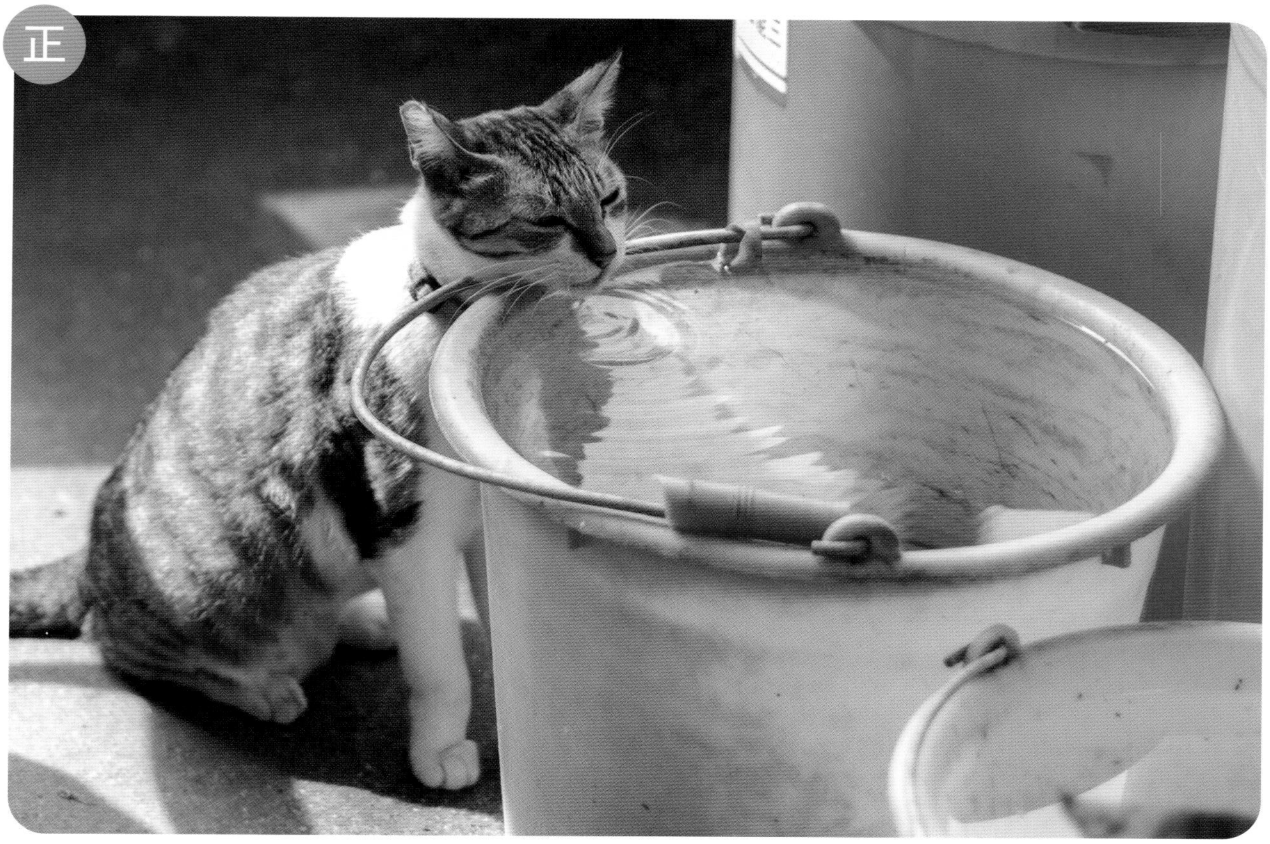

誤

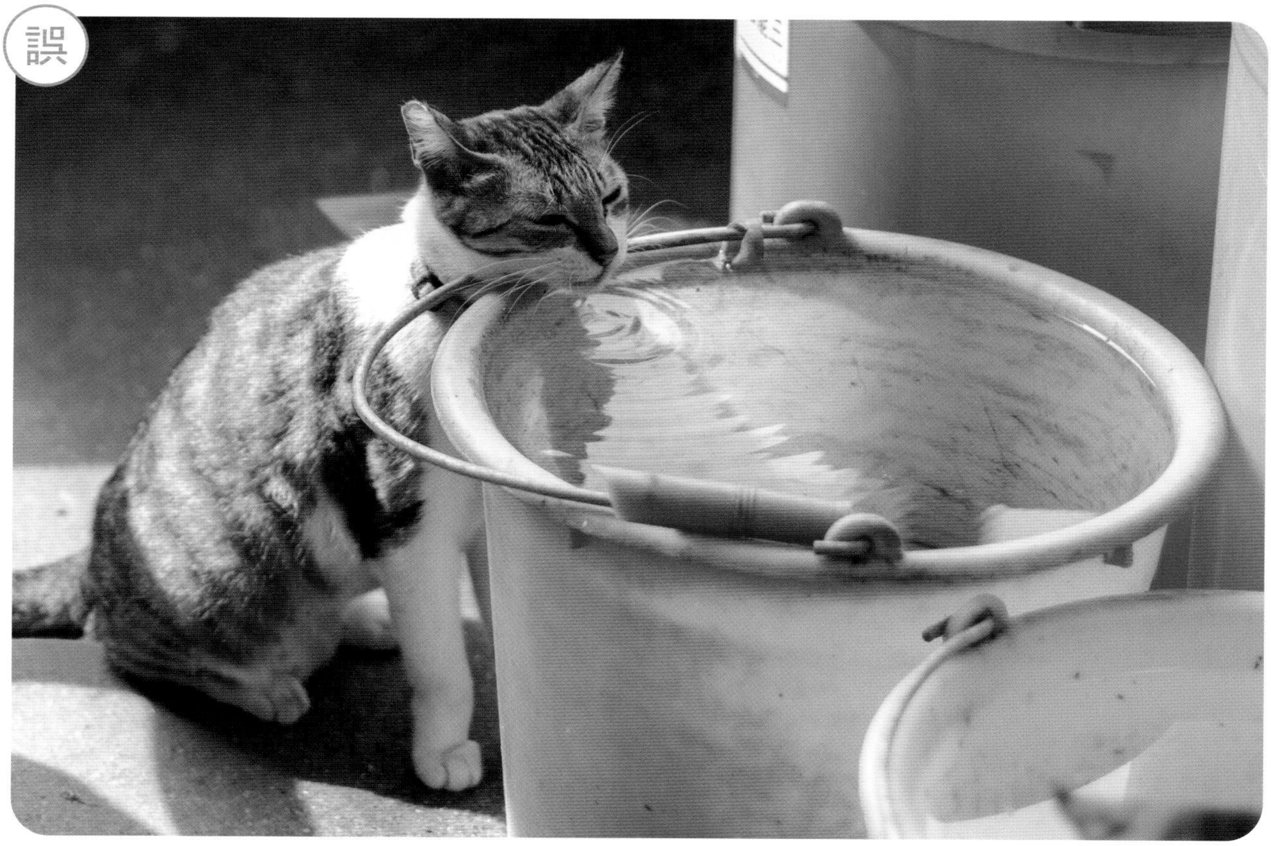

56 いいバランス感覚してるでしょ？

まちがい探し　反転まちがい探し　同じ写真探し

左と右の写真から、ちがうところを5つ探しましょう

日付　／

時間　分　秒

答え P78

正

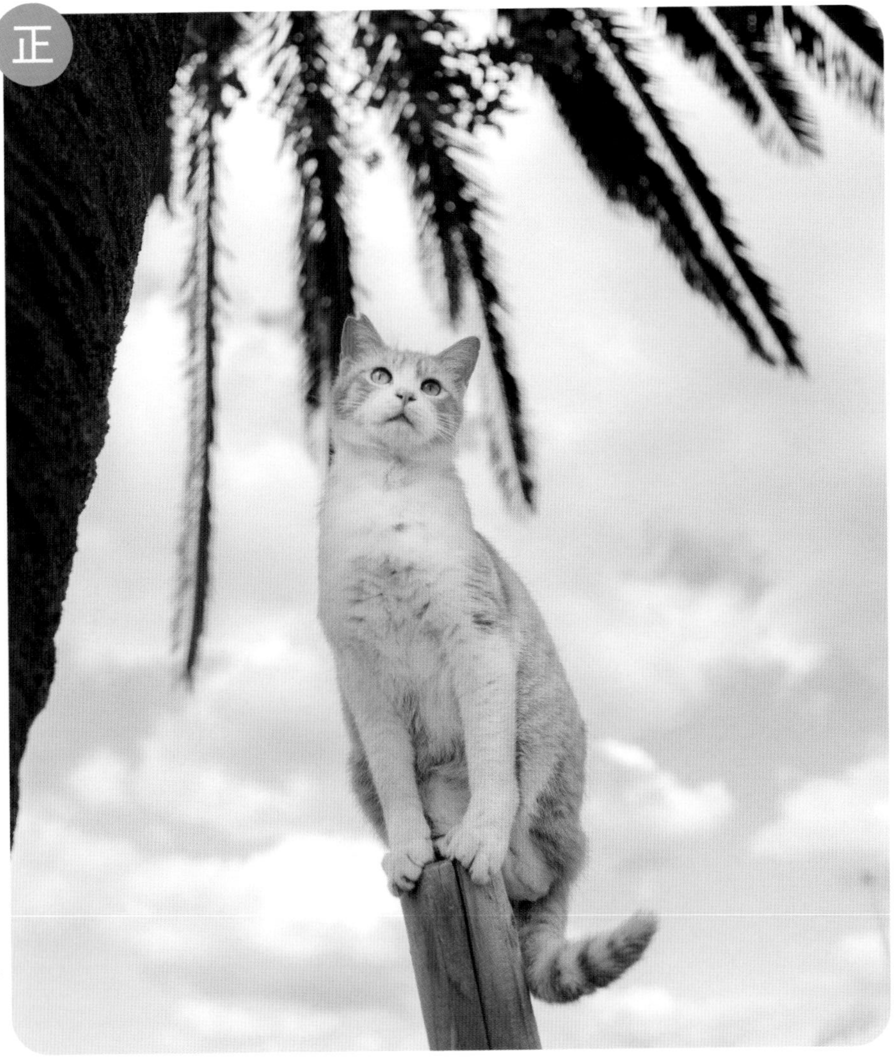

誤

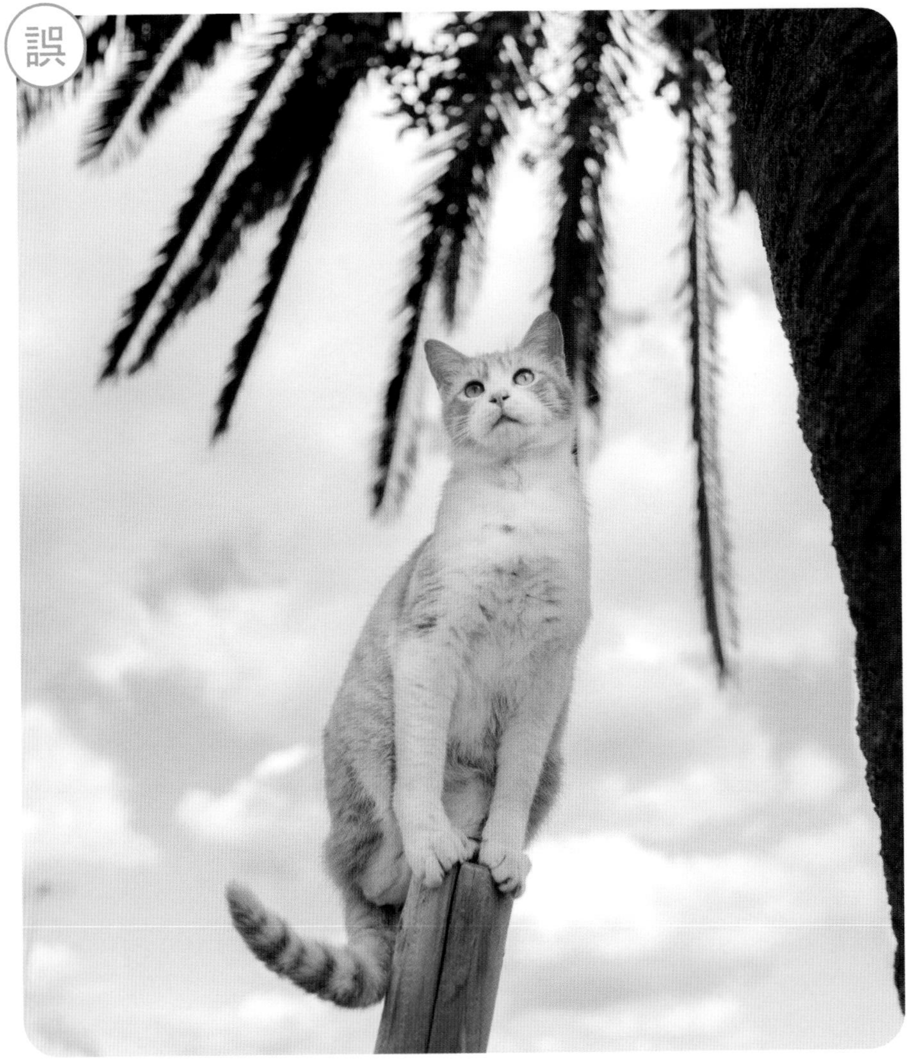

左90度に回転

まちがい探し　反転まちがい探し　同じ写真探し

日付　／

時間　分　秒

答え　P78

57 みんなで寝ましょう

上と下の写真から、ちがうところを5つ探しましょう

正

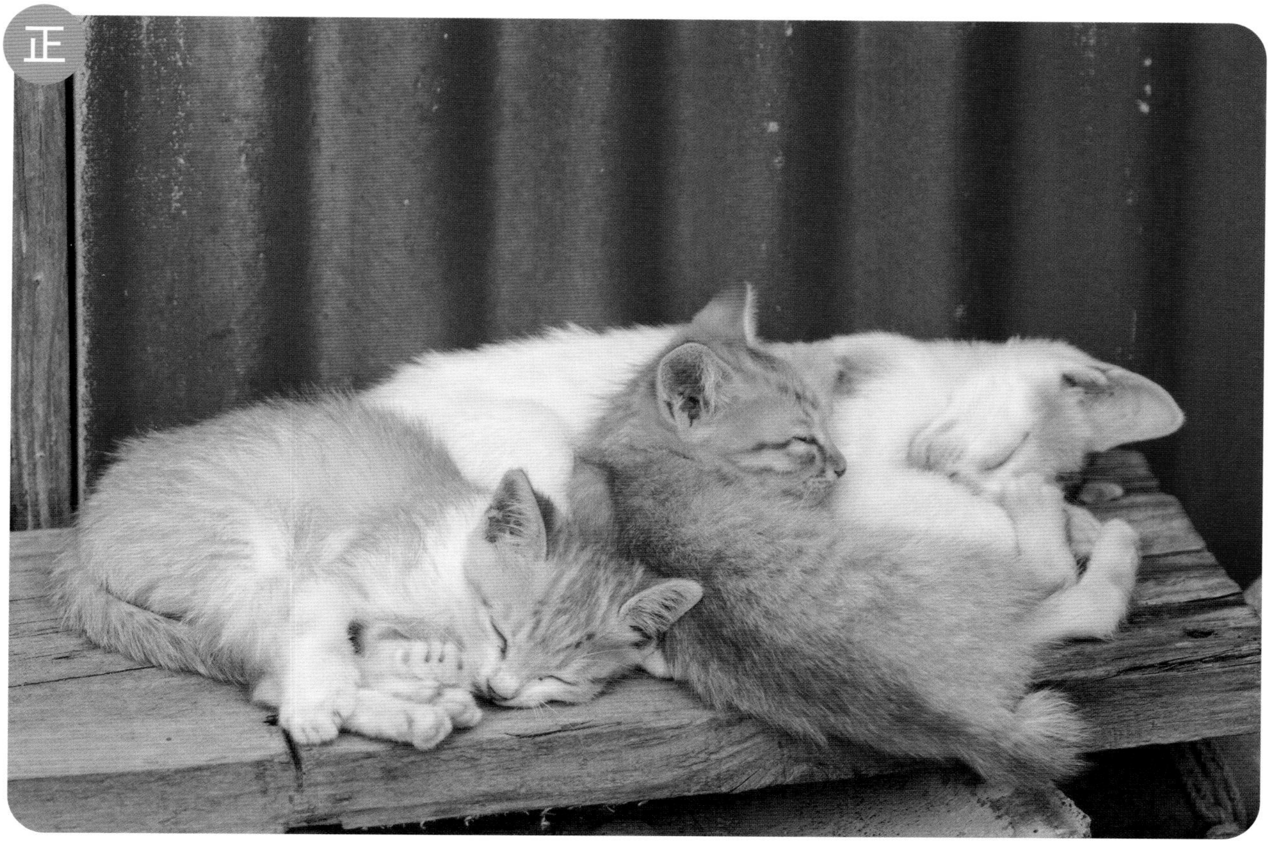

誤

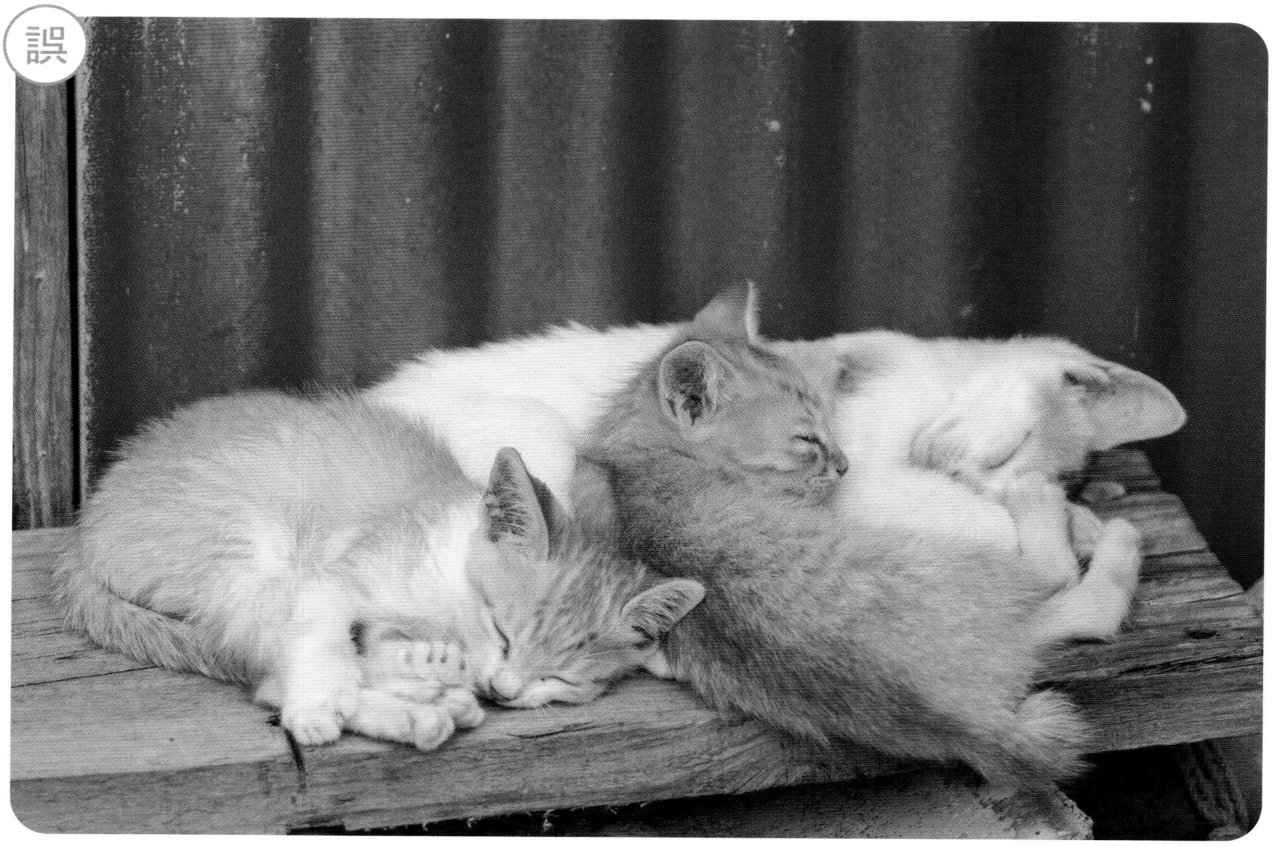

58

まちがい探し　反転まちがい探し　同じ写真探し

そろ～りそろり

上と下の写真から、ちがうところを5つ探しましょう

日付　／

時間　分　秒

答え P78

正

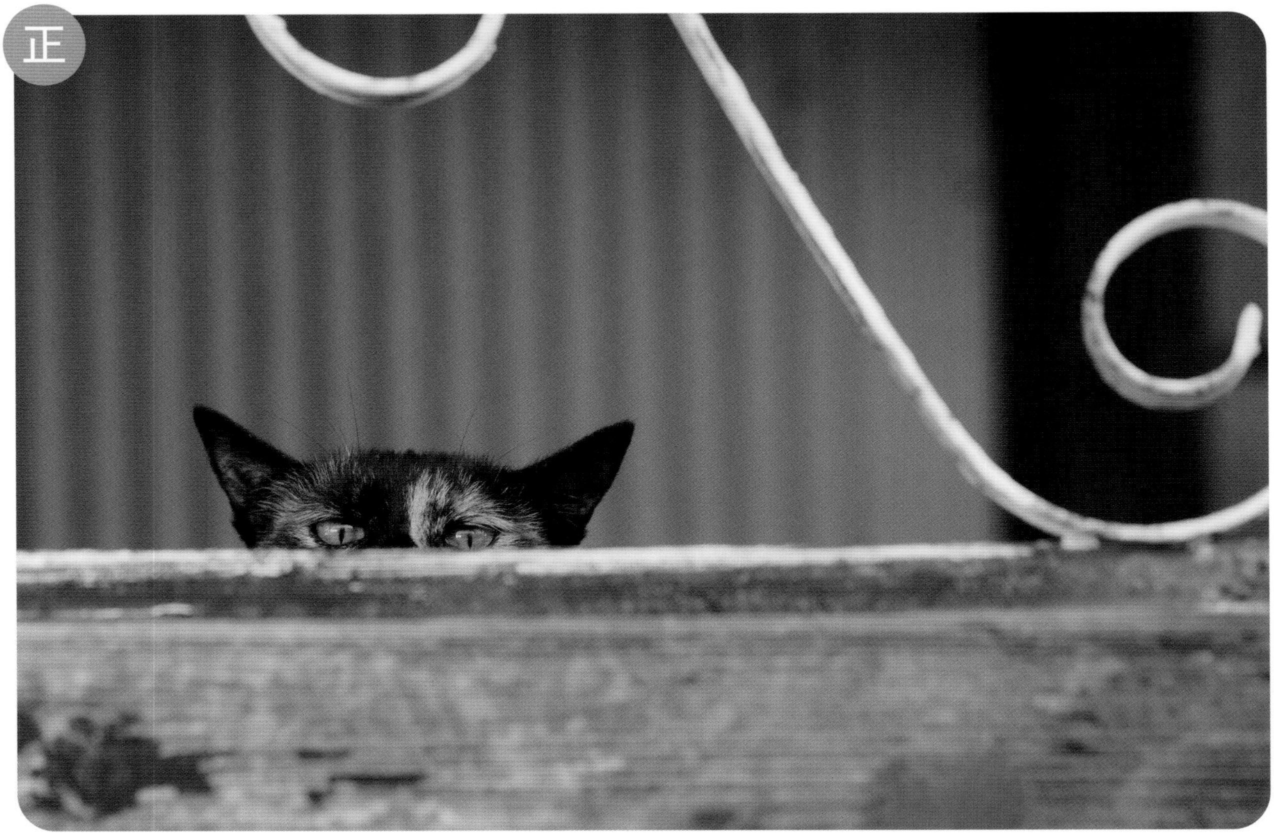

誤

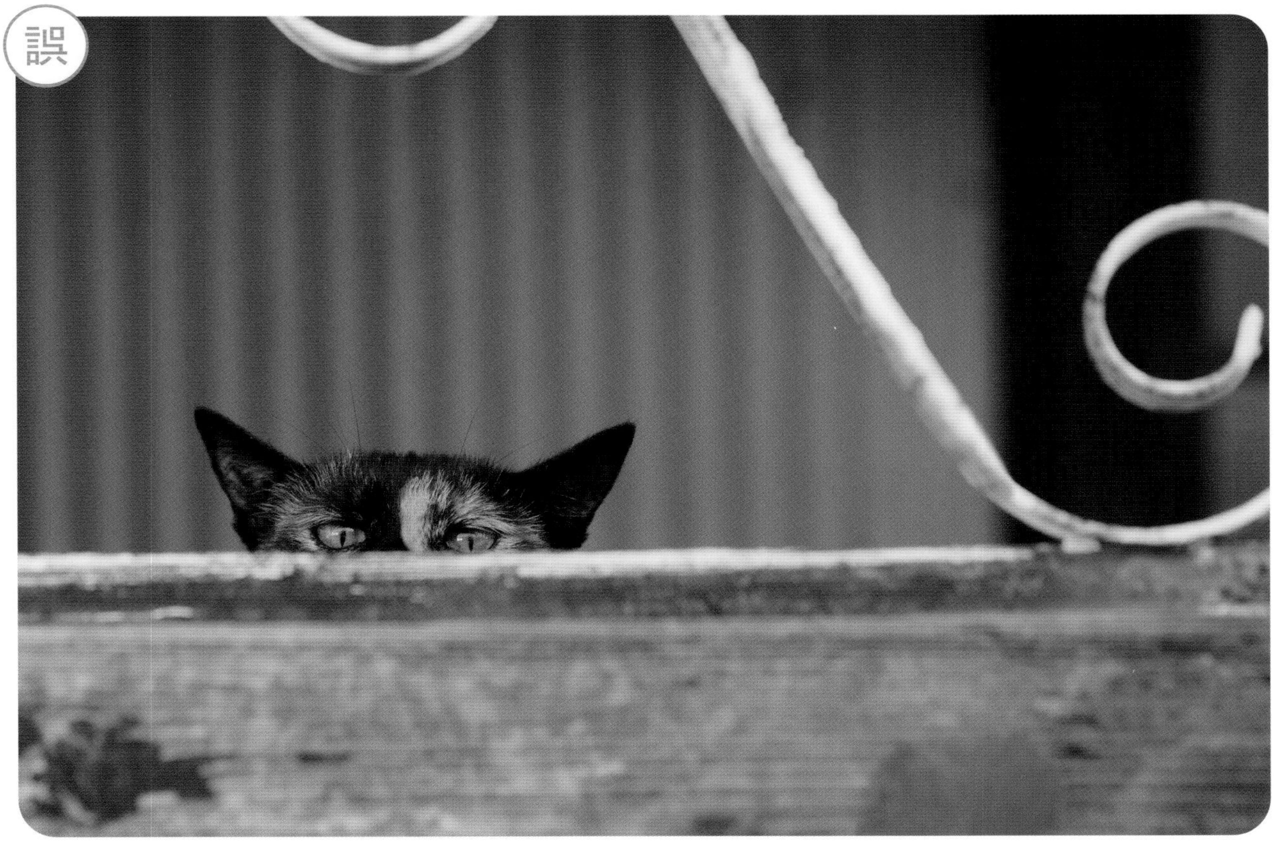

59

まちがい探し　反転まちがい探し　同じ写真探し

あいつどこいったにゃ！

上と下の写真から、ちがうところを5つ探しましょう

日付　／

時間　分　秒

答え P78

正

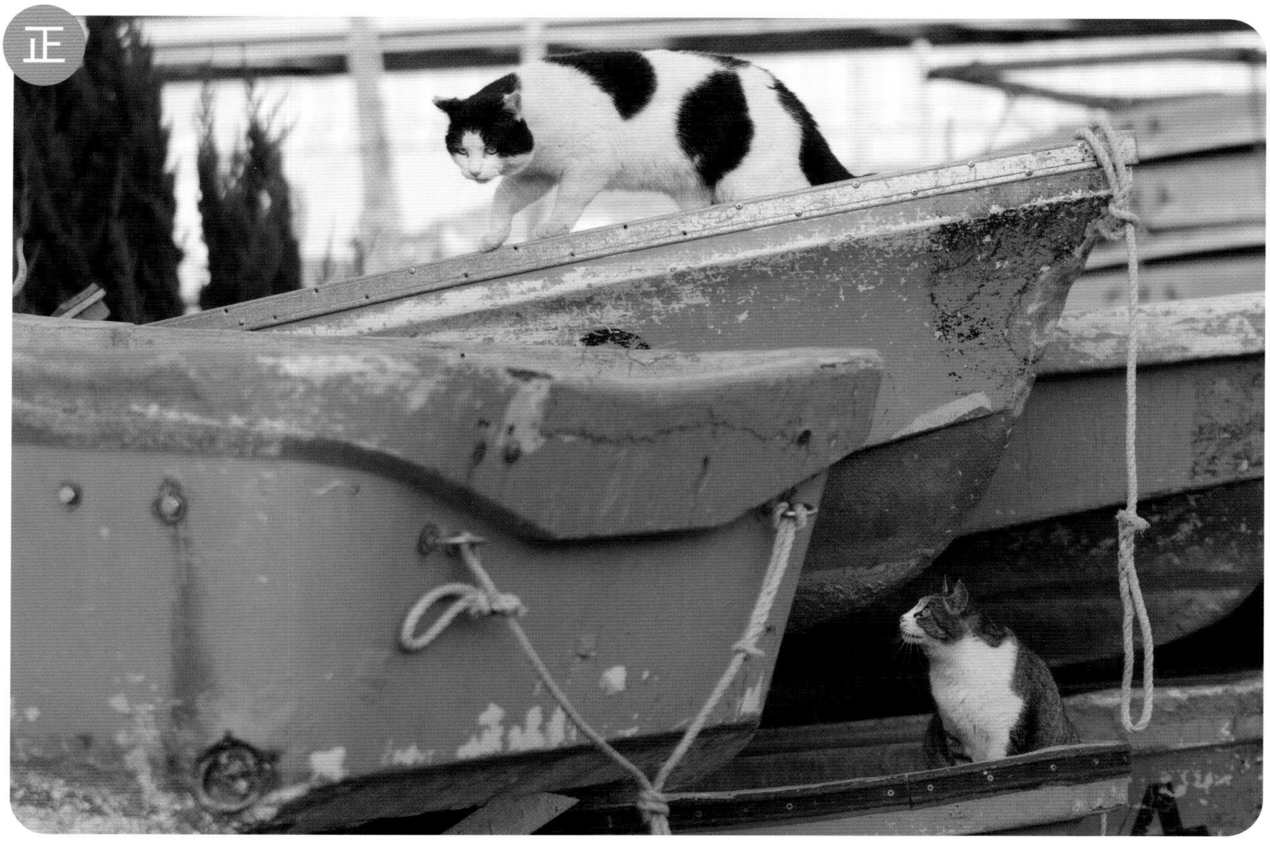

誤

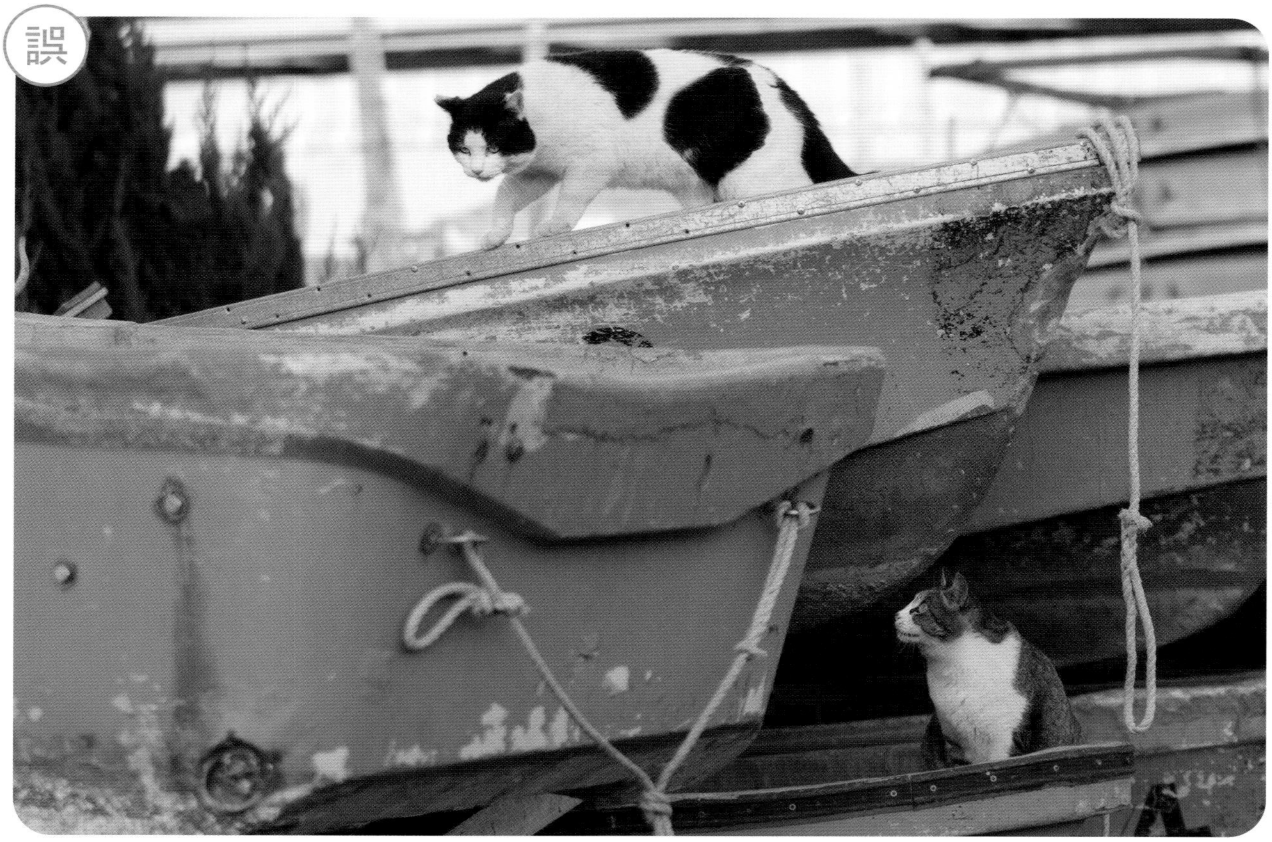

まちがい探し 反転まちがい探し 同じ写真探し

日付 ／

時間 分 秒

答え P78

60 なにか、くれるんですか？

A～Eの中に見本と**同じ写真**が１枚あります。同じ写真を探しましょう

見本

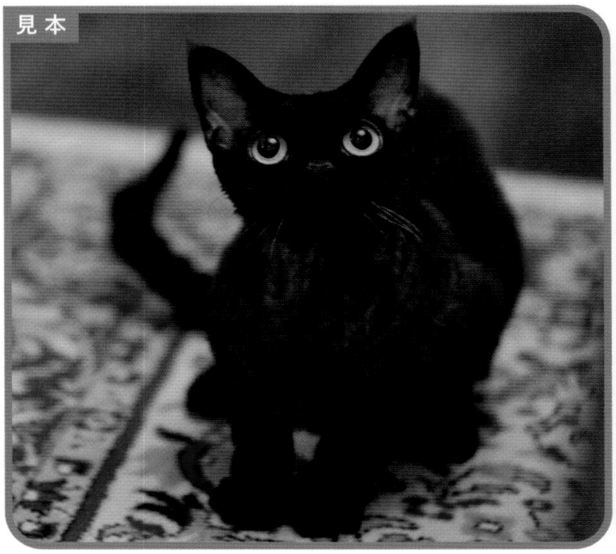

A

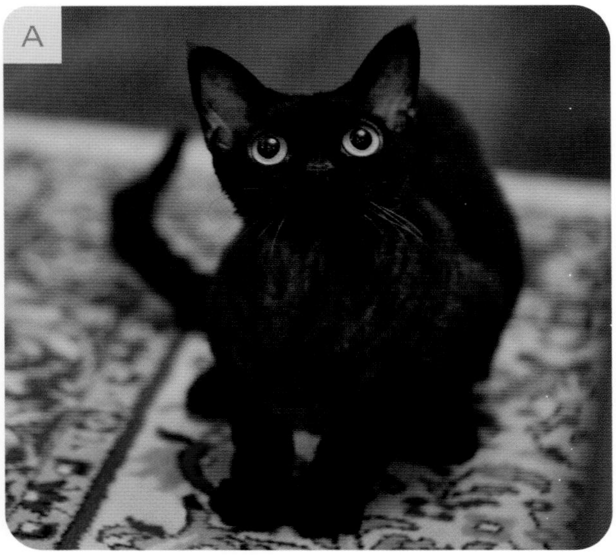

B

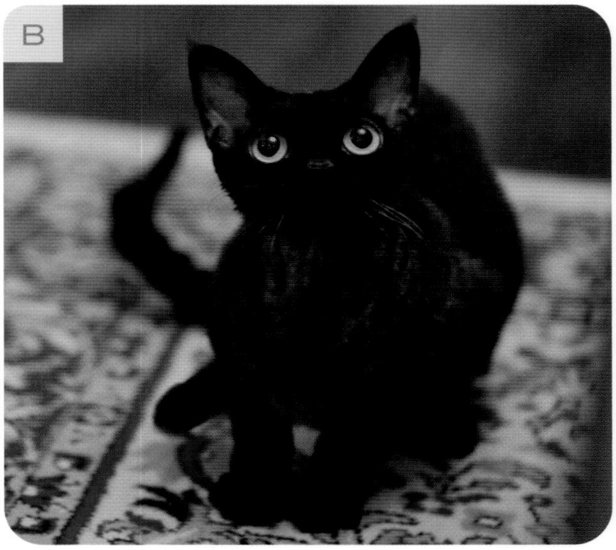

C

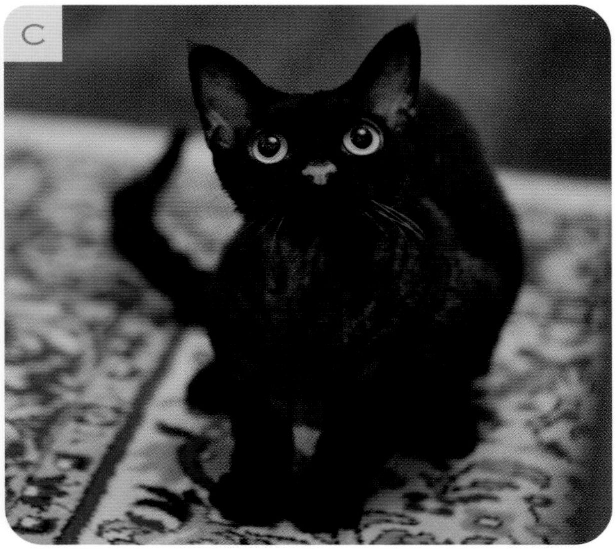

D

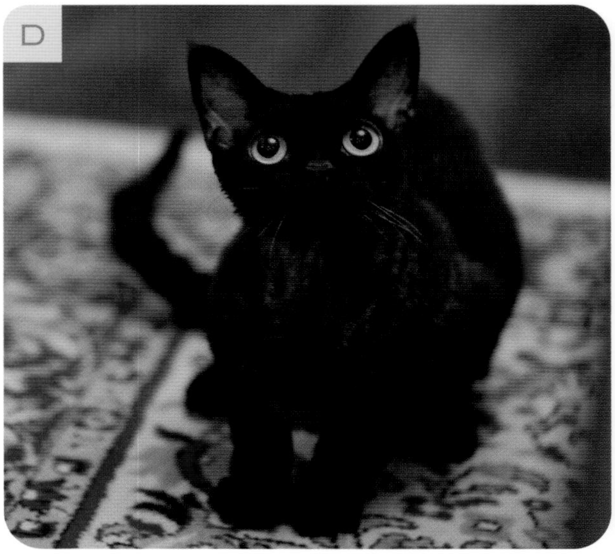

E

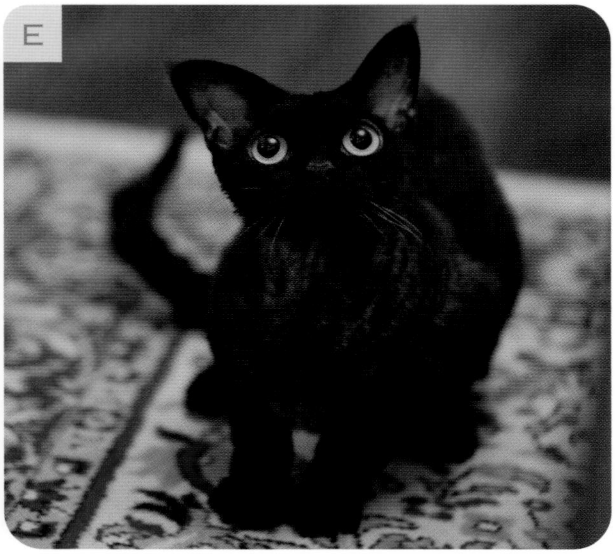

61

まちがい探し　反転まちがい探し　同じ写真探し

ここからこっそり観察にゃ

上と下の写真から、ちがうところを5つ探しましょう

日付　／
時間　分　秒
答え P79

正

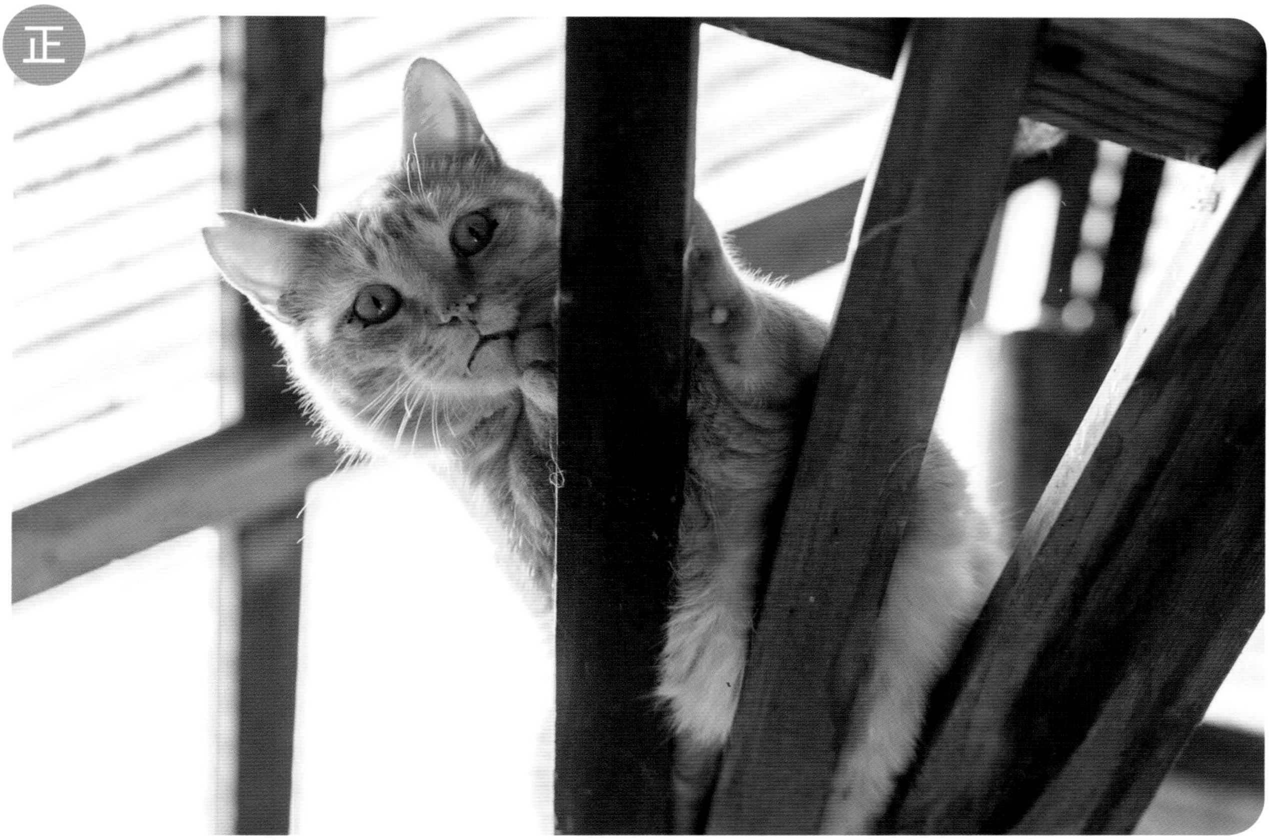

誤

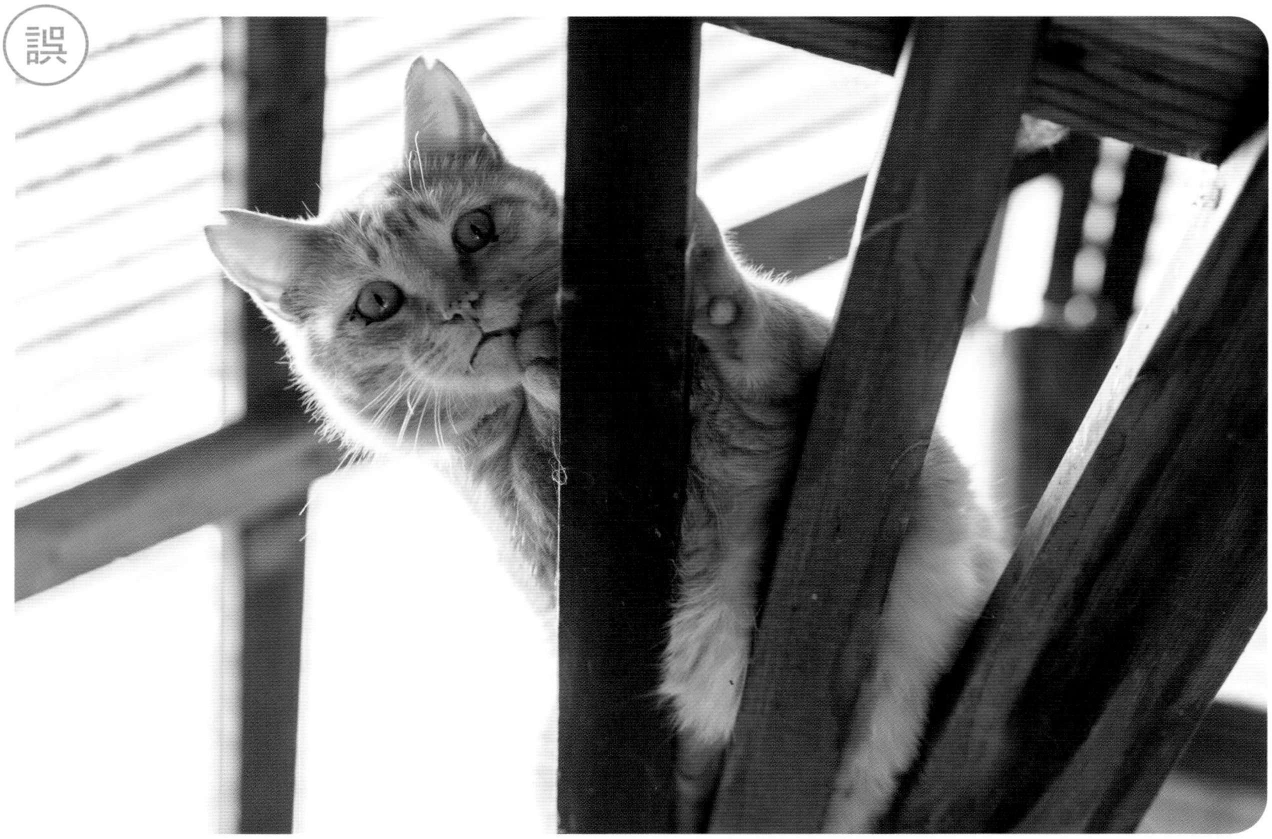

62

まちがい探し　反転まちがい探し　同じ写真探し

おかわりください！

上と下の写真から、ちがうところを5つ探しましょう

日付　／

時間　分　秒

答え ➡ P79

正

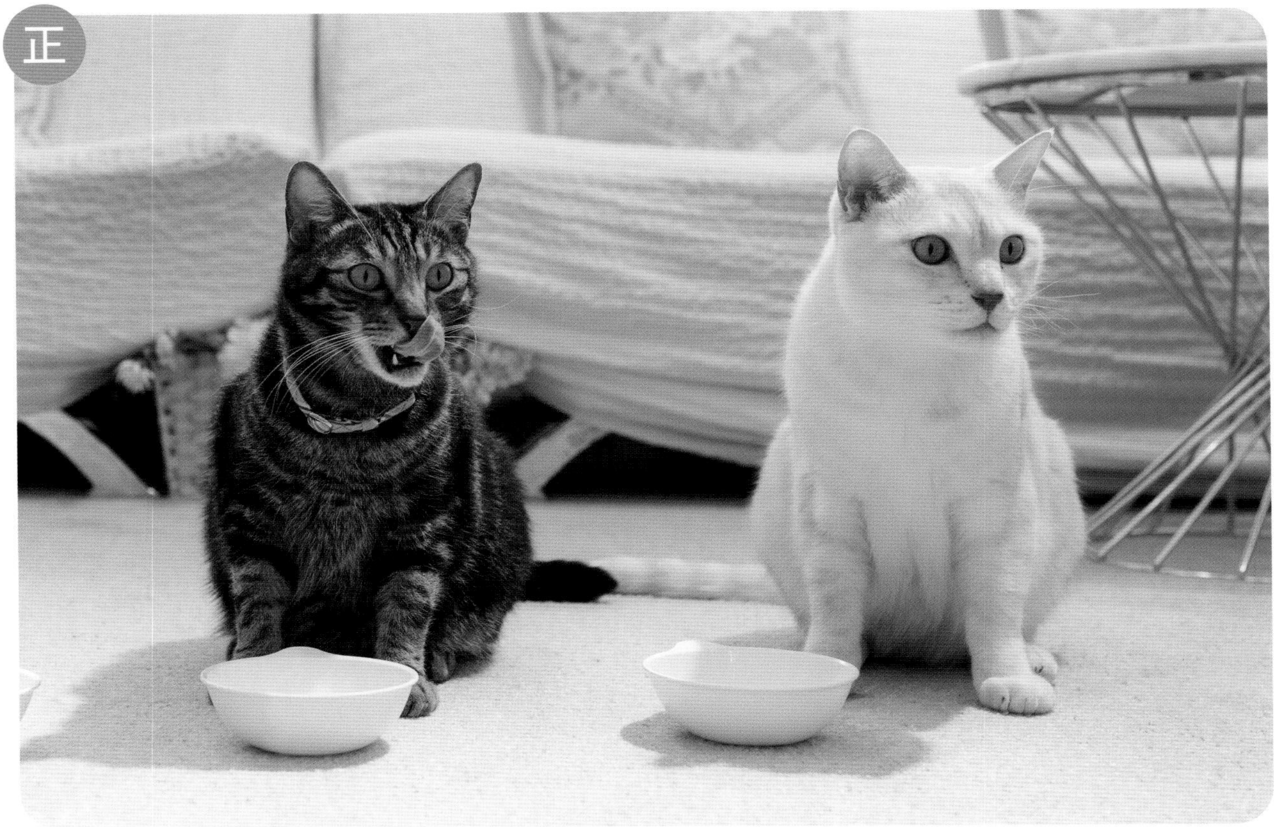

誤

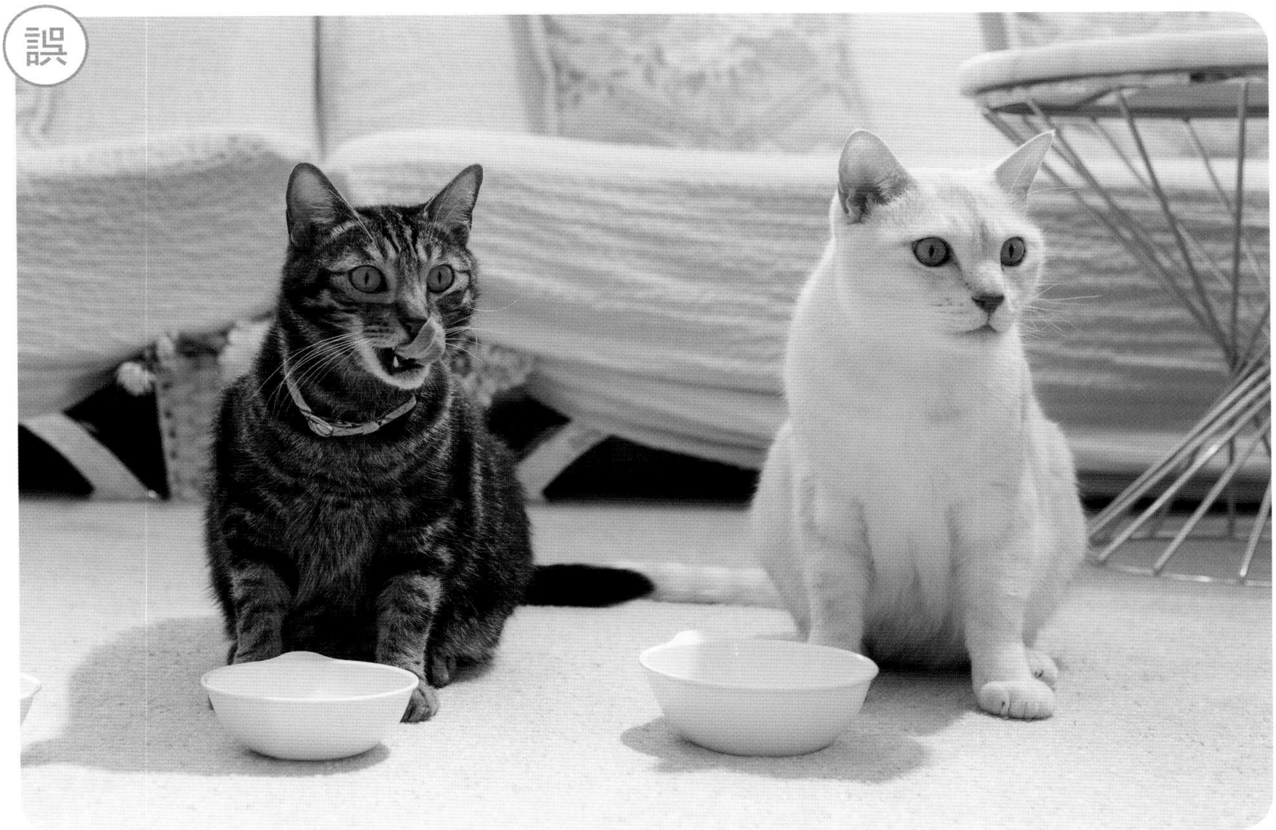

まちがい探し　反転まちがい探し　同じ写真探し

63 眠くなってきちゃった

上と下の写真から、ちがうところを5つ探しましょう

日付　／

時間　分　秒

答え ➡ P79

正

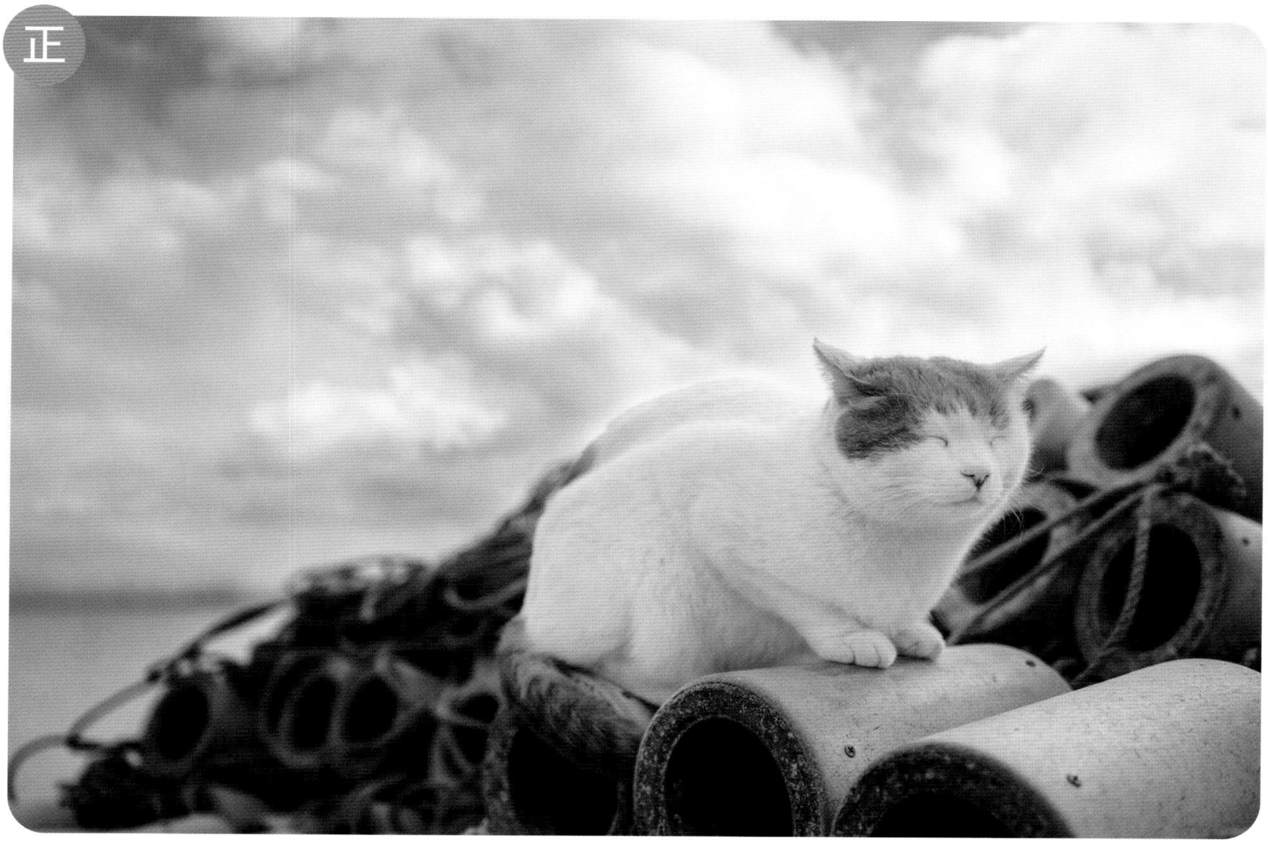

誤

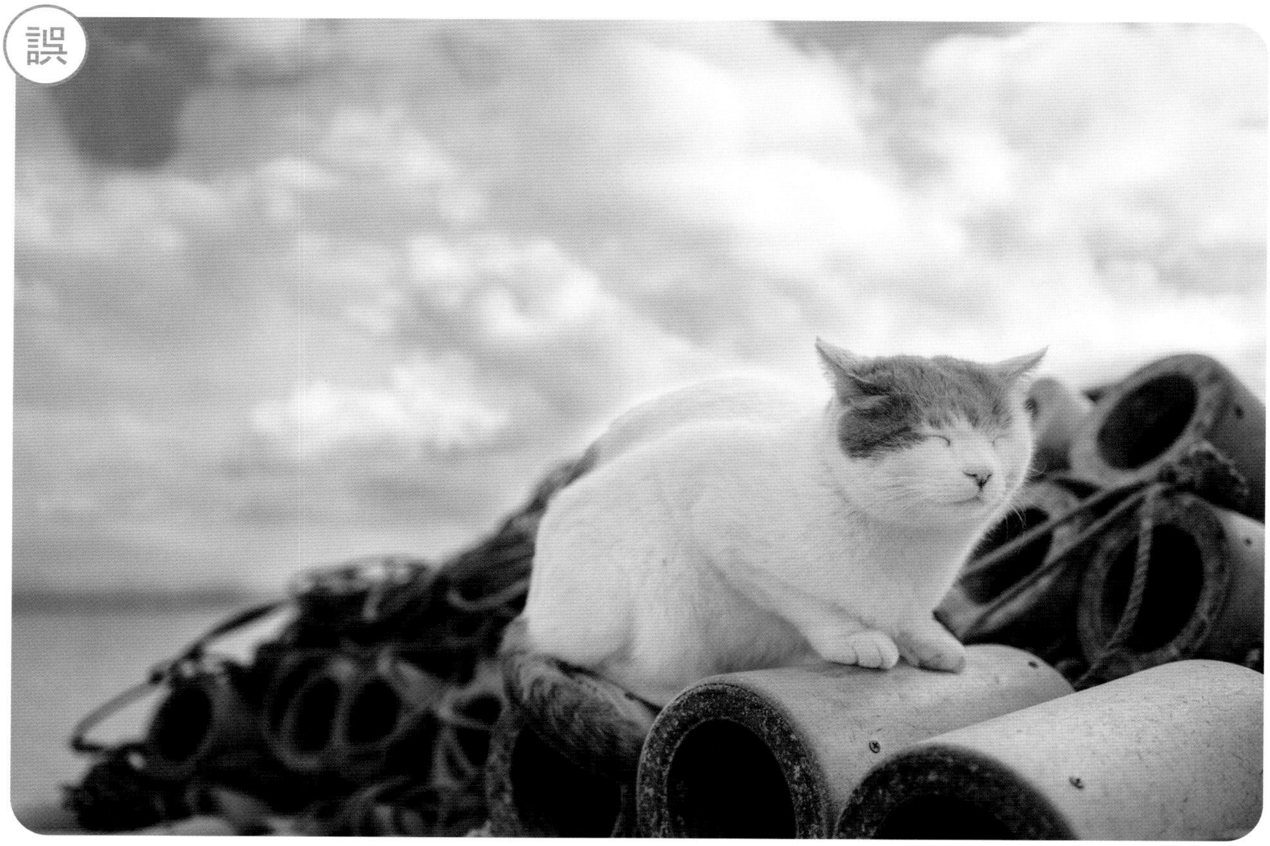

64

まちがい探し　反転まちがい探し　同じ写真探し

大暴れしちゃうぞ！

日付　／

時間　分　秒

答え ➡ P79

左と右の写真から、ちがうところを5つ探しましょう

正

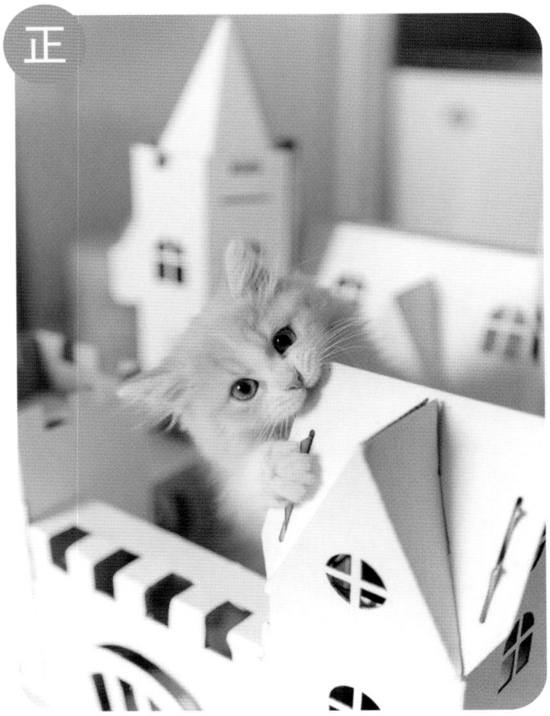

誤

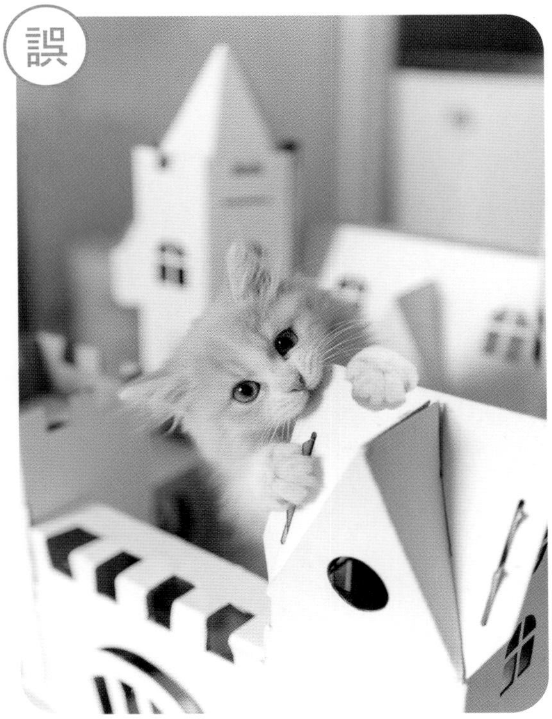

65

まちがい探し　反転まちがい探し　同じ写真探し

がまんできないにゃー

日付　／

時間　分　秒

答え ➡ P79

左と右の写真から、ちがうところを5つ探しましょう

正

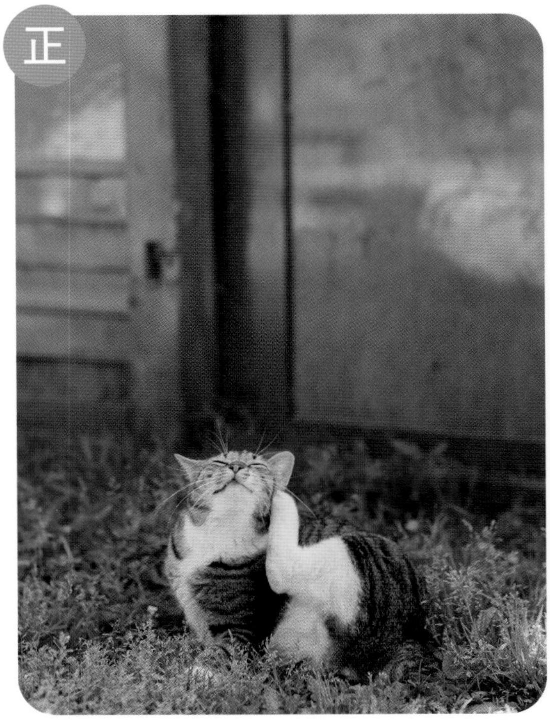

誤

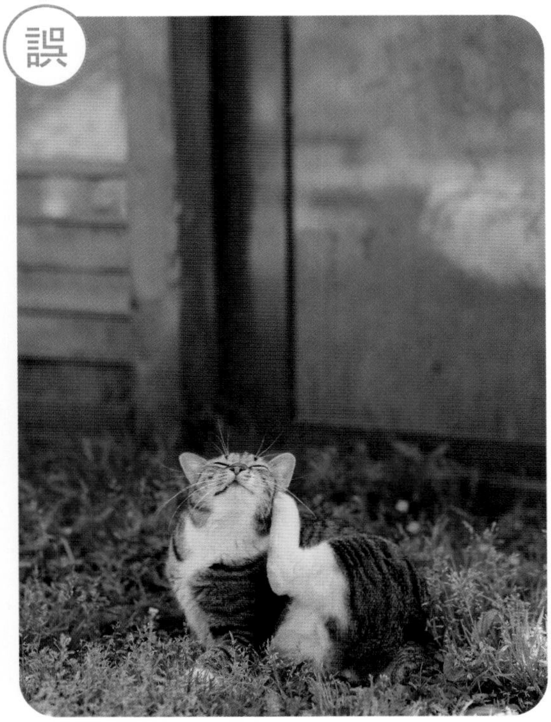

まちがい探し　反転まちがい探し　同じ写真探し

66 これは本物ですか？

上と下の写真から、ちがうところを5つ探しましょう

日付　／

時間　分　秒

答え P79

正

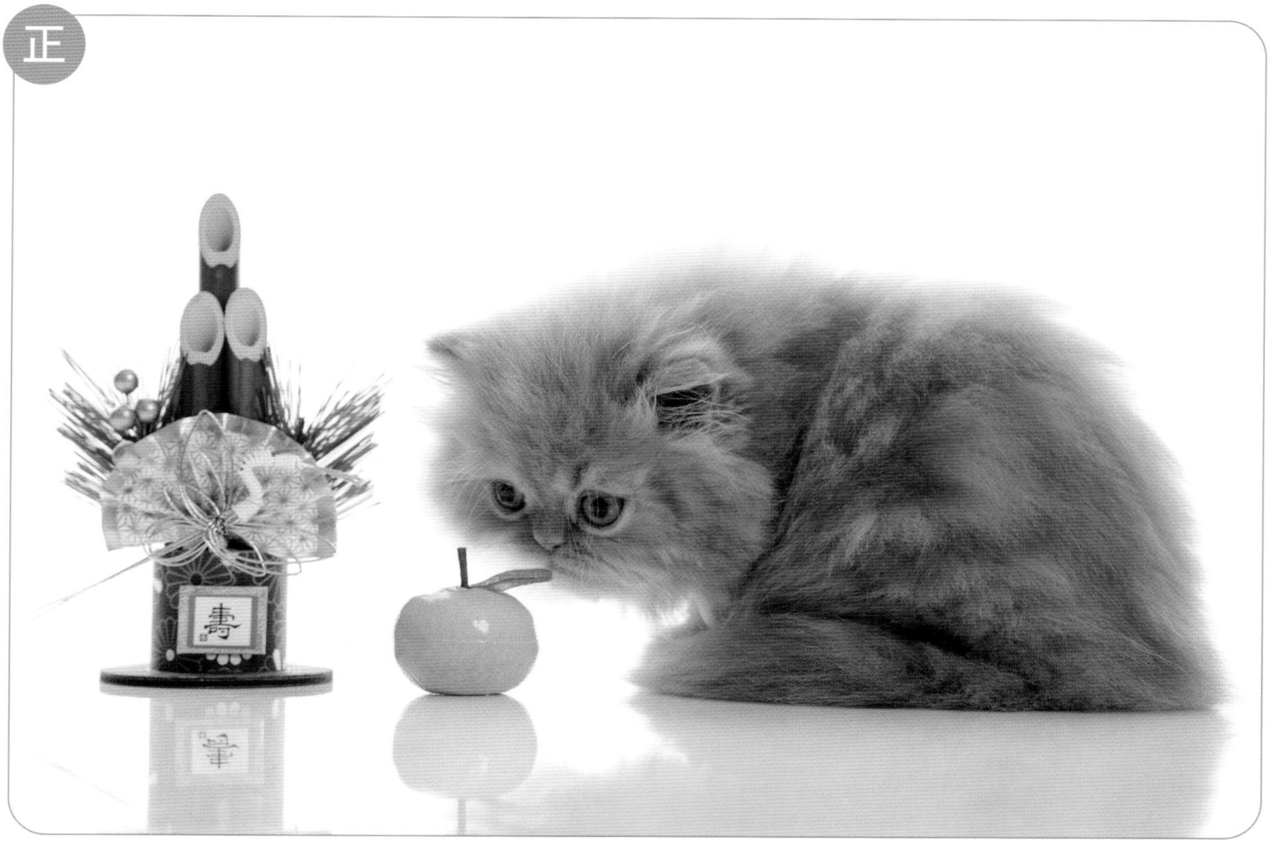

誤

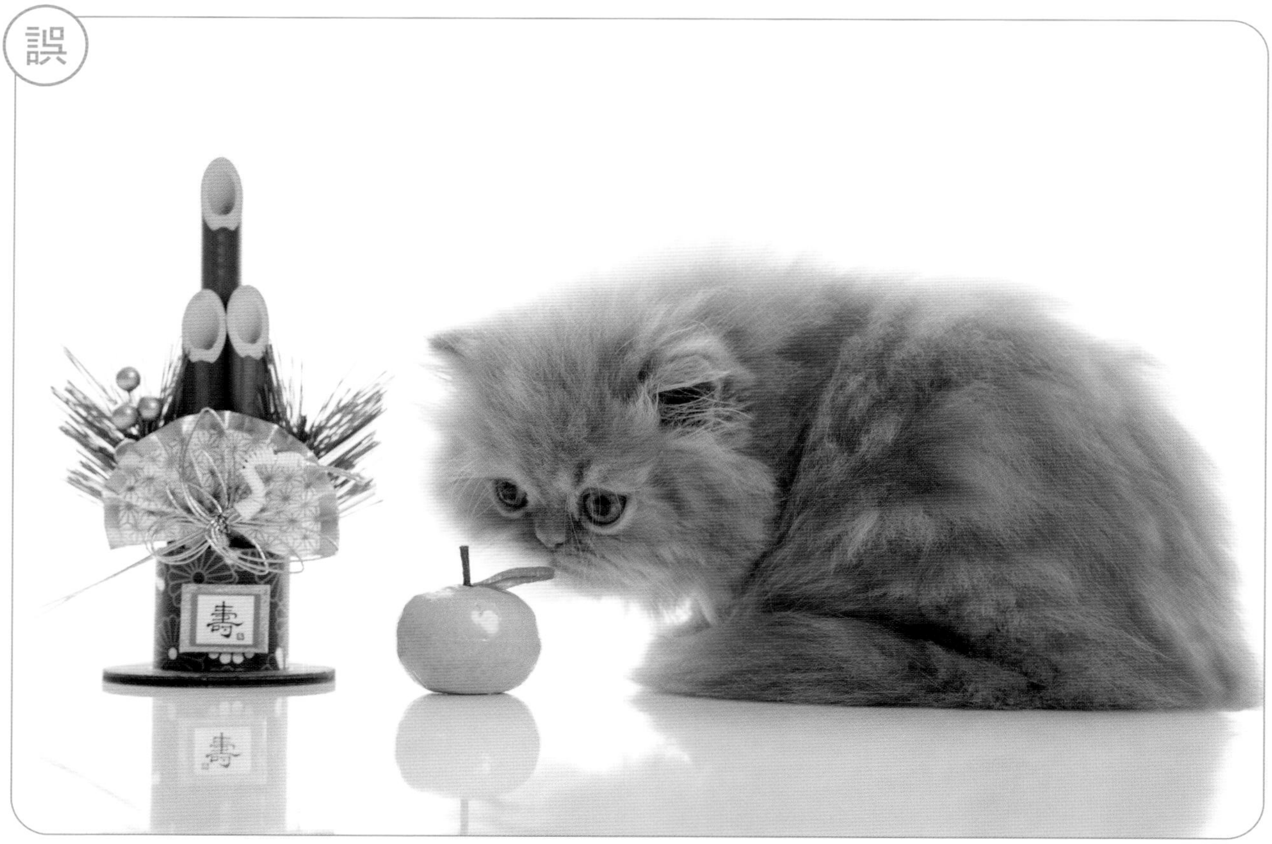

まちがい探し　反転まちがい探し　同じ写真探し

67 ここまで登ってこられる？

A～Eの中に見本と同じ写真が1枚あります。同じ写真を探しましょう

日付　／

時間　分　秒

答え ➡ P79

見本

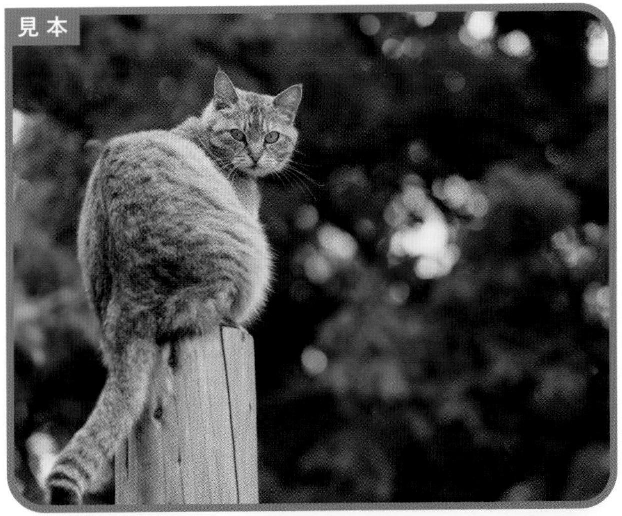

A

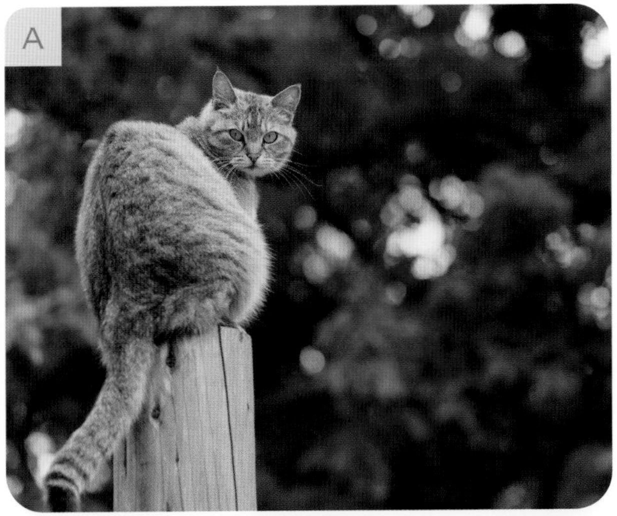

B

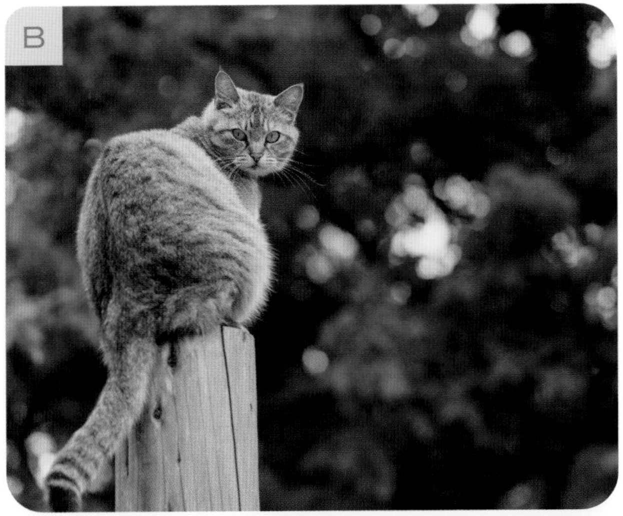

C

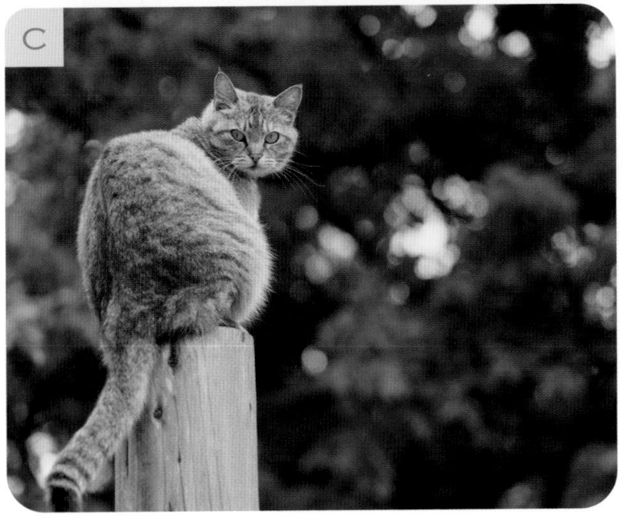

D

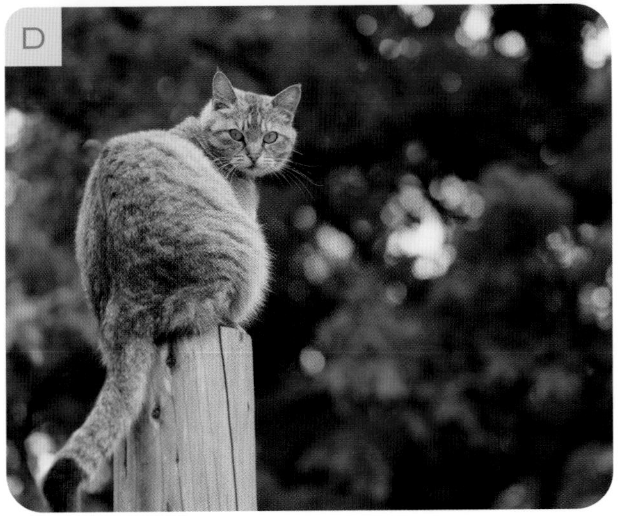

E

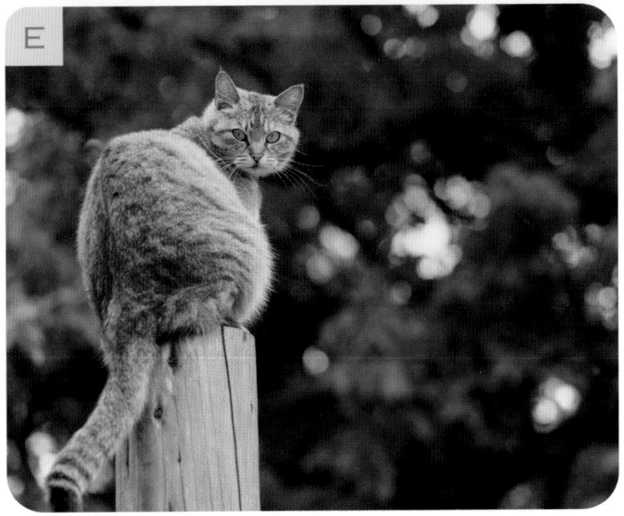

左90度に回転

まちがい探し　反転まちがい探し　同じ写真探し

68

もうちょっと右に詰めて？

上と下の写真から、ちがうところを5つ探しましょう

日付　／

時間　分　秒

答え P79

正

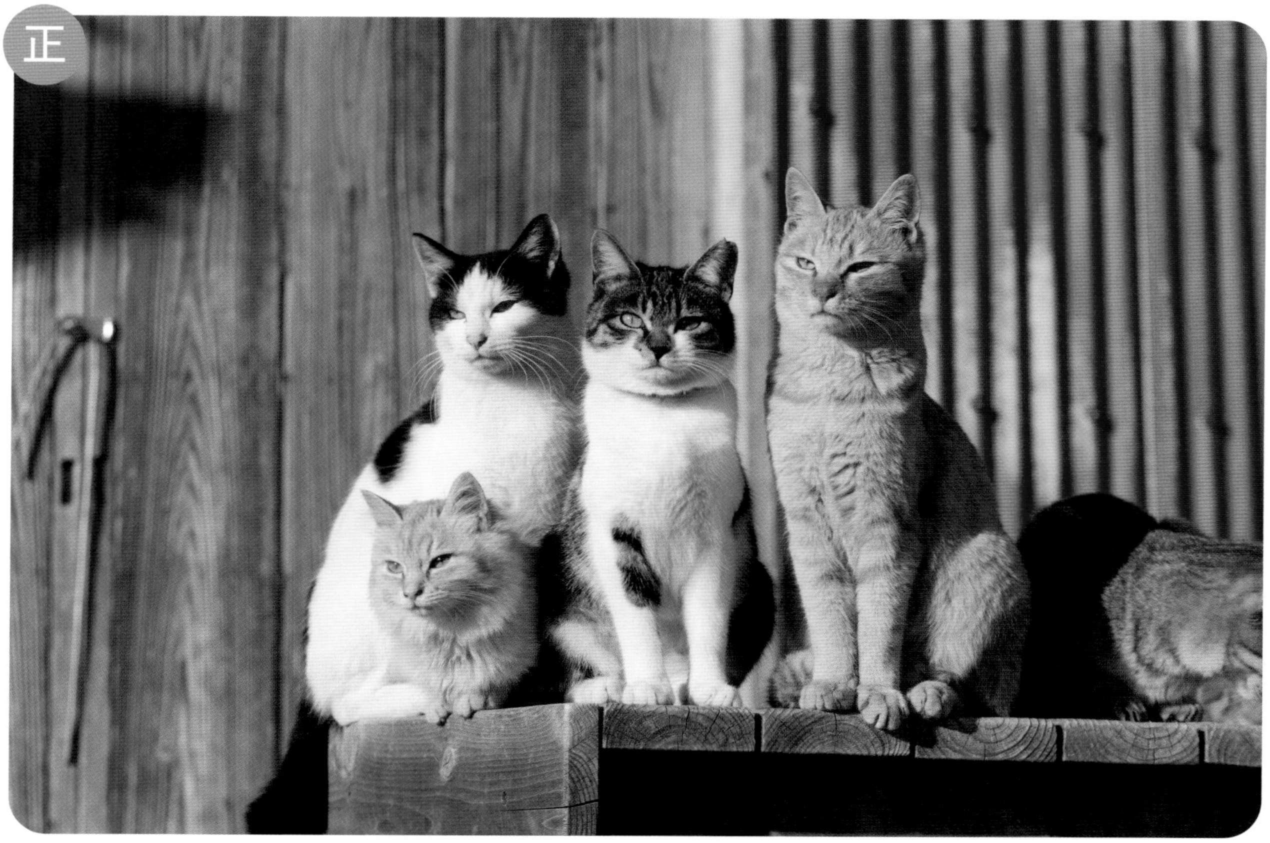

誤

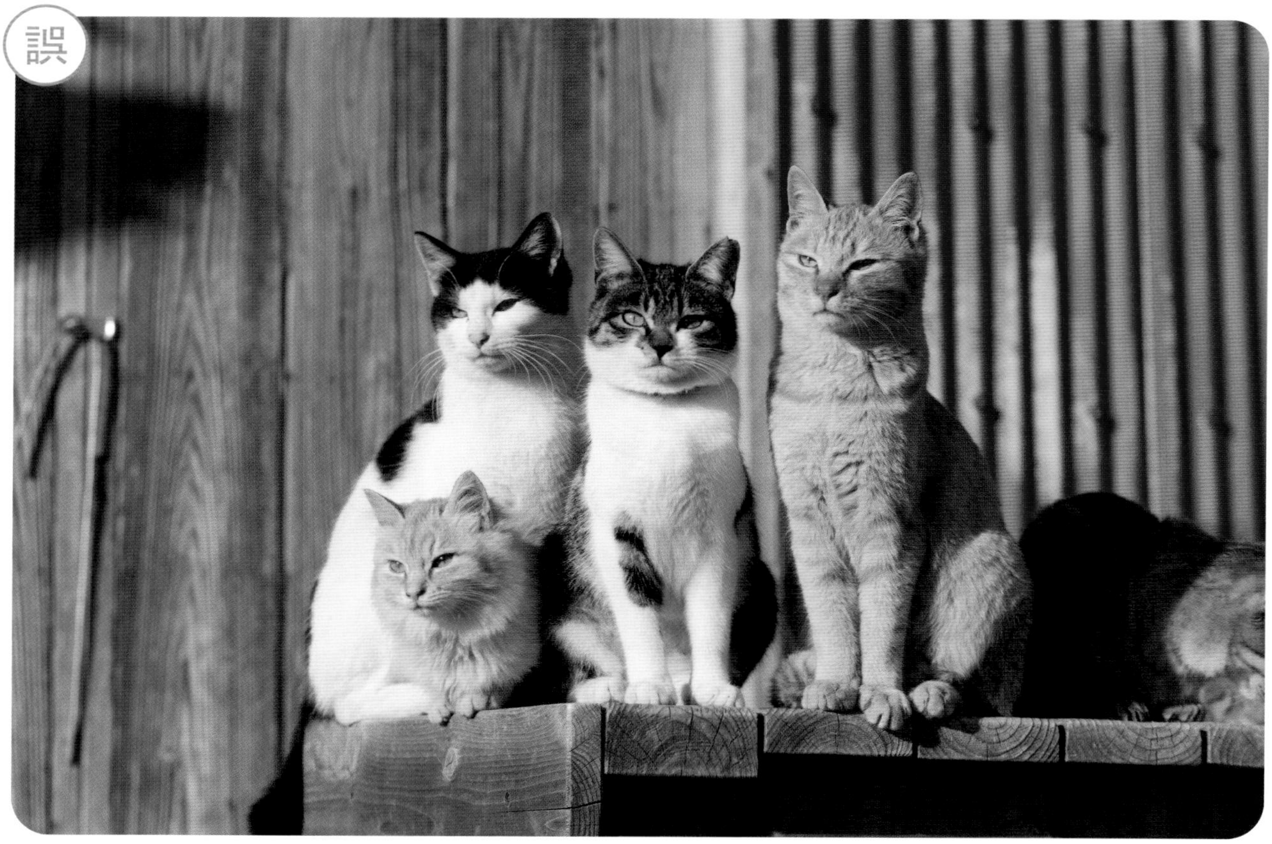

左90度に回転

まちがい探し　反転まちがい探し　同じ写真探し

69 この場所は譲らないにゃ

左と右の写真から、ちがうところを5つ探しましょう

日付　／

時間　分　秒

答え ➡ P79

正

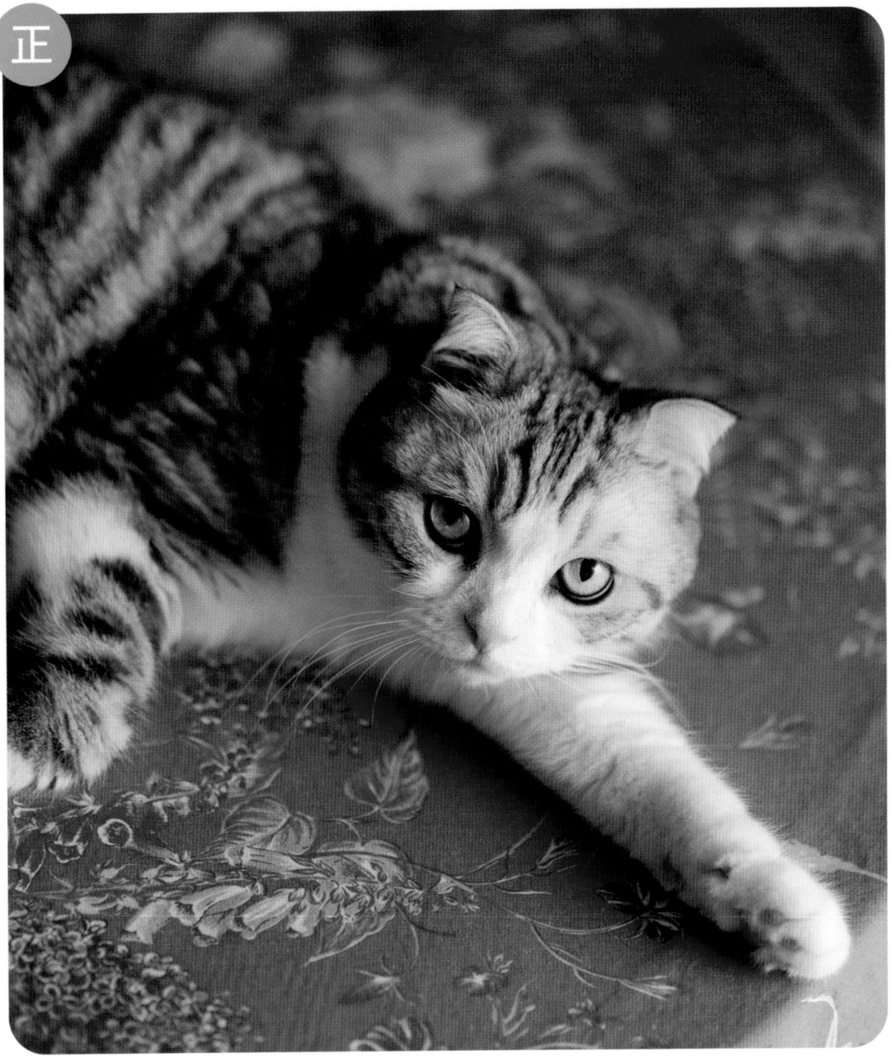

誤

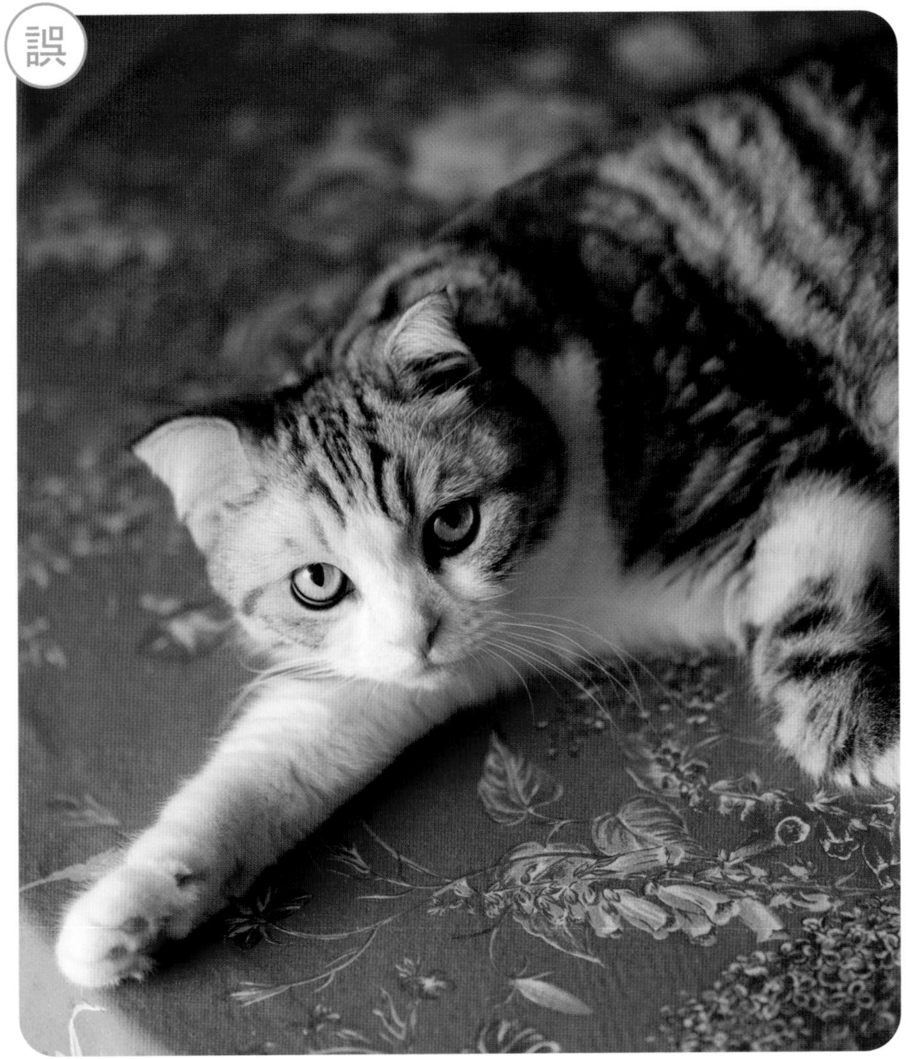

まちがい探し　反転まちがい探し　同じ写真探し

70

一日が終わるのにゃ

上と下の写真から、ちがうところを5つ探しましょう

日付 ／

時間 分 秒

答え P79

正

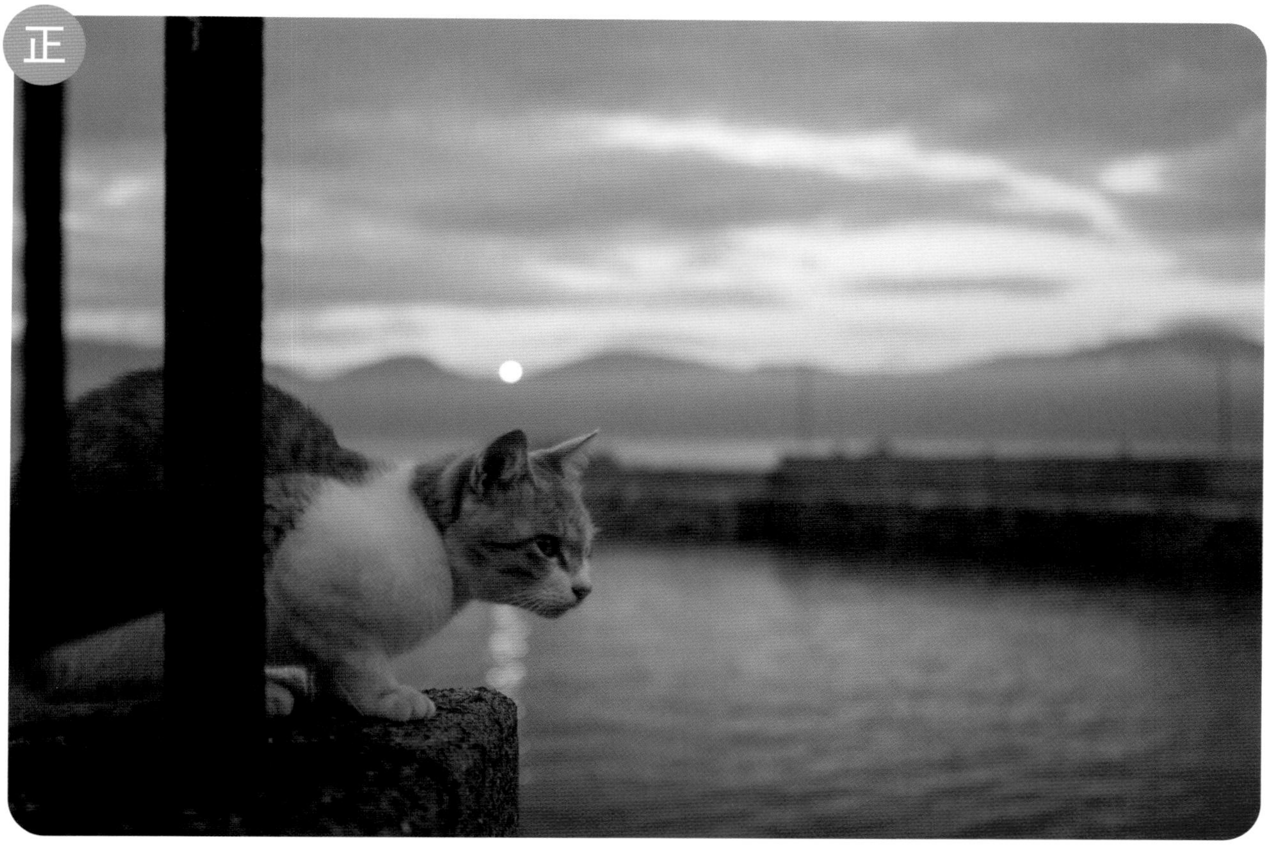

誤

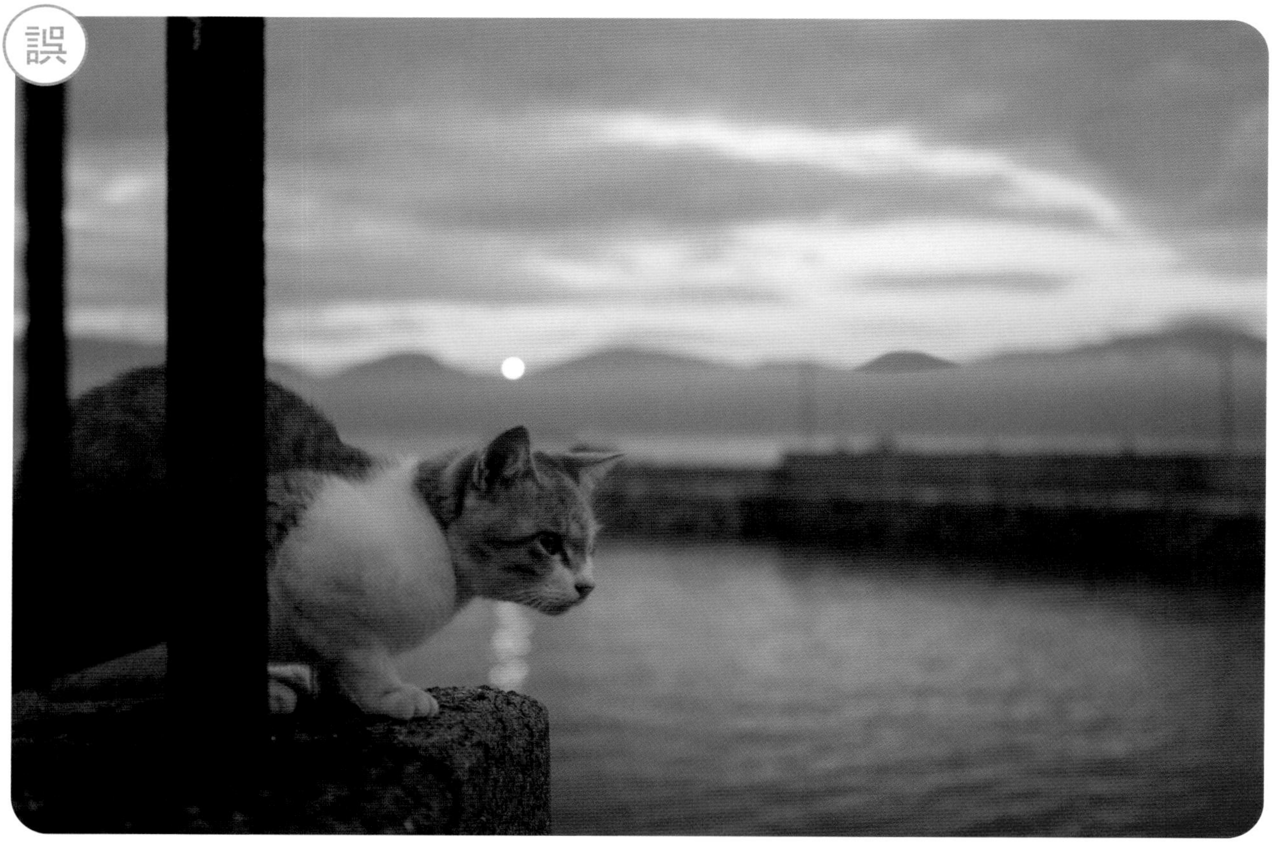

まちがい探しパズルの

解答

印刷の都合上、写真にキズや汚れ、
微妙な色の差が生じる場合がありますが、
まちがいには数えません。

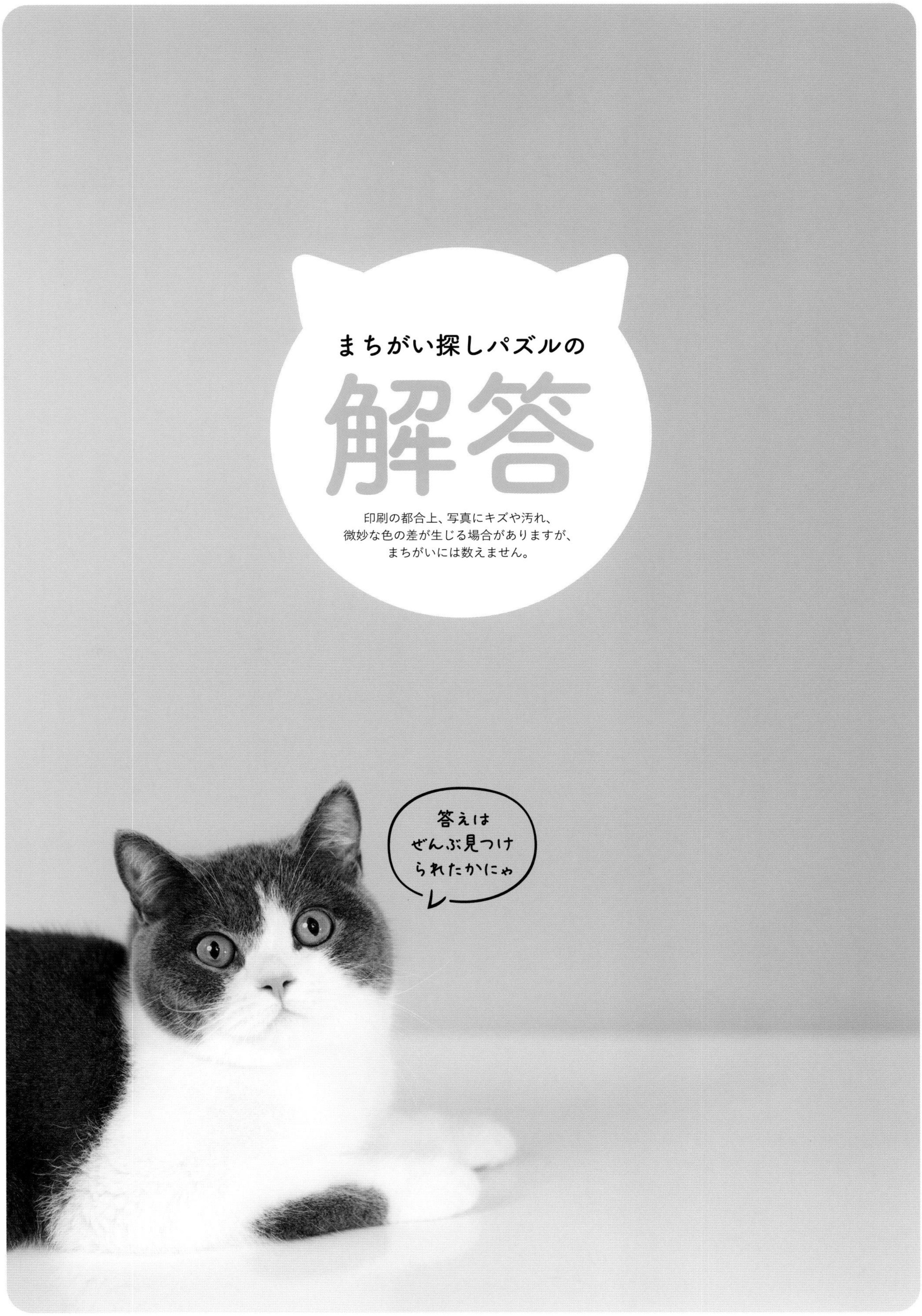

1 季節のお花に囲まれて

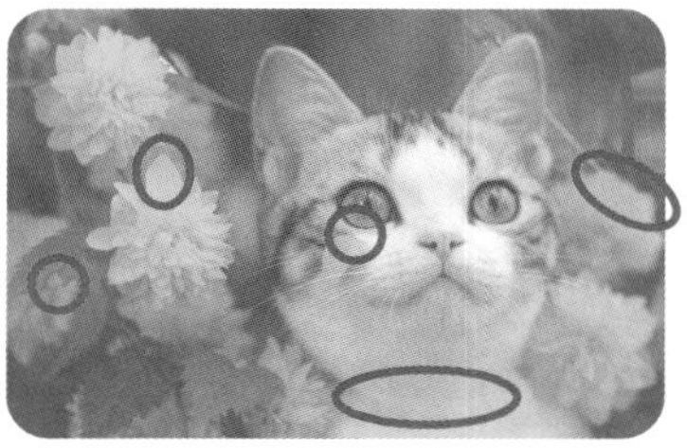

2 ごろごろしたい気分

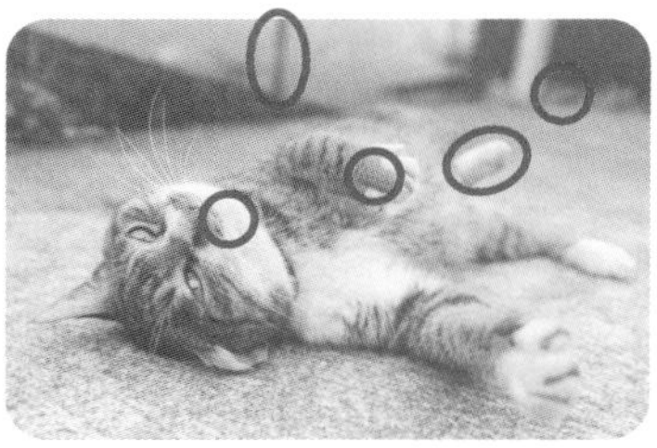

3 なにかあったのかにゃ？

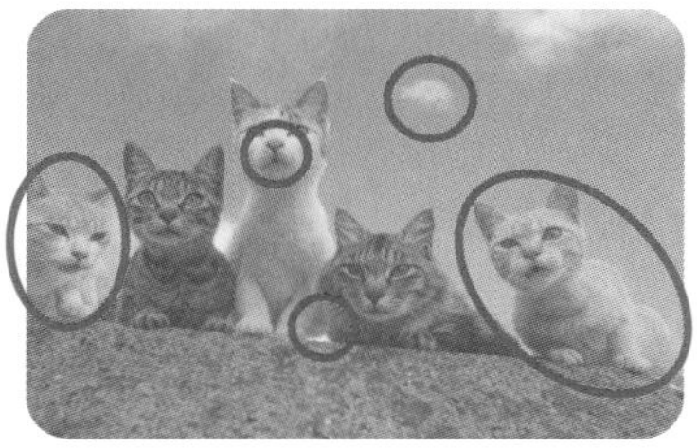

4 後ろ足、のびのび♪

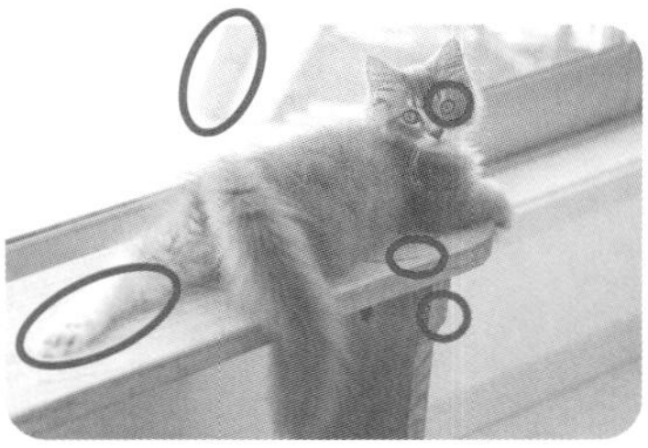

5 島ねこ 奇跡の大ジャンプ？

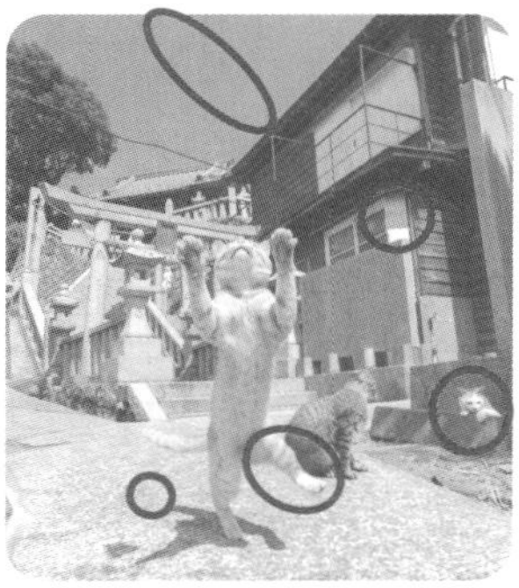

6 花ざかりの イケにゃんなボク

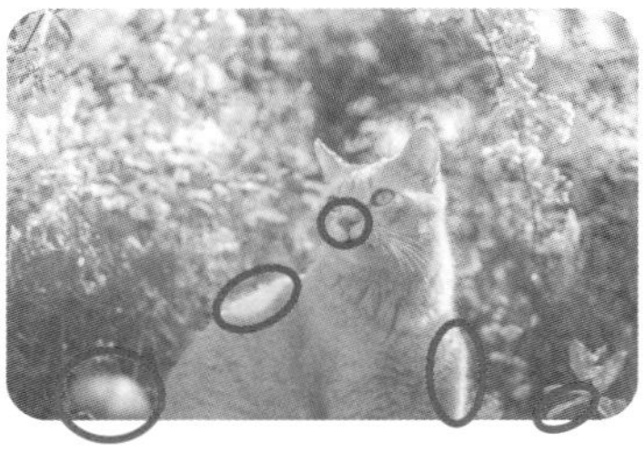

7 見つめる先にあるものは…

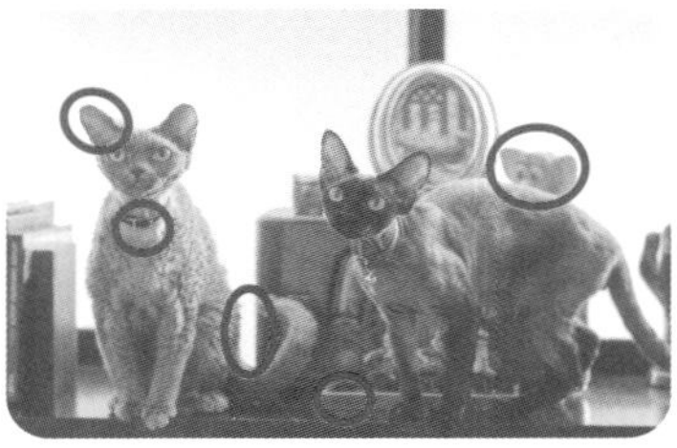

8 ごはんまだかな？

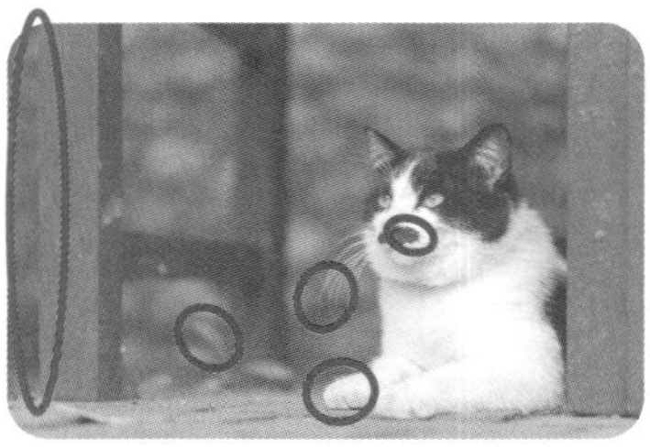

9 おれの出番じゃな

見本

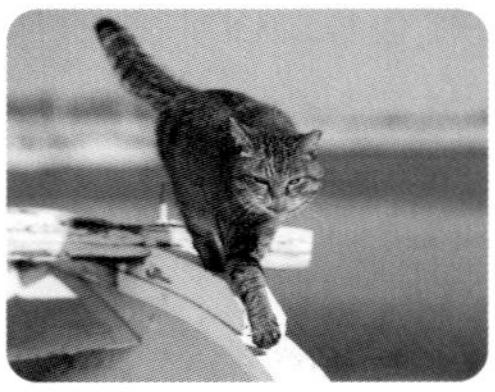

A

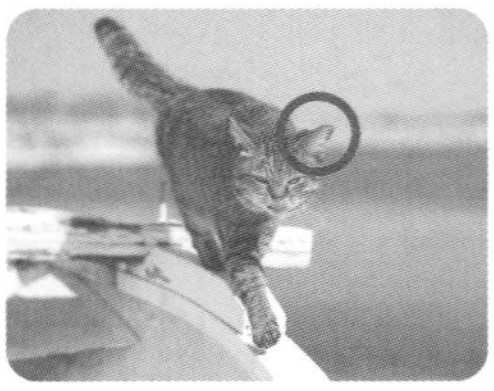

B

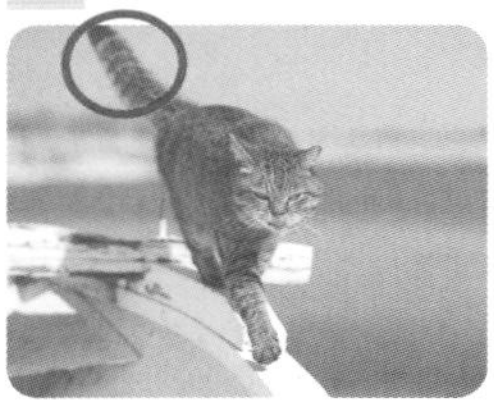

C

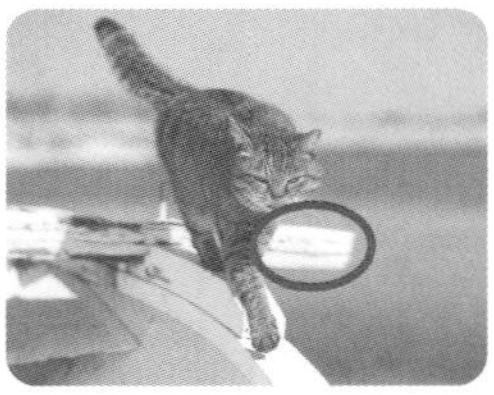

D

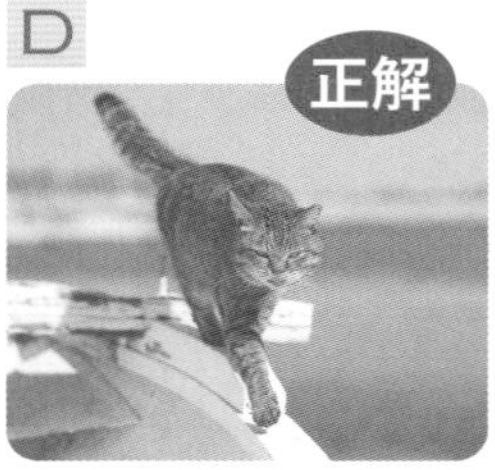

E

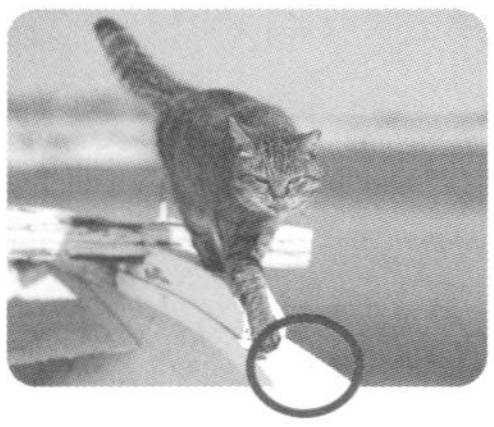

10 島ねこの集会

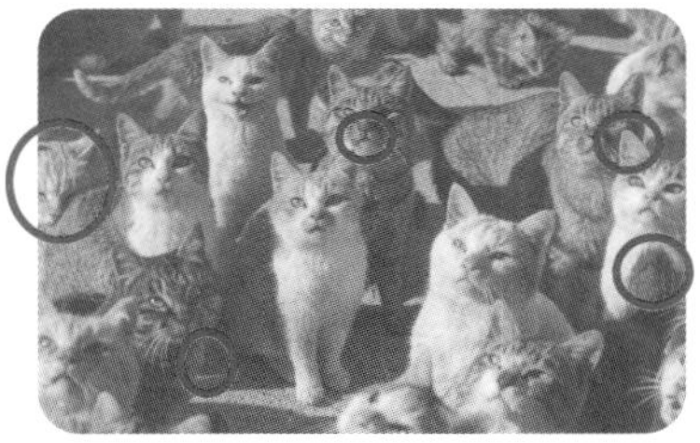

11 このすきまがいいんだにゃ

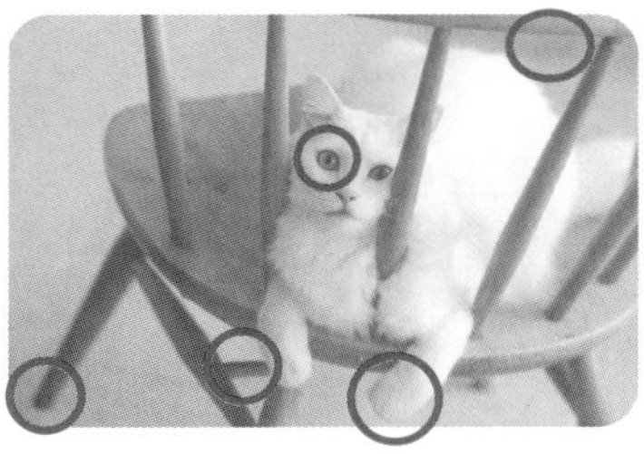

12 特別になでることを許す

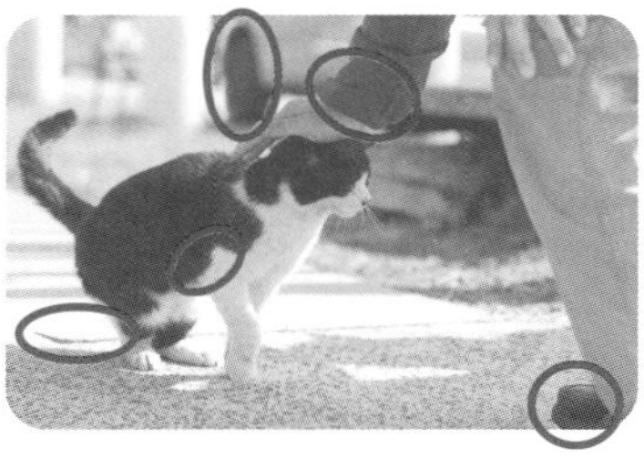

13 なんとかして捕れないかな

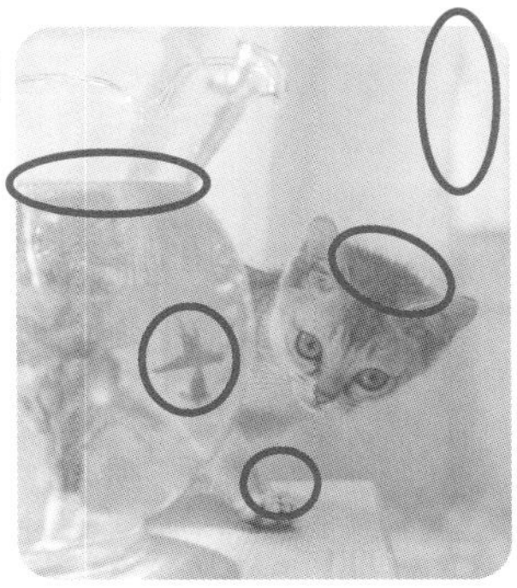

14 アイ キャン フラ〜イ！

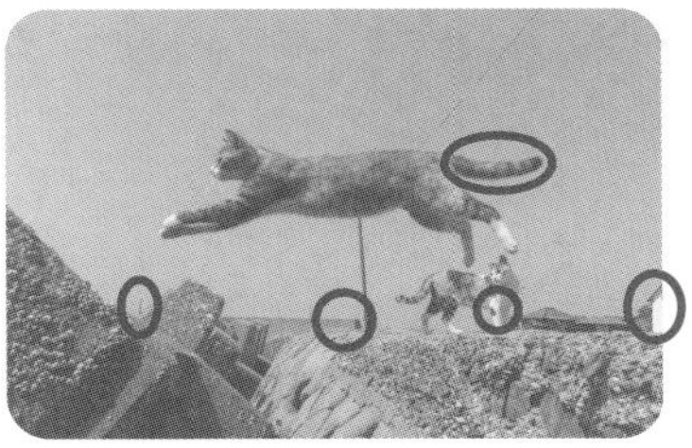

15 お客さんがきたのかにゃ？

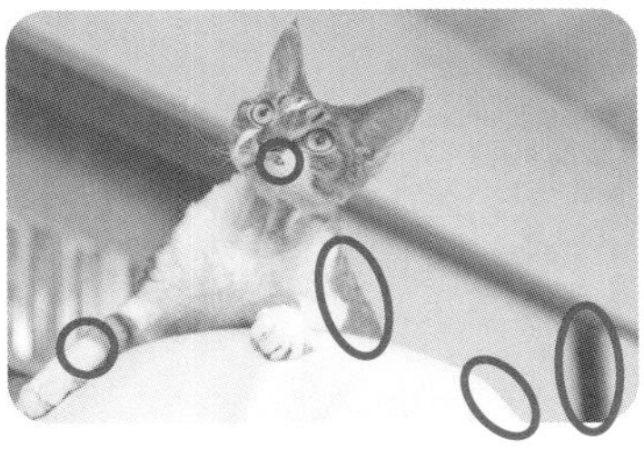

16 これはいい車ですね

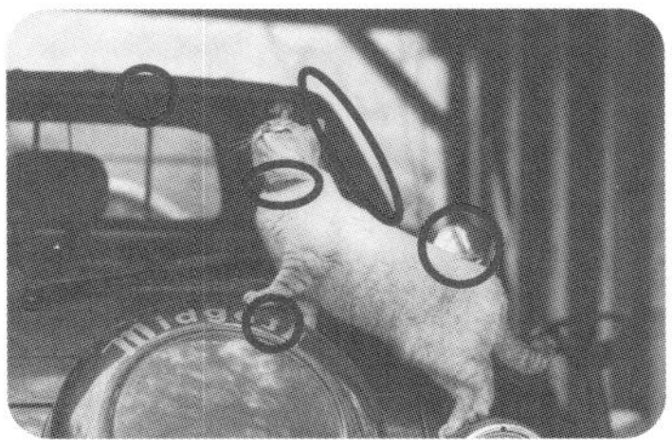

17 案内してあげるから連いてきて

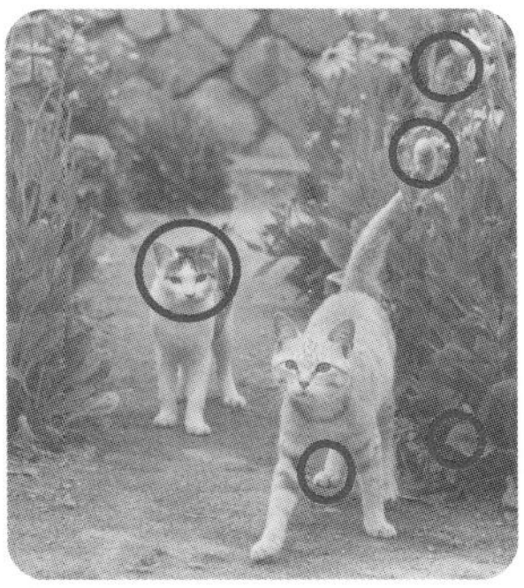

18 盆踊りの練習中にゃ

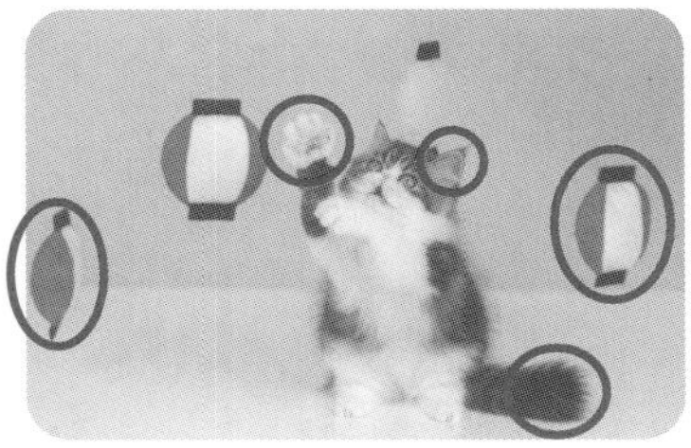

19 祭りだワッショイ！

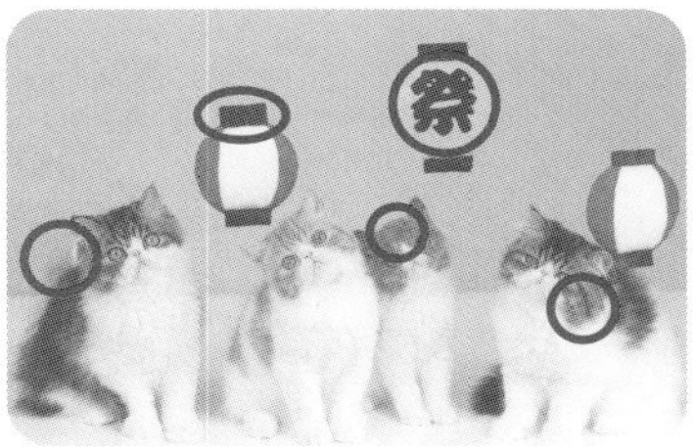

20 ここが落ち着くのです

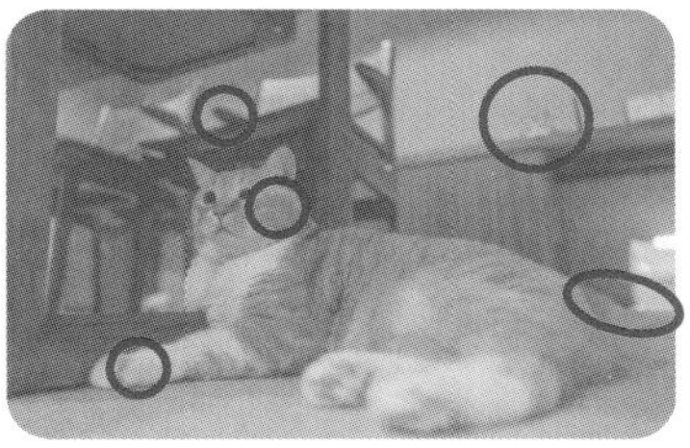

21 ベッドにもなりますよ

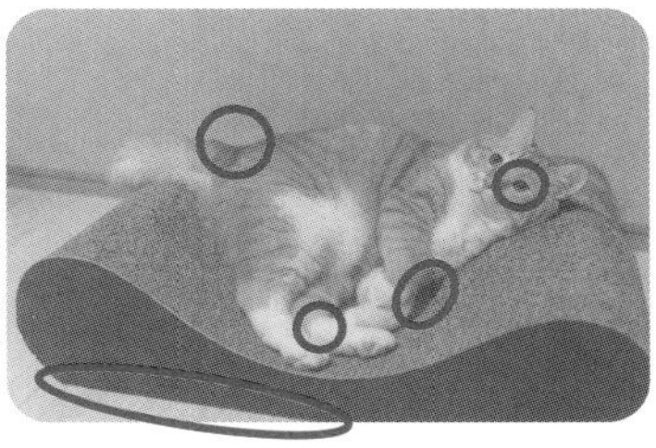

22 ようこそいらっしゃいませ

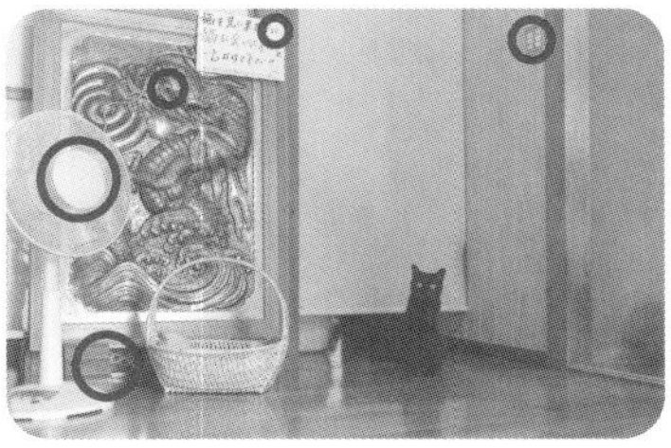

23 お外も案内しますよ

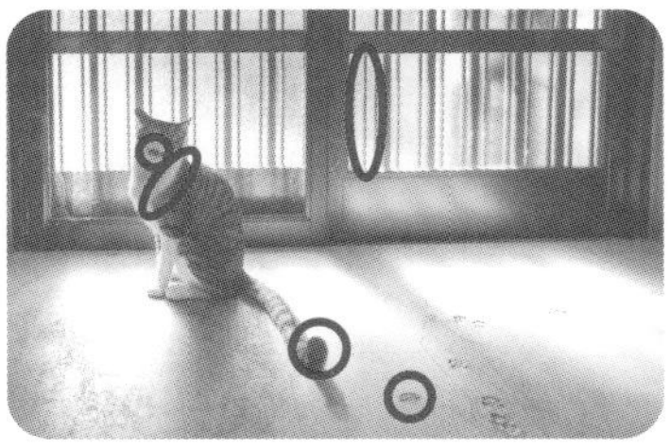

24 お昼寝にぴったりの場所

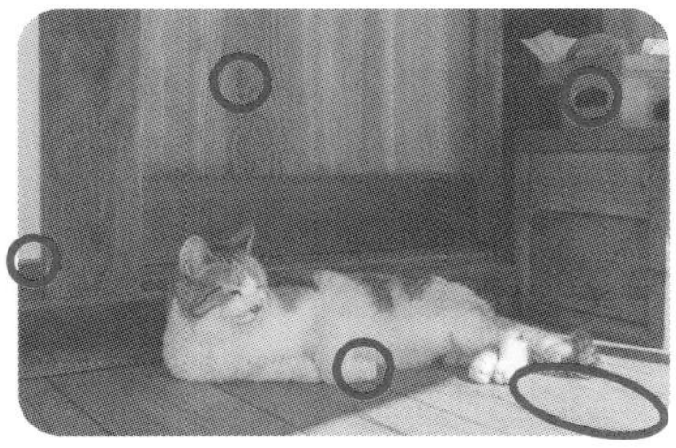

25 いい寝床でしょ？

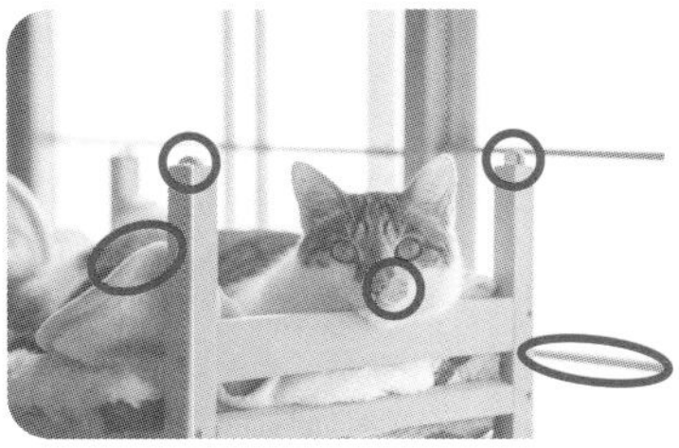

26 こうすると眩しくないのよ

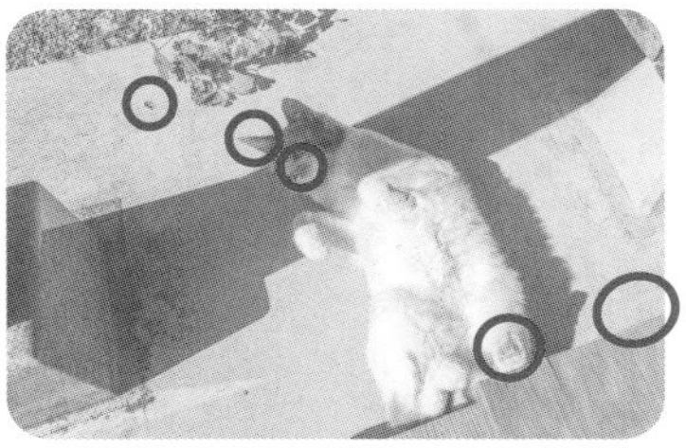

27 おみくじはいかがですか？

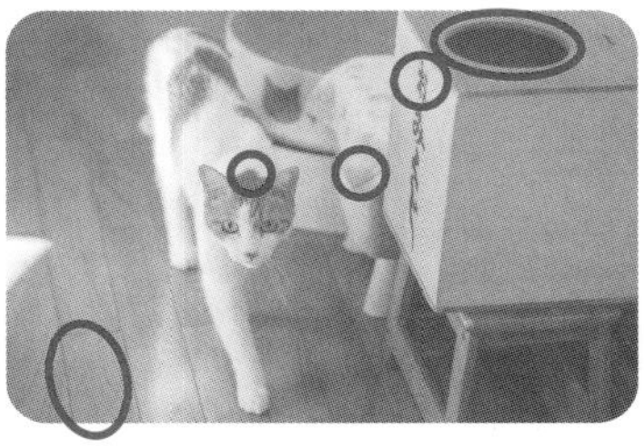

28 新入り、お部屋を探検中

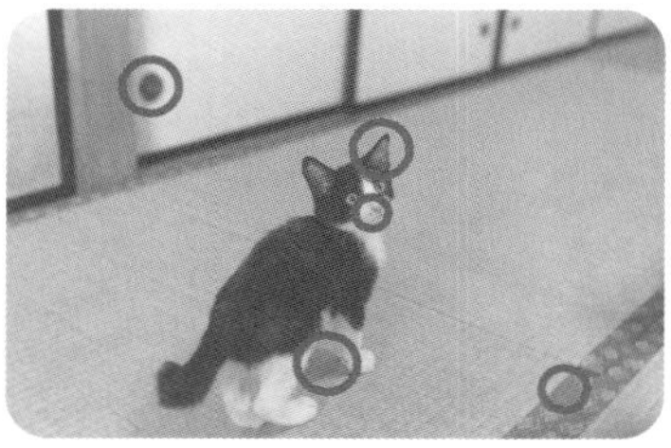

29 バスケがしたいにゃ

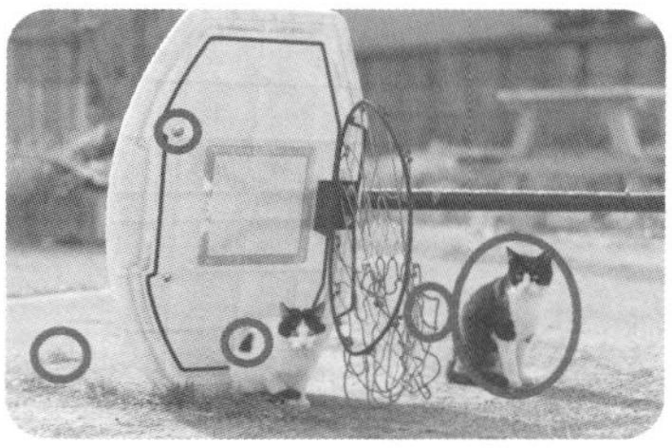

30 本のにおいが好きなのにゃ

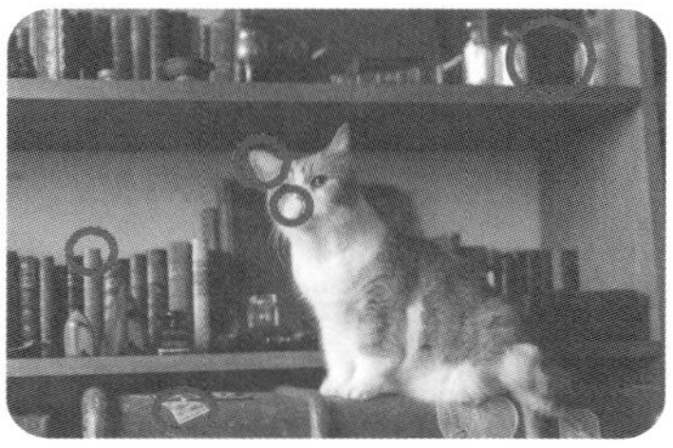

31 かわいいでしょ？

見本

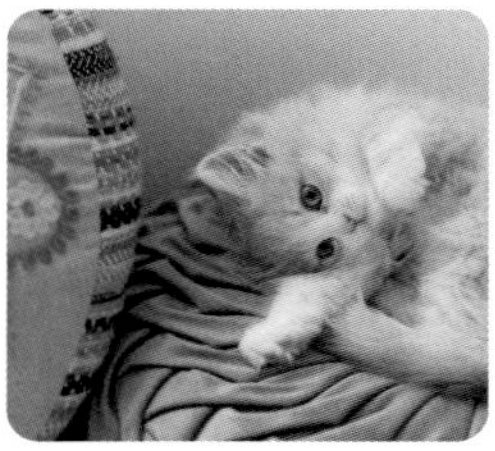

A

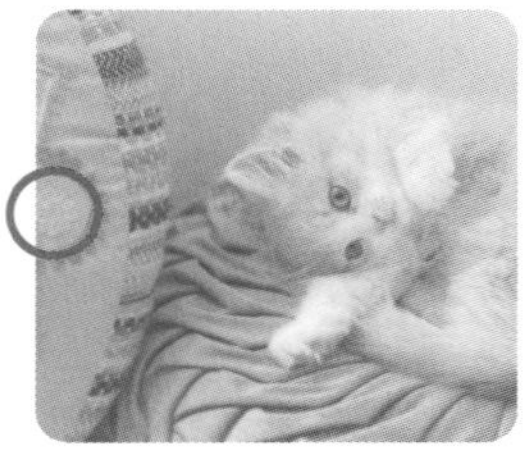

B

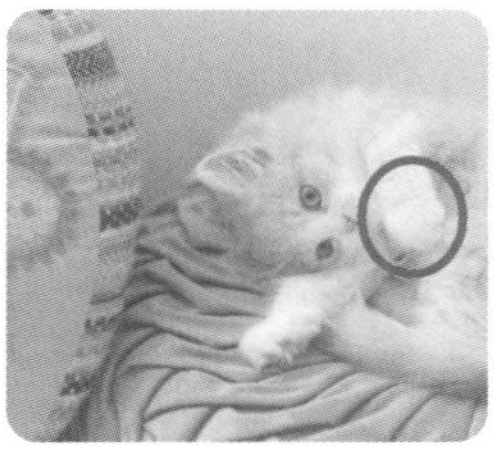

C

正解

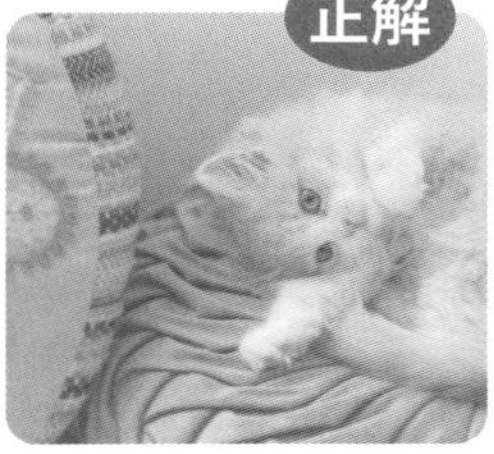

D

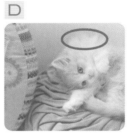

E

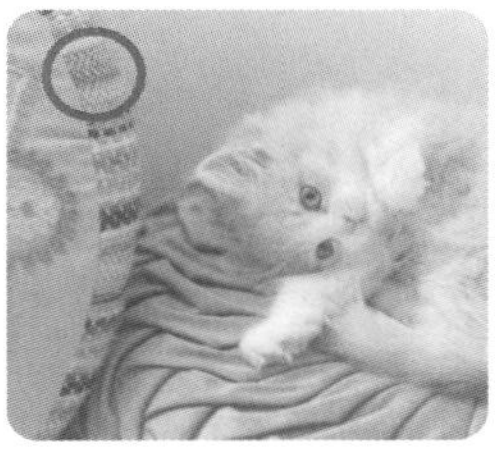

32 魚のにおいがするにゃ

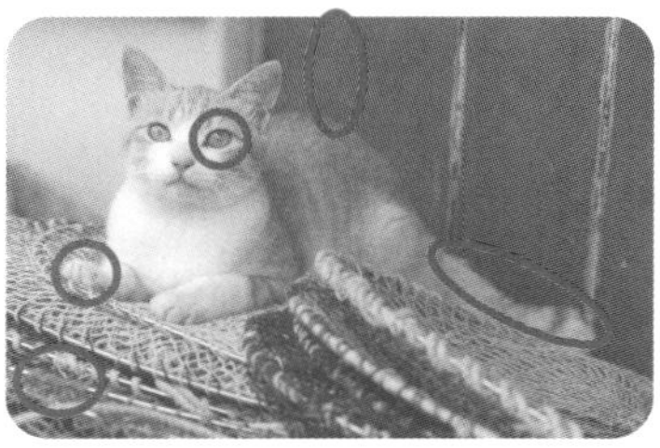

33 パトロールに出発にゃ！

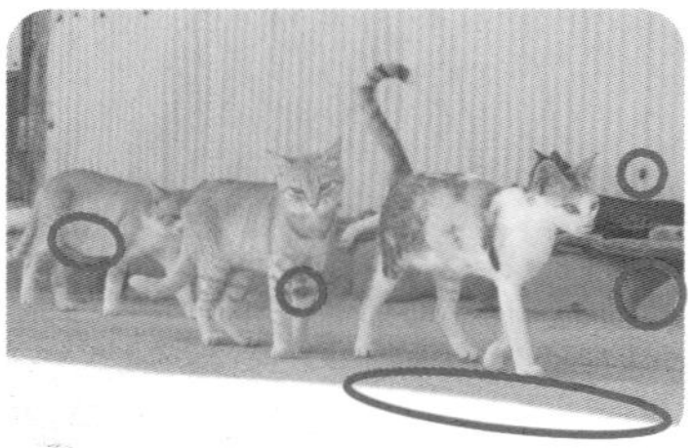

34 ハッピーバースデー！

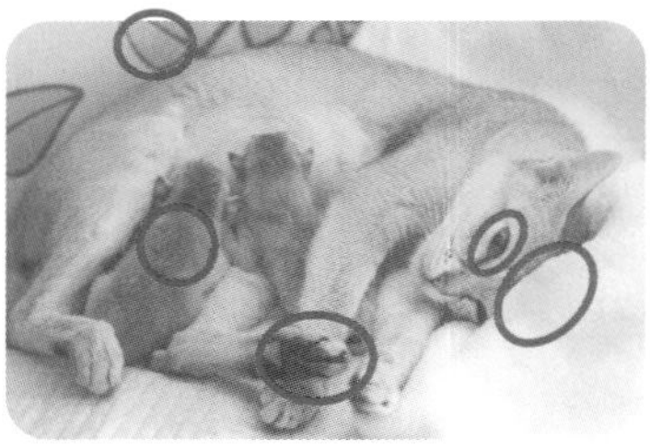

35 わたしも連れてってくださいね？

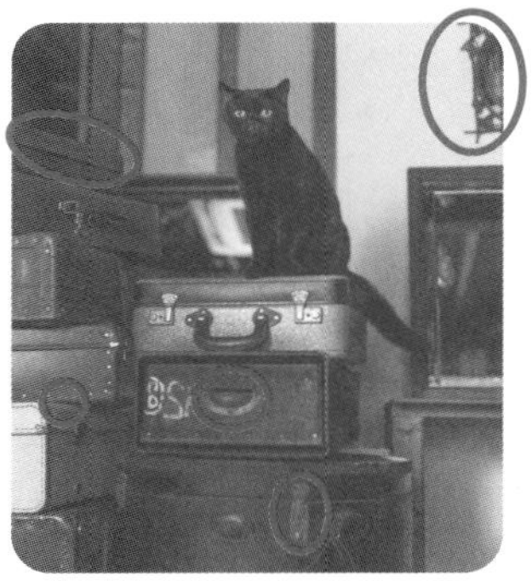

36 キレイに撮ってね

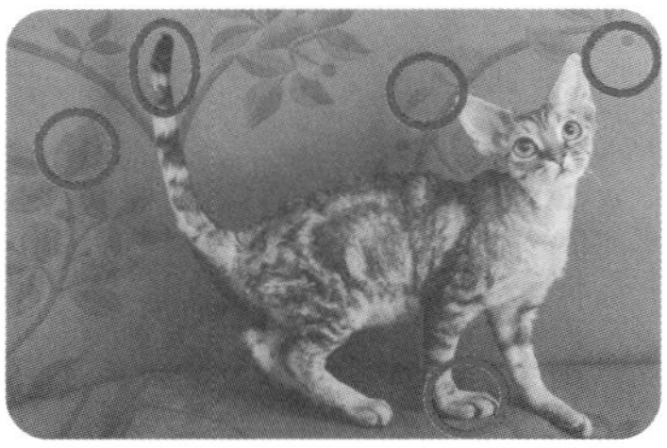

37 お気に入りのスポットにゃ

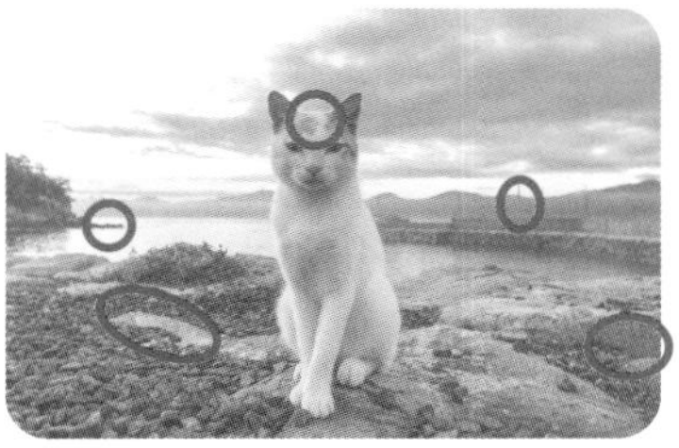

38 このクッション、大好き！

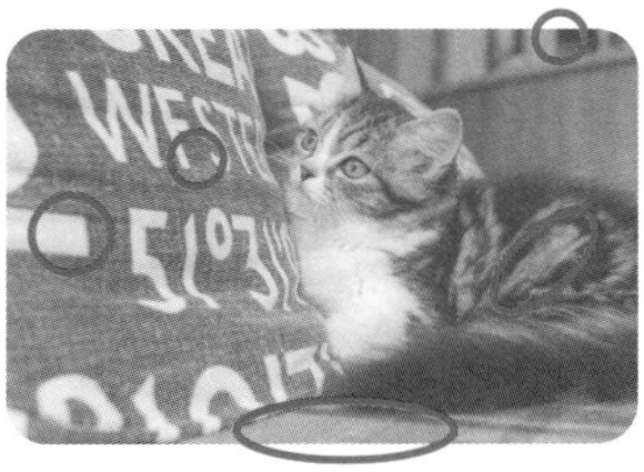

39 この場所はいただいた！

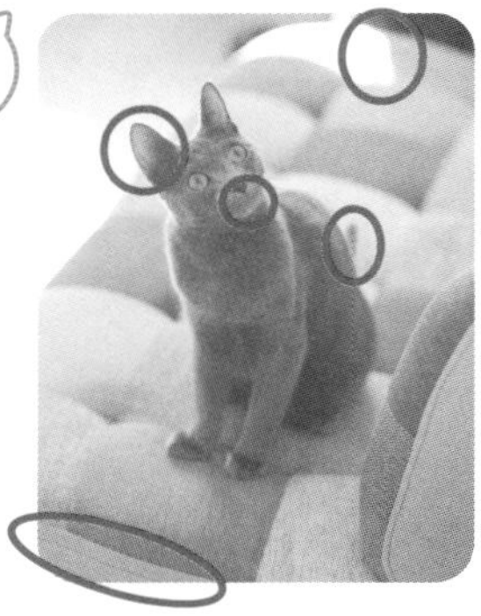

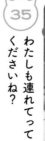

40 ポストに届かないにゃ

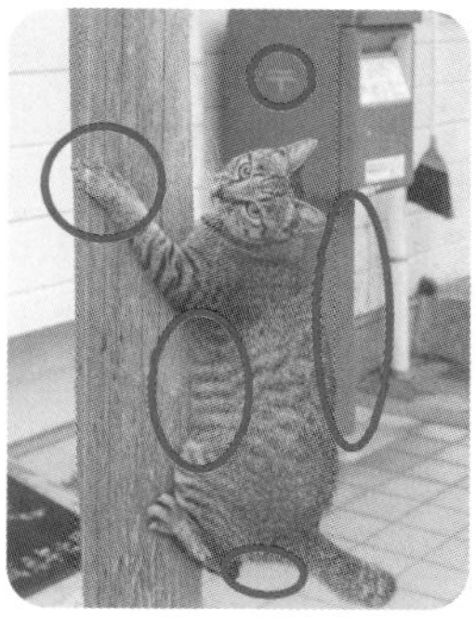

41 おいていかないでー

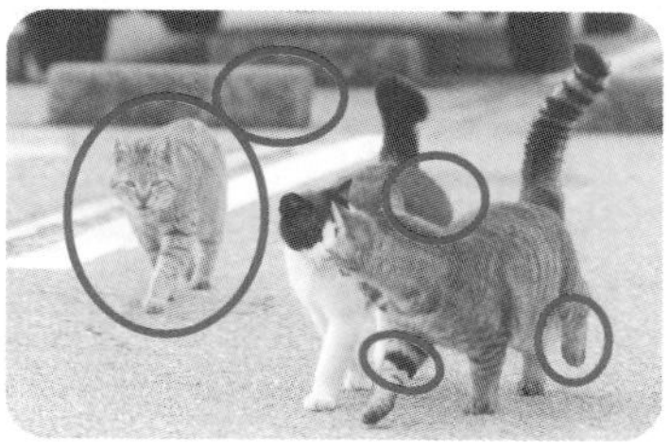

42 見つかってしまったにゃ

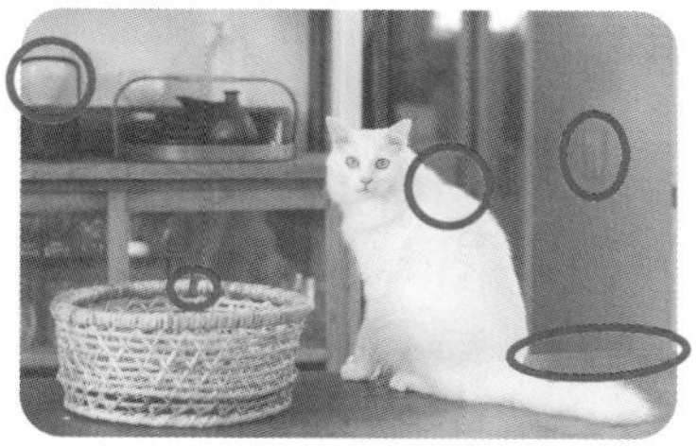

43 草むらの探検終了！

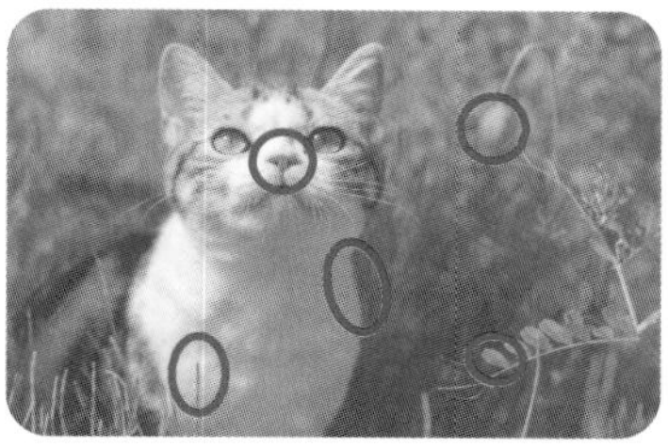

44 大きなかぼちゃだにゃ

見本

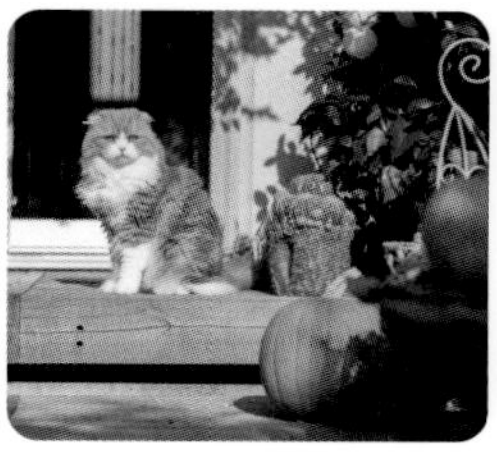

A

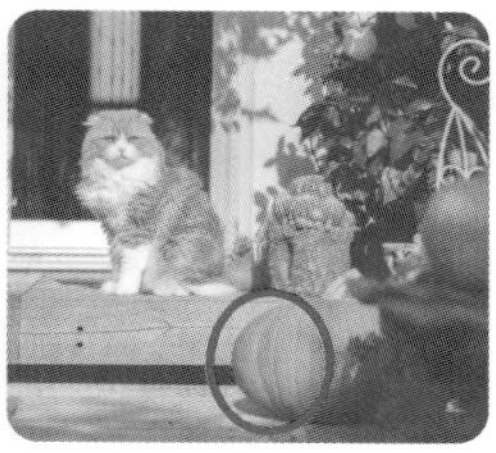

B

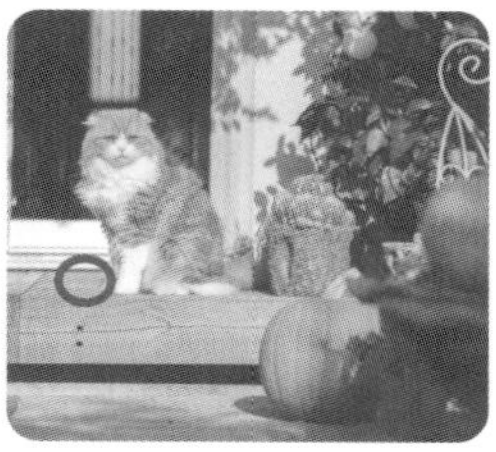

C

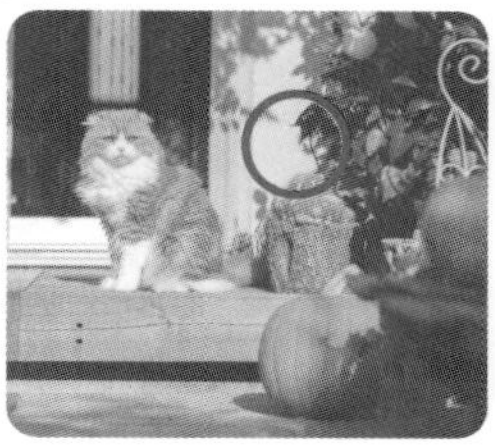

D

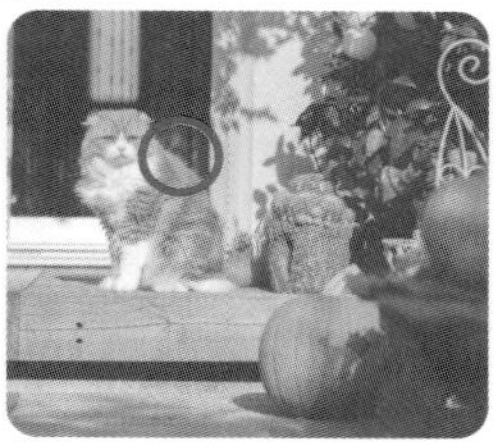

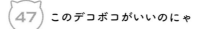

E 正解

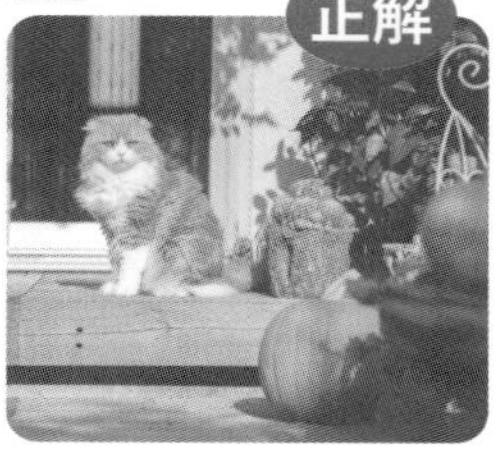

45 人気の昼寝スポット

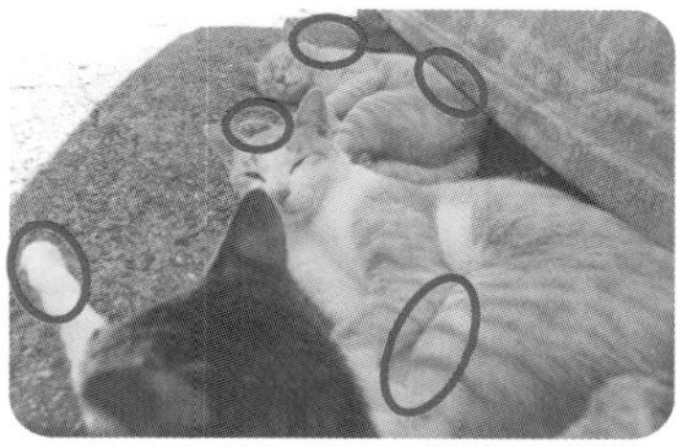

46 お皿が空っぽだよ

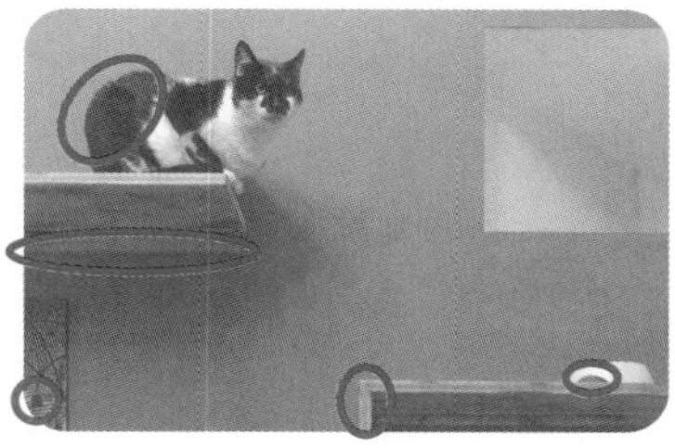

47 このデコボコがいいのにゃ

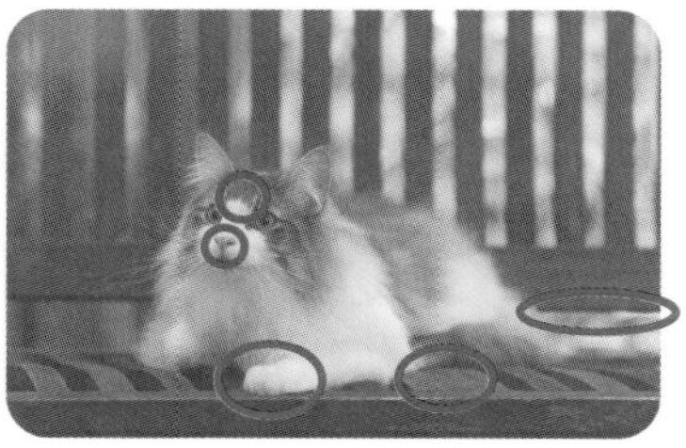

48 かくれんぼ大好き！

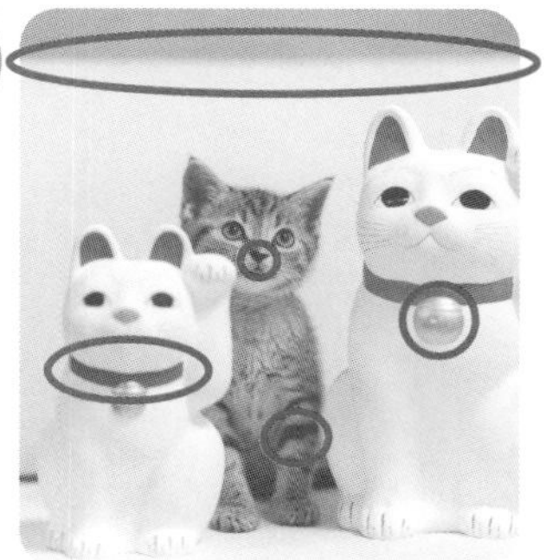

49 きょうもいい天気だにゃ

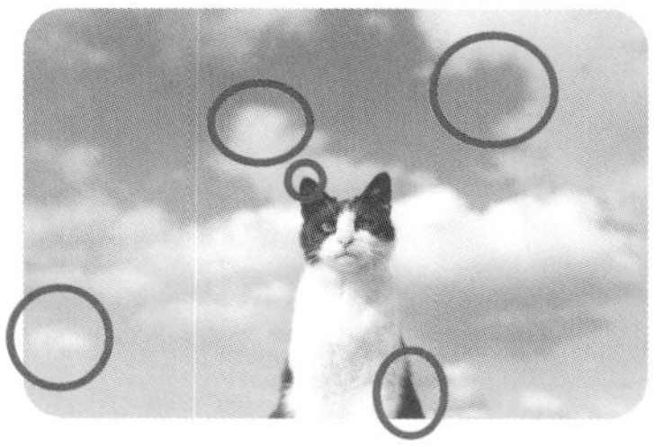

50 木のかおりが落ち着くにゃ

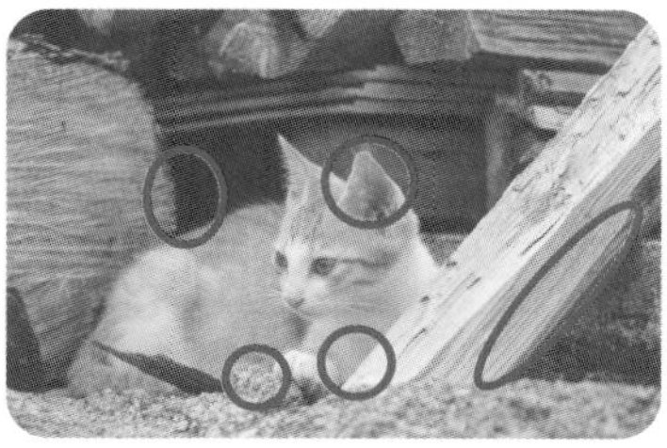

51 こいのぼりとは
なんですか？

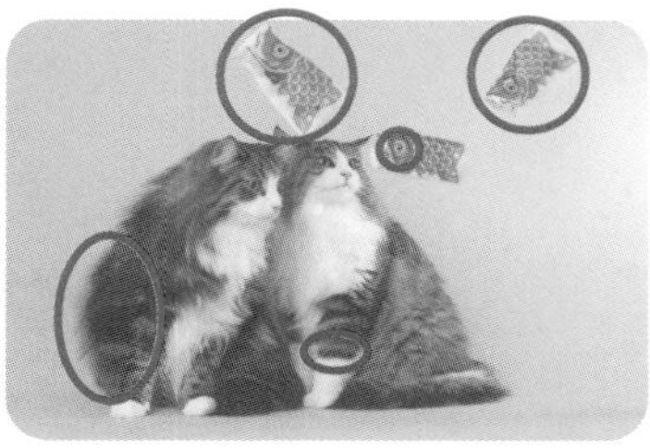

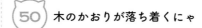

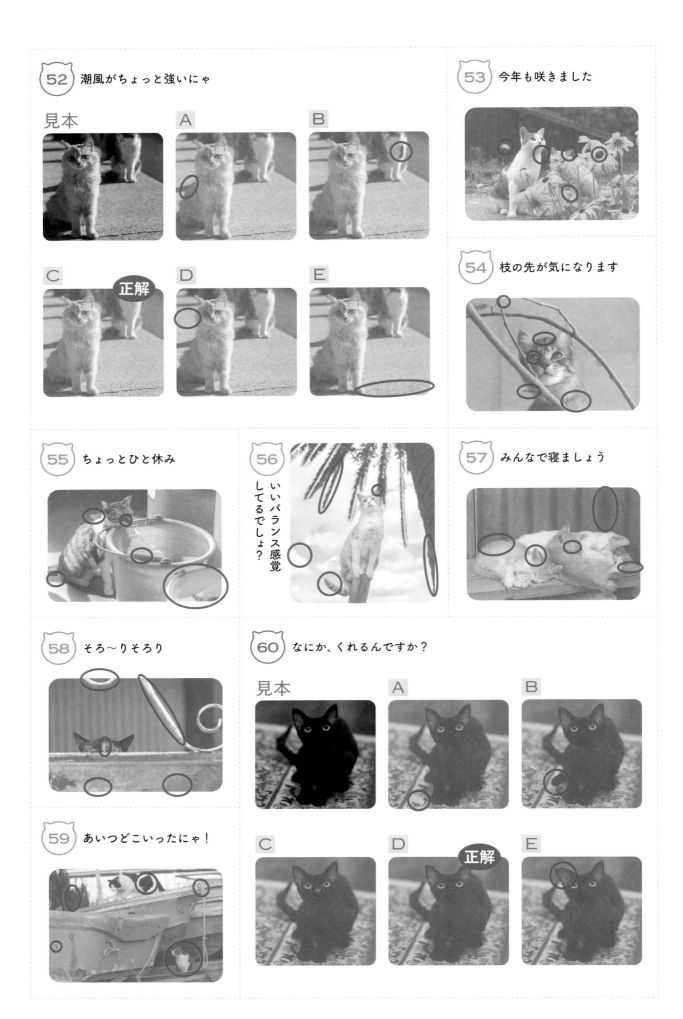

52 潮風がちょっと強いにゃ

見本

A

B

C 正解

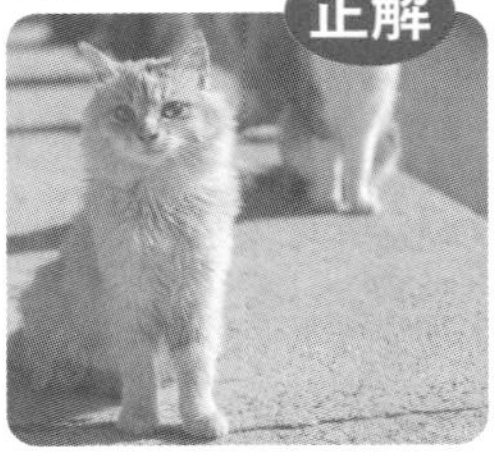

D

E

53 今年も咲きました

54 枝の先が気になります

55 ちょっとひと休み

56 いいバランス感覚してるでしょ？

57 みんなで寝ましょう

58 そろ〜りそろり

59 あいつどこいったにゃ！

60 なにか、くれるんですか？

見本

A

B

C

D 正解

E

61 ここからこっそり観察にゃ

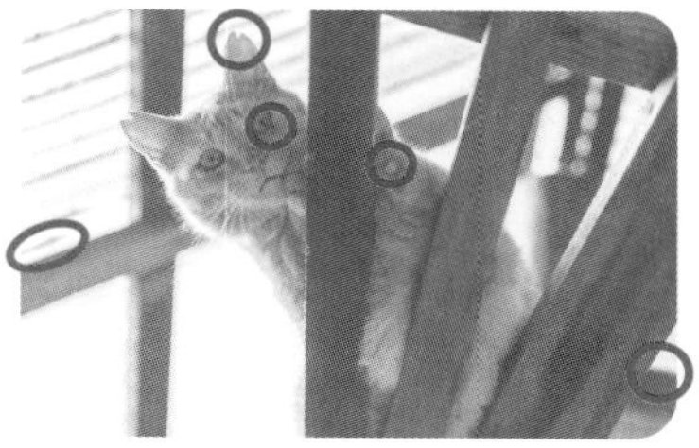

62 おかわりください！

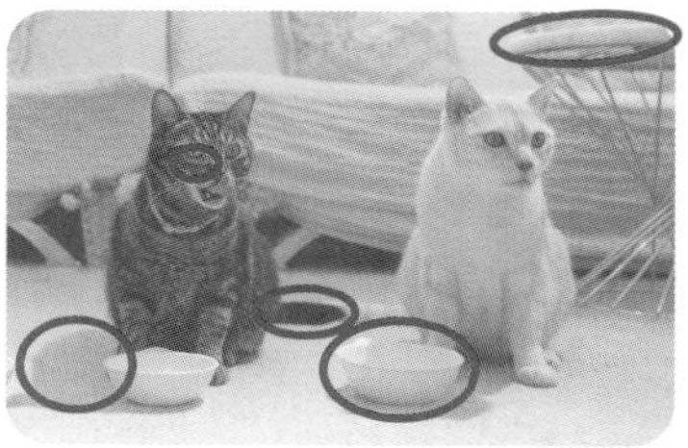

63 眠くなってきちゃった

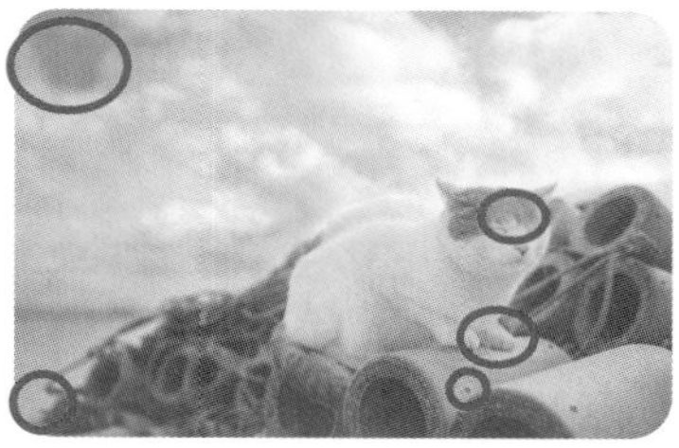

64 大暴れしちゃうぞ！

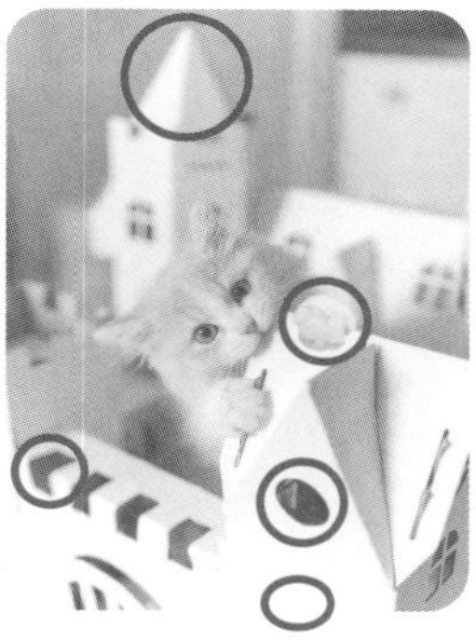

65 がまんできないにゃー

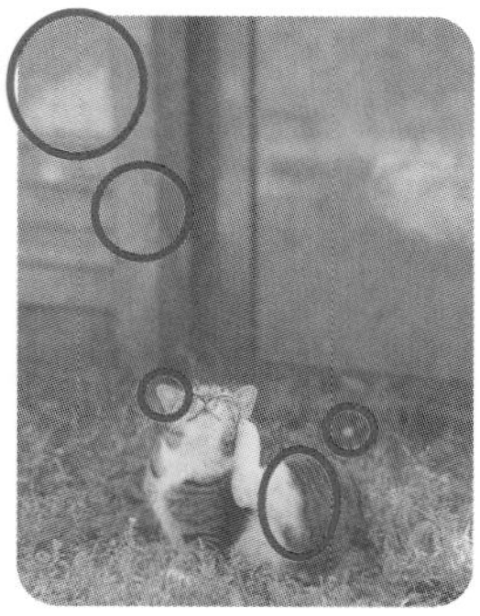

66 これは本物ですか？

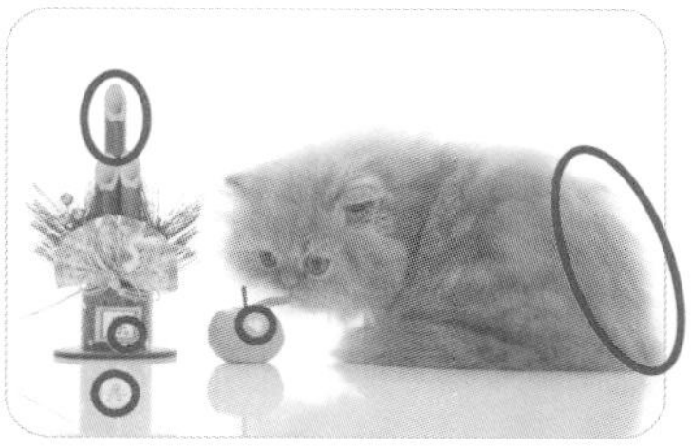

67 ここまで登ってこられる？

見本

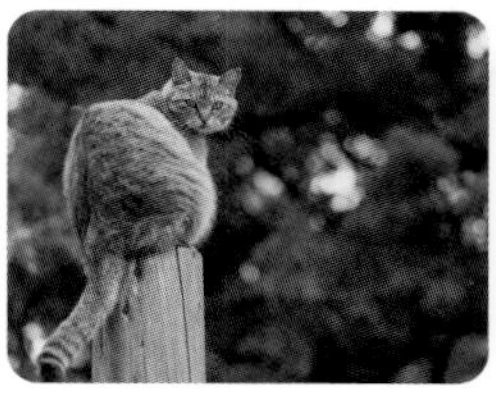

A

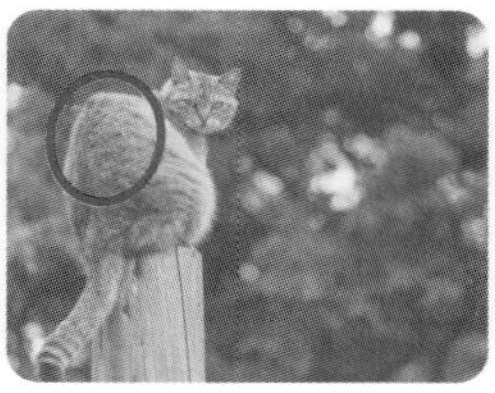

B 正解

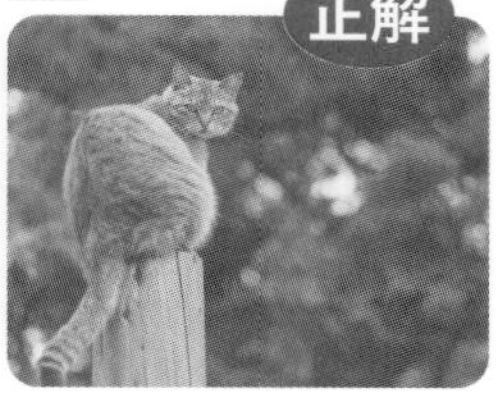

C

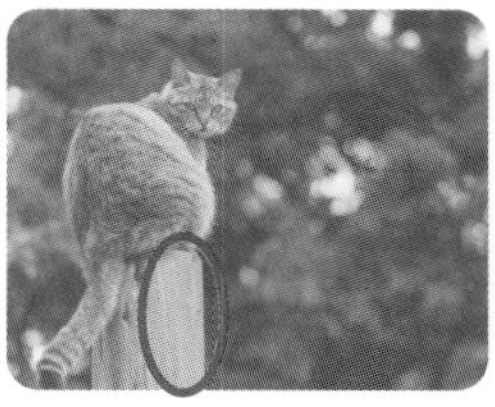

D

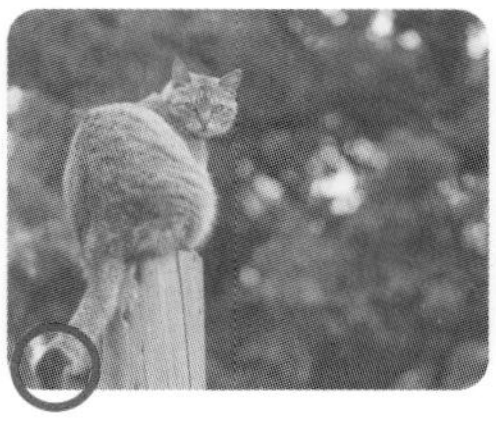

E

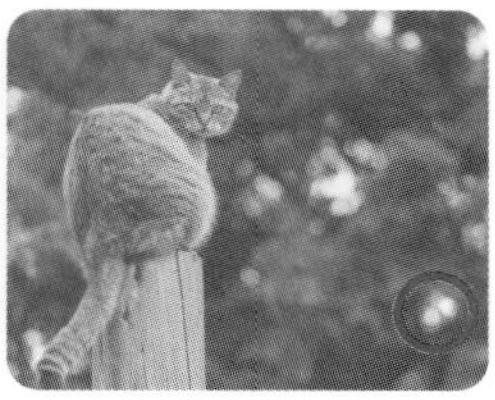

68 もうちょっと右に詰めて？

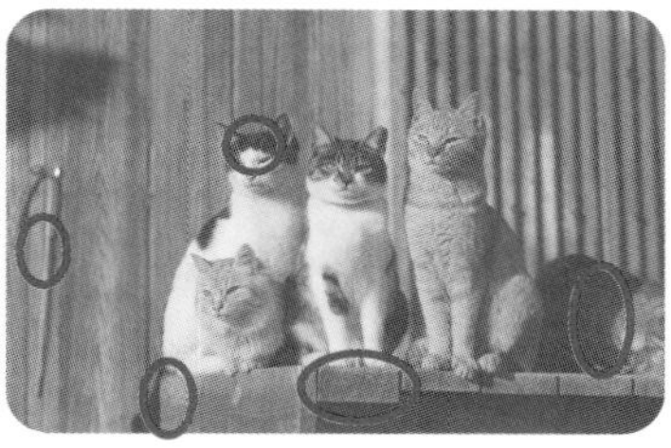

69 この場所は譲らないにゃ

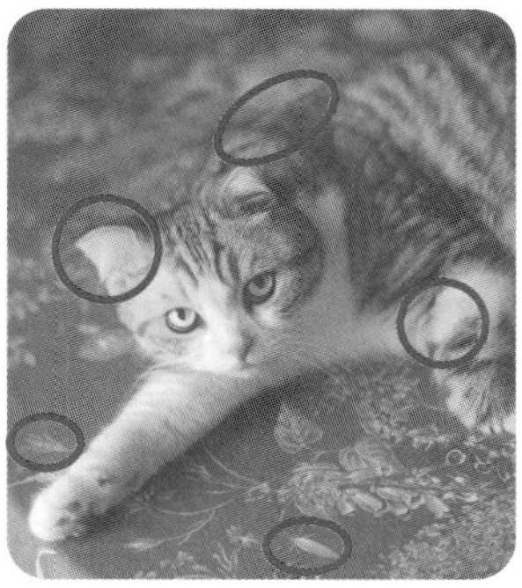

70 一日が終わるのにゃ

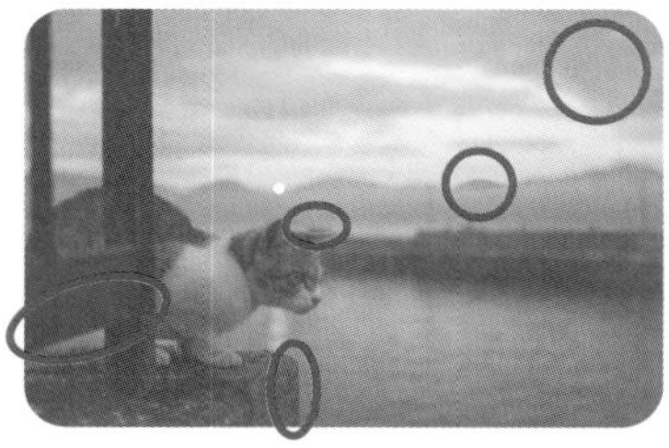

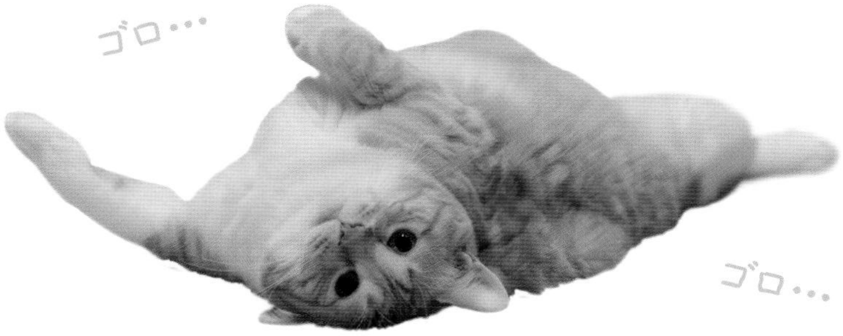

［写真］
石原さくら
猫写真家。愛玩動物飼養管理士。東京都出身、東京工芸大学芸術学部写真学科卒業。広告のほか、雑誌やWEBでの写真連載や、写真教室を定期的に開催。キャッテリーや猫カフェ運営における知識と飼育経験を生かしてキャット・ファーストな撮影を心がける。近著に、『てらふくねこ 家族の縁をつなぐお寺の福猫たち』『てらねこ 毎日が幸せになるお寺と猫の連れ添い方』（KADOKAWA）などがある。
https://linktr.ee/sakuraquiet

STAFF
デザイン　金井久幸＋藤 星夏（TwoThree）
写真　石原さくら
イラスト　murano
編集協力　松橋信男
校正　株式会社東京出版サービスセンター

［掲載］
カバー　Jupiter
1、43 Lola Paris（@lily_and_lola_gram）／4 Oh（@pimoniho.home）
6、61 茶次郎（@damumariko）／7 ゾロくん、ジジくん（@bubu_zoro_gigi_888）
8 チョビ（@the_dreaming_place_rose_garden）
11、42 Momi（@pimoniho.home）／15 チョコくん（@hongxingjinsen）
16 マリーちゃん（@the_dreaming_place_rose_garden）
18 ウーパー（@mihocatgroomer）
19 ウーパー、隼人、パステル、ルーパー（@nc_toshi）
20、21ぐっぴー（@gupitaro）／22 クロ／23 たーくん／24、26 ミー子／25 こーちゃん
27 シロくん／28 キーくん（22〜28 那須の長楽寺@nasuno_chourakuji）
30 春馬／35 ジャック（ZOOプロ https://zoojapan.com/）
31、64、P4 櫂くん（@poekichikari）／39 ココちゃん（@nyabee_ceo）
44 シリウスくん（@poekichikari）／47 オデット（@animalpro_1212）
48 吉田うぶ／51 シィルちゃん、ハンジャルちゃん（@instashirinay）
54 ジゲンくん（@komaneko.cafe @zigen_the_fire）
60 ディアブロくん（@chiyamiiguanglai）
62 モッチーくん、キングくん（@catliving_catcafe）
65 トラ吉（@damumariko）／66 アポちゃん（@mihocatgroomer）
67 シカちゃん（@the_dreaming_place_rose_garden）
69 レオ（@leotje616）／P73 カレラちゃん（@calera_bsh）／奥付 むぎちゃん
（@はInstagramのユーザーネームです）

［撮影協力］
ドリプレ・ローズガーデン（https://www.dreaming-place-garden.com/）

大きな字で脳活性！
川島隆太教授の脳活
ねこのまちがい探し

2024年1月8日　第1刷発行

監修　川島隆太
発行人　土屋 徹
編集人　滝口勝弘
編集担当　浦川史帆
発行所　株式会社Gakken
〒141-8416
東京都品川区西五反田2-11-8
印刷所　TOPPAN株式会社

［この本に関する各種お問い合わせ先］
●本の内容については
下記サイトのお問い合わせフォームよりお願いします。
https://www.corp-gakken.co.jp/contact/
●在庫については
Tel 03-6431-1250（販売部）
●不良品（落丁、乱丁）については
Tel 0570-000577
学研業務センター 〒354-0045 埼玉県入間郡三芳町上富279-1
●上記以外のお問い合わせは
Tel 0570-056-710（学研グループ総合案内）

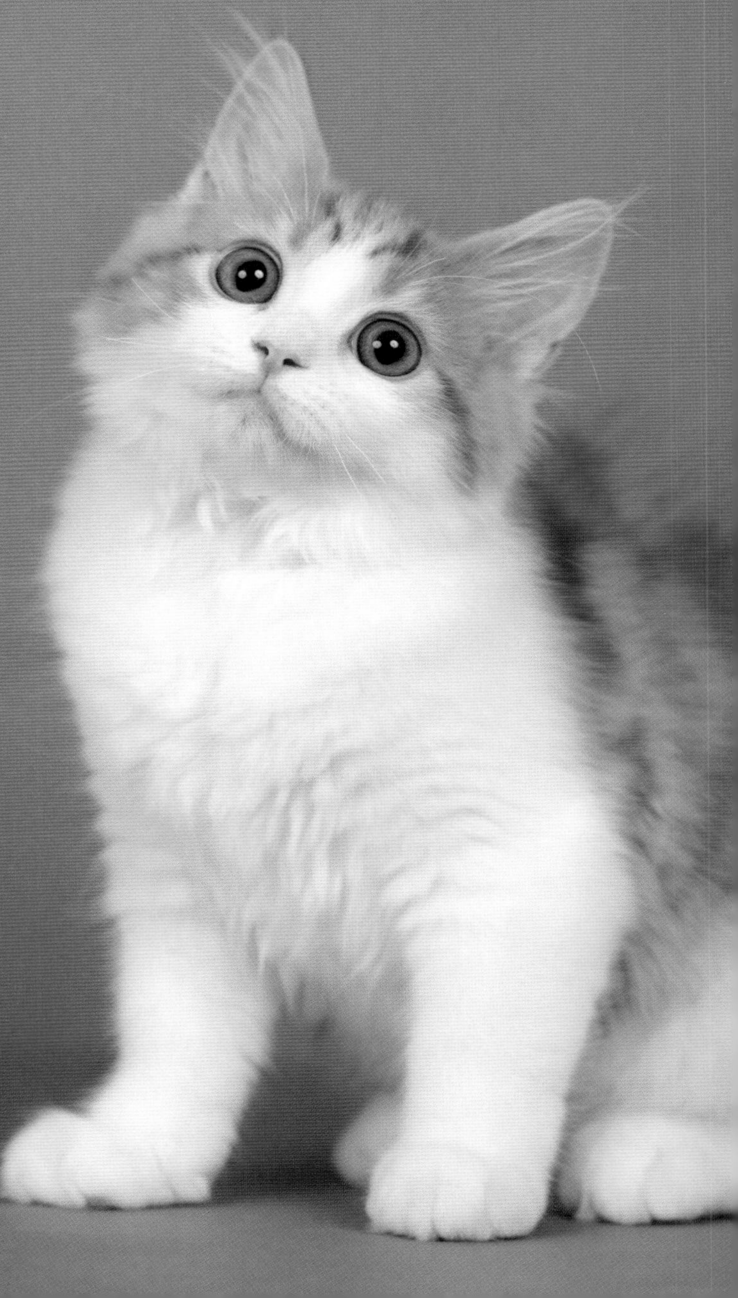